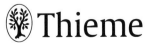

Histaminintoleranz
Histamin und Seekrankheit

Herausgegeben von Reinhart Jarisch

Mit Beiträgen von

Knut Brockow, Manfred Götz, Wolfgang Hemmer, Reinhart Jarisch,
Christian Layritz, Verena Niederberger, Martin Raithel, Felix Wantke

3. neu bearbeitete und erweiterte Auflage

30 Abbildungen
27 Tabellen

Georg Thieme Verlag
Stuttgart · New York

*Bibliografische Information
der Deutschen Nationalbibliothek*

Die Deutsche Nationalbibliothek verzeichnet diese Publikation in der Deutschen Nationalbibliografie; detaillierte bibliografische Daten sind im Internet über http://dnb.d-nb.de abrufbar.

3. Auflage 2013

Weiterführende Literatur kann beim jeweiligen Beitragsverfasser erfragt werden.

Wichtiger Hinweis: Wie jede Wissenschaft ist die Medizin ständigen Entwicklungen unterworfen. Forschung und klinische Erfahrung erweitern unsere Erkenntnisse, insbesondere was Behandlung und medikamentöse Therapie anbelangt. Soweit in diesem Werk eine Dosierung oder eine Applikation erwähnt wird, darf der Leser zwar darauf vertrauen, dass Autoren, Herausgeber und Verlag große Sorgfalt darauf verwandt haben, dass diese Angabe **dem Wissensstand bei Fertigstellung des Werkes** entspricht. Für Angaben über Dosierungsanweisungen und Applikationsformen kann vom Verlag jedoch keine Gewähr übernommen werden. **Jeder Benutzer ist angehalten,** durch sorgfältige Prüfung der Beipackzettel der verwendeten Präparate und gegebenenfalls nach Konsultation eines Spezialisten festzustellen, ob die dort gegebene Empfehlung für Dosierungen oder die Beachtung von Kontraindikationen gegenüber der Angabe in diesem Buch abweicht. Eine solche Prüfung ist besonders wichtig bei selten verwendeten Präparaten oder solchen, die neu auf den Markt gebracht worden sind. **Jede Dosierung oder Applikation erfolgt auf eigene Gefahr des Benutzers.** Autoren und Verlag appellieren an jeden Benutzer, ihm etwa auffallende Ungenauigkeiten dem Verlag mitzuteilen.

© 2013 Georg Thieme Verlag KG
Rüdigerstraße 14
70469 Stuttgart
Deutschland
Telefon: +49/(0)711/8931-0
Unsere Homepage: www.thieme.de

Printed in Germany

Zeichnungen: Thieme Verlagsgruppe
Umschlaggestaltung: Thieme Verlagsgruppe
Umschlagfoto: Fotosearch.com und Schöchl Yachtbau GmbH, Mattsee
Satz: pws Print und Werbeservice Stuttgart GmbH
Druck: Stürtz GmbH, Würzburg

ISBN 978-3-13-105383-1

1 2 3 4 5 6

Geschützte Warennamen (Warenzeichen) werden **nicht** besonders kenntlich gemacht. Aus dem Fehlen eines solchen Hinweises kann also nicht geschlossen werden, dass es sich um einen freien Warennamen handelt.

Das Werk, einschließlich aller seiner Teile, ist urheberrechtlich geschützt. Jede Verwertung außerhalb der engen Grenzen des Urheberrechtsgesetzes ist ohne Zustimmung des Verlages unzulässig und strafbar. Das gilt insbesondere für Vervielfältigungen, Übersetzungen, Mikroverfilmungen und die Einspeicherung und Verarbeitung in elektronischen Systemen.

Herausgeber

Prof. Dr. Reinhart Jarisch
Floridsdorfer Allergiezentrum
Franz-Jonas-Platz 8
1210 Wien
jarisch@faz.at

Autoren

Prof. Dr. Knut Brockow
Klinik und Poliklinik für Dermatologie
und Allergologie am Biederstein
Technische Universität München
Biedersteiner Str. 29
80802 München
knut.brockow@lrz.tum.de

Univ. Prof. Dr. Manfred Götz
vorm. Abt. f. Kinder- und Jugend-
heilkunde mit Lungen- u. Infektions-
krankheiten,
Wilhelminenspital der Stadt Wien
Akadem. Lehrkrankenhaus
der Univ. Wien
p. A. Baumgartenstr. 76
1140 Wien
m.goetz@aon.at

Univ.-Doz. Dr. Wolfgang Hemmer
Floridsdorfer Allergiezentrum
Franz-Jonas-Platz 8
1210 Wien
hemmer@faz.at

Dr. med. Christian Layritz
Universitätsklinikum Erlangen
Medizinische Klinik 2
Ulmenweg 18
91054 Erlangen
christian.layritz@uk-erlangen.de

Univ.-Prof. Dr. Verena Niederberger
Universitätsklinik für Hals-,
Nasen- und Ohrenkrankheiten
Medizinische Universität Wien
Währinger Gürtel 18–20
1090 Wien
verena.niederberger@meduniwien.ac.at

Prof. Dr. Martin Raithel
Funktionelle Gewebediagnostik
Medizinische Klinik I
Universitätsklinikum Erlangen
Ulmenweg 18
91054 Erlangen
martin.raithel@uk-erlangen.de

Univ.-Doz. Dr. Felix Wantke
Floridsdorfer Allergiezentrum
Franz-Jonas-Platz 8/6
1210 Wien
wantke@faz.at

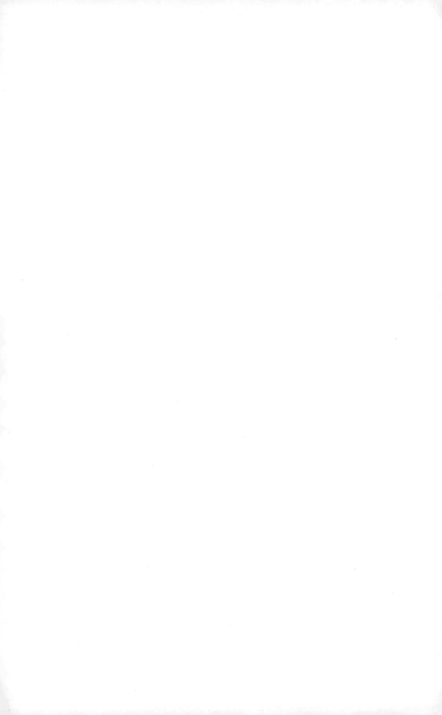

Vorwort

Es ist unglaublich. Seit der Erstauflage sind 12 Jahre vergangen und die Zweitauflage musste achtmal nachgedruckt werden.
Die Gelegenheit ist somit günstig, in der 3. Auflage unsere letzten Forschungsergebnisse zu präsentieren.

Die Studie mit der Deutschen Marine bezüglich Seekrankheit ist fertig und bestätigt die Wirksamkeit von Vitamin-C-Kautabletten.

Eine Studie über das wichtige Reizdarmsyndrom ist abgeschlossen.

Weinliebhaber werden sich über die neuesten Ergebnisse unserer Untersuchungen bezüglich Rotwein, Sekt und Champagner freuen. Insbesondere resultieren aus den Rotweinanalysen bezüglich der anderen biogenen Amine spannende Ergebnisse. Manche Weine zeigen ein typisches Verteilungsmuster, wie einen Fingerabdruck in der Kriminalistik. Manche biogene Amine sind für schlechte Weinqualität verantwortlich, sodass man schlechte Weine schon im Labor identifizieren kann.

Die Wespengiftallergie wird in letzter Zeit immer wichtiger, insbesondere durch die zunehmende Zahl an Todesfällen in den letzten Jahren. Ursache der Todesfälle ist der anaphylaktische Schock.

Noch mehr Todesfälle gibt es bei Drogensüchtigen, die vermutlich ebenso an Anaphylaxie sterben. Allein in Österreich sind im letzten Jahr mehr als 200 Menschen durch Drogenkonsum gestorben. Da Opiate, wie zum Beispiel Heroin, Histamin freisetzen, kommt der Histaminforschung eine große Bedeutung zu.

Durch Untersuchungen an Drogensüchtigen konnten wir zeigen, dass das Anaphylaxierisiko schon im Vorfeld bestimmbar ist und diese Untersuchungen somit allen Menschen zugutekommen.

Nicht zuletzt zeigen Untersuchungen bei Patienten mit spezifischer Allergieimpfung, dass die von uns seit Jahren geübte Antihistaminika-Prämedikation sinnvoll ist und die Therapiesicherheit erhöht.

Die Antihistaminika-Prämedikation wurde auf dem letzten jährlichen Treffen der American Academy of Allergy Asthma & Immunologie (AAAAI) in Orlando 2012 ausdrücklich in die Liste der Maßnahmen zur Verhinderung eines anaphylaktischen Schocks aufgenommen.

Die Inhalte der einzelnen Kapitel wurden aktualisiert und wichtige, neue Forschungsergebnisse eingearbeitet.

Wir sind dem Ziel Gesundheit wieder ein Stück näher gekommen, indem wir das Wissen erweitern und die Therapien verbessern konnten.

Reinhart Jarisch

Wien, Dezember 2012

... zu Kapitel 10

von Wolfgang Hausner

Irgendwann einmal in der fernen Vergangenheit wagten sich die ersten Menschen auf das Meer und begannen zu segeln. Dieser Zeitpunkt mag ungewiss sein, sicher aber kann man annehmen, dass ab dann auch die Seekrankheit in Erscheinung trat.

Nicht alle Menschen werden davon betroffen, selbst der Begriff Seekrankheit ist dehnbar und nicht so eindeutig definierbar wie z. B. schwanger sein. Entweder ist man das, oder nicht.

So können 2 Personen von sich aus zu Recht behaupten, seekrank zu sein. Eine leidet für kurze Zeit unter Übelkeit, erbricht sich leicht und fühlt sich danach gleich wieder besser. Der andere kotzt sich seit 2 Tagen die Seele aus dem Leib, der Magen fühlt sich an wie eine offene Wunde, die in regelmäßigen Abständen von schmerzhaften Krämpfen durchgewunden wird. Rauf kommt nur mehr Magensäure, die den Schlund verätzt und einem die Tränen in die Augen treibt.

Ein Sprichwort drückt dieses bedauernswerten Zustand gut aus: „Zuerst hat man Angst, dass man stirbt, und dann dass man nicht."

Im Laufe der Zeit wurden viele Mittel probiert und auch auf den Markt gebracht. Manche lindern den Zustand, bringen oft unerwünschte Nebenwirkungen mit sich, aber ein Universalmittel gibt es noch nicht.

Herrn Univ. Prof. Dr. Reinhart Jarisch ist hier ein echter Durchbruch gelungen, indem er aufzeigt, dass die primäre Ursache der Seekrankheit Histamin ist, eine Tatsache, die bis jetzt nicht erkannt wurde. Diese Information alleine würde einen seekranken Menschen nicht gesund machen, aber Herr Dr. Jarisch sagt uns nicht nur warum wir seekrank werden, sondern hat auch gleich das Rezept zur Hand, das so verblüffend einfach ist, dass ich nur hoffen kann, dass möglichst viele Menschen davon Gebrauch machen werden.

1 Inhaltsverzeichnis

Vorwort		VII
1	**Einleitung**	1
2	**Histamin und biogene Amine**	3
2.1	Histamin	3
2.1.1	Physiologische (natürliche) Wirkungen	3
2.2	Diaminoxidase	5
2.3	Bestimmung von Histamin, Diaminoxidase und Tryptase	8
2.4	Histaminintoleranz	9
2.4.1	Um welche Krankheitsbilder geht es eigentlich?	9
2.5	Diagnose der Histaminintoleranz	11
2.5.1	Differenzialdiagnose	11
2.5.2	Diagnose	12
2.5.2.1	Anamnese	13
2.5.2.2	Negative Histaminprovokation	13
2.5.2.3	Bestimmung von Histamin und Methylhistamin im Harn	14
2.5.2.4	Histamin im Stuhl	16
2.6	Entstehung von Histamin	18
2.7	Histamingehalt in Nahrungsmitteln	25
2.7.1	Käse	25
2.7.2	Schokolade	28
2.7.3	Fleisch und Fleischprodukte	28
2.7.4	Fisch und Fischprodukte	28
2.7.5	Gemüse, Obst, Nüsse	31
2.7.6	Andere biogene Amine in Nahrungsmitteln, Histaminliberatoren	31
2.8	Histamin in alkoholischen Getränken	32
2.8.1	Rotwein	33
2.8.2	Weißwein	35
2.8.3	Schaumweine (Sekt, Champagner)	35
2.8.4	Bier	35
2.8.5	Spirituosen	35
2.8.6	Warum ist Histamin in alkoholischen Getränken besonders wirksam?	36
2.8.7	Andere Ursachen der Wein- und Alkoholintoleranz	38

2.9	Wie alles entstanden ist: Weinunverträglichkeit	44
2.10	Differenzialdiagnose Nahrungsmittelallergie	52
2.10.1	Primäre („echte") Nahrungsmittelallergie	53
2.10.2	Sekundäre oder assoziierte Nahrungsmittelallergie	53

3 Krankheitsbilder bei Histaminintoleranz — 56

3.1	Kopfschmerzen	56
3.2	Verlegte oder laufende Nase	60
3.2.1	Allergische Rhinitis	61
3.2.2	Anatomische Veränderungen der Nase, Nasenpolypen und Adenoide	62
3.2.3	Chronische Entzündung der Nasennebenhöhlen und vasomotorische Rhinitis	63
3.3	Asthma bronchiale	63
3.3.1	Asthma und Inhalationsallergene	65
3.3.2	Auslöser: Hausstaubmilben	65
3.3.3	Tierallergene	66
3.3.4	Pollen	66
3.3.5	Asthma und Nahrungsmittel	67
3.4	Herzrhythmusstörungen	70
3.5	Magenbeschwerden	74
3.6	Durchfälle und allergische Magen-Darm-Erkrankungen	80
3.6.1	Mechanismen und Klassifizierung der Histaminintoleranz (HIT)	82
3.6.2	Gastrointestinal vermittelte Allergien und Histaminintoleranz	86
3.6.2.1	Diagnostik	86
3.6.2.2	Modifizierende Begleitfaktoren	90
3.6.2.3	Wichtige Aspekte zur Ernährung	92
3.6.2.4	Spezifische Therapie	93
3.6.2.5	Unspezifische supportive Therapie	94
3.6.2.6	Ergänzende Ernährungstherapie	94
3.6.2.7	Medikamentöse Stufentherapie	94
3.6.2.8	Mastzellstabilisatoren und Antihistaminika	95
3.6.2.9	Ketotifen und ältere Antihistaminika	97
3.6.2.10	Neuere, nicht sedierende Antihistaminika	97
3.6.2.11	Weitere medikamentöse Therapieoptionen	98
3.7	Reizdarmsyndrom	102
3.8	Niedriger Blutdruck (Hypotonie)	103
3.9	Urtikaria	104
3.10	Mastozytose und Mastzellüberaktivitätssyndrom	105
3.10.1	Definition	105
3.10.2	Einteilung der verschiedenen Mastozytoseformen	106
3.10.3	Symptomatik der Mastozytose	107

3.10.4	Diagnostik der Mastozytose	107
3.10.5	Behandlung der Mastozytose	109
3.11	Histaminstoffwechsel bei chronisch entzündlichen Darmerkrankungen	113

4 Medikamentenunverträglichkeit 119

4.1	Medikamentenallergie	119
4.2	Unverträglichkeit von entzündungs- und schmerzhemmenden Medikamenten	121
4.3	Röntgenkontrastmittelüberempfindlichkeit	122
4.3.1	Klinisches Bild	122
4.3.2	Diagnostik	123
4.3.3	Prophylaxe und weiteres Vorgehen	125
4.4	Histamin und Drogen, Anaphylaxie	126

5 Chirurgische und zahnärztliche Operationen 128

5.1	Kollaps beim Zahnarzt	128
5.2	Histamin und Parodontose	129
5.3	Chirurgische Operationen	130

6 Histaminintoleranz bei Frauen 132

6.1	Dysmenorrhö (Regelbeschwerden)	132
6.2	Schwangerschaft und Allergie	134
6.3	Übelkeit und Erbrechen in der Schwangerschaft	137
6.4	Histamin und Übergewicht (Adipositas)	138

7 Neurodermitis 140

8 Spezifische Immuntherapie 147

9 Vitamin B6 und Histamin 154

10 Histamin und die Seekrankheit 156

10.1	Einleitung	156
10.2	Geschichte der Seefahrt	156
10.3	Symptome der Seekrankheit	157
10.4	Ursachen der Seekrankheit	158
10.4.1	Bedeutung des Auges	159
10.4.2	Bedeutung des Vestibularapparats	160
10.4.3	Histamin	161
10.5	Medikamente und Therapieoptionen	162
10.5.1	Medikamente gegen Seekrankheit	162

10.5.2	Seekrankheit verstärkende Medikamente	163
10.5.3	Alternative Behandlungsmaßnahmen	164
10.5.4	Schlaf	164
10.6	Therapeutisches Vorgehen	164
10.6.1	Optische Reize	165
10.6.2	Nahrungsmittelauswahl	165
10.6.3	Vitamin C	165
10.6.4	Studie mit der Deutschen Marine	171
10.6.5	Zusammenfassung	172
11	**Histamin und Osteoporose**	175
12	**Stichwortverzeichnis**	176

1 Einleitung

Reinhart Jarisch

Kopfschmerzen werden meist der Halswirbelsäule oder dem Wetter zugeordnet. Aufwendige Untersuchungen, wie Röntgenbilder der Halswirbelsäule oder Computertomografie und Magnetresonanz, versuchen der Ursache auf den Grund zu gehen. Das heißt, wir leben immer noch im Zeitalter der Statik und nicht der Dynamik, d.h., pathophysiologische Veränderungen werden einfach ignoriert. Das Ergebnis ist, dass Patienten normale Befunde ausgestellt werden, obwohl sie krank bzw. leidend sind.

Die verlegte Nase wird mit einer Deformation der Nasenscheidewand in Beziehung gebracht, obwohl 40% der Bevölkerung diese anatomische Variation zeigen, vielfach ohne Beschwerden anzugeben. Eine laufende Nase wird einer Allergie zugeordnet, obwohl die Allergietests negativ sind. Und dies, obwohl allgemein bekannt ist, dass manchen Menschen beim Genuss von Wein „die Nase zugeht".

Asthma bronchiale kann „exogen" sein, also von außen kommend, bedingt durch Hausstaubmilbe, Pollen, Tierepithelien, Schimmelpilze, oder aber „endogen", also von innen kommend, auch als intrinsisch bezeichnet, ohne bekannte Ursache. Dabei ist vielen Patienten längst bekannt, dass Rotwein, aber auch Emmentaler Käse oder Thunfisch-Pizza, Atemnot auslösen können.

Darüber hinaus gibt es Medikamente, die Hemmer der Diaminoxidase sind, also des Enzyms, das Histamin abbaut, die aber speziell in der Asthmatherapie eingesetzt werden. Dies, obwohl allgemein bekannt ist, dass zum Nachweis von Asthma bronchiale die Provokation mit Histamin eingesetzt wird und dessen positives Ergebnis zur Diagnose von Asthma bronchiale verhilft.

Magenbeschwerden führen zur Gastroskopie und zum Nachweis des Bakteriums Helicobacter pylori, obwohl eine histaminfreie Diät hier schneller und billiger Klarheit schaffen könnte.

Herzrhythmusstörungen bei jungen Erwachsenen führen zu umfangreichen kardiologischen Untersuchungen, meist mit negativem Ergebnis und der Aussage: Es ist alles in Ordnung. Der Patient weiß aber, dass dem nicht so ist.

Durchfälle und weicher Stuhl sind Anlass für Darmröntgen und aufwendige Darmuntersuchungen, die an die Grenze der Peinlichkeit gehen, mit meist negativem Ergebnis, ohne dass daran gedacht wird, dass Nahrungsmittelunverträglichkeiten eine Rolle spielen könnten. Auch Morbus-Crohn-Patienten erhalten nur Medikamente, ohne auch an eine histaminfreie Diät zu denken.

Niedriger Blutdruck ist ein typisches Symptom der Histaminintoleranz, dennoch wird er meist als „gottgewollt" akzeptiert. Darüber hinaus sind manche Medikamentenallergien in Wahrheit Histaminintoleranzen und auch Patienten mit Neurodermitis können darunter leiden und von einer histaminfreien Diät profitieren.

Dieses Buch will keine neue Medizin erfinden, sondern eine Lücke der Medizin schließen, in der sich bisher die Alternativmedizin klinisch erfolglos, aber finanziell erfolgreich breitgemacht hat. Dieses Buch will helfen, medizinische Vorgänge à la Hugo Portisch (sehr erfolgreicher österreichischer Journalist, der in der Lage ist, komplizierte außenpolitische Zusammenhänge so zu erklären, dass jeder sie versteht) zu erklären und Dinge, die der Patient oft schon unbewusst weiß, so umzusetzen, dass sie einfach genützt werden können.

2 Histamin und biogene Amine

2.1 Histamin
Reinhart Jarisch

Histamin ist eine einfache chemische Substanz mit einem Molekulargewicht von 111 Dalton. Es ist seit dem Jahr 1911 bekannt und wurde damals im Mutterkorn entdeckt. Wie meistens in der Medizin basieren große Erfindungen auf Zufällen, Irrtümern oder Schlampereien. So auch hier, denn erst Jahre später fand man heraus, dass das damals untersuchte Mutterkorn offenbar durch histaminproduzierende Bakterien kontaminiert war und dass im Mutterkorn kein Histamin enthalten ist.

Diese Erkenntnis ist insofern wichtig, als sie nahtlos auf Nahrungsmittel übertragbar ist. Das heißt, jene Nahrungsmittel, die einen Reifungsprozess durchmachen, bei dem Bakterien eine Rolle spielen, haben naturgemäß einen hohen Histamingehalt. Um nun z.B. beim Rotwein im Rahmen der Gärung die Histaminproduktion gering zu halten, wurden in letzter Zeit gekühlte Bottiche verwendet, weil das Bakterienwachstum bei höherer Temperatur schneller und bei niedrigerer Temperatur langsamer vor sich geht.

Histamin ist der wichtigste Mediator (Entzündungsstoff) bei allergischen Erkrankungen wie Rhinitis allergica (Heuschnupfen) und Asthma bronchiale. Darüber hinaus ist Histamin der klassische Auslöser einer Urtikaria (Nesselausschlag) und spielt bei Medikamentenallergien bzw. -unverträglichkeiten eine wichtige Rolle.

2.1.1 Physiologische (natürliche) Wirkungen

Der menschliche Körper produziert Histamin. Histamin stimuliert die Magensaftsekretion, wirkt gefäßerweiternd und somit blutdrucksenkend und ist als Neurotransmitter beim Schlaf-wach-Rhythmus, bei der Appetitkontrolle, der Lernfähigkeit und dem Gedächtnis, den Emotionen und der Neuroendokrinregulation sowie bei der Immunmodulation wirksam.

Die unerwünschten Wirkungen betreffen Kopfschmerzen, verlegte bzw. laufende Nase, Atemwegsobstruktionen bis zum Asthma bronchiale, Tachykardie (schneller Pulsschlag) sowie Extrasystolen (Extraschläge) bis zu massiven Herzproblemen, außerdem Magen-Darm-Beschwerden, die zu weichem Stuhl bis Durchfällen führen können, und niedriger Blutdruck (Hypotonie). Oft finden sich auch Schwellungen der unteren Augenlider, gelegentlich auch urtikarielle Exantheme (Nesselausschläge). Histamin wird vom Menschen selbst produziert und in Blut- und Gewebszellen (basophilen Granulozyten bzw. Mastzellen) gelagert und steht zur sofortigen Freisetzung jederzeit zur Verfügung. Darüber hinaus kann Histamin auch von außen in den Körper gelangen. Einerseits durch Einatmen, wie es z. B. bei der Histaminprovokation bei Patienten zur Abklärung eines Asthma bronchiale erfolgt, oder aber auf dem oralen Weg, also durch Essen und Trinken von histaminhaltigen Speisen bzw. Getränken, über den es nach Resorption im Darm in die Blutbahn gelangt.

Histamin kann durch den sog. PRICK- oder INTRADERMALTEST in die Haut injiziert werden und führt hier klassischerweise zu einer Quaddelreaktion und einem Erythem (Rötung der Haut), ähnlich einem Gelsen-(Mücken-) Stich.

Die intravenöse Zufuhr von Histamin kann alle oben genannten Beschwerden auslösen, insbesondere gefürchtet sind rasende Kopfschmerzen, die vom Patienten so beschrieben werden, als würde es ihnen den Kopf zerreißen.

Während Histamin an der Haut zu relativ harmlosen Symptomen wie Juckreiz und Quaddelbildung führt, kann in die Blutbahn gelangtes Histamin tödliche Folgen haben.

Eine wissenschaftliche Untersuchung von Sattler u. Lorenz (1990) soll dies erläutern. Er untersuchte 2 Gruppen von je 15 Schweinen, denen mittels Magensonde eine kleine Menge Alkohol und Emmentaler Käse zugeführt wurde. Eine Gruppe der Schweine erhielt vorher einen Hemmer der Diaminoxidase (histaminabbauendes Enzym, DAO). Die nicht vorbehandelte Gruppe von Schweinen vertrug den Alkohol und Emmentaler problemlos. Alle Schweine, bei denen das histaminabbauende Enzym medikamentös blockiert war, kamen nach Aufnahme von Alkohol und Emmentaler in den anaphylaktischen Schock, wobei 3 Schweine verstarben. Nun wurde dieses Experiment wiederholt, die Schweine erhielten wieder einen Hemmer der DAO, aber zusätzlich auch ein Gegenmittel in Form von Medikamenten, die den Histaminrezeptor blockieren können (Gabe von H1- und H2-Rezeptorenblockern). Nun wurde wieder eine kleine Menge von Alkohol und Emmentaler Käse zugeführt und die histaminhaltige Nahrung wurde problemlos vertragen. Daran kann man erkennen, dass nicht so sehr das Histamin allein gefährlich ist, sondern insbesondere das Fehlen entsprechender Abbaumechanismen.

Verdorbenes Fleisch enthält große Mengen von Histamin, stark verdorbenes Fleisch nennt man Aas, welches von Tieren, wie z. B. Löwen, aber auch Schweinen, problemlos vertragen wird. Würden Menschen so etwas essen, würden sie unweigerlich sterben. Der Löwe verträgt diese Histaminaufnahme nur deshalb problemlos, weil er über die entsprechende Menge des histaminabbauenden Enzyms verfügt. Hier drängt sich nun die Frage auf: Ist es möglich, die DAO im Menschen zu vermehren, um einen besonderen Schutz vor allergischen oder allergieähnlichen Erkrankungen zu erhalten?

Dafür gibt es ein natürliches Modell, nämlich die Schwangerschaft. Während der Schwangerschaft wird ab dem 3. Schwangerschaftsmonat in der Plazenta (Mutterkuchen) eine große Menge DAO produziert. Der physiologische Zweck dieser Maßnahme scheint darin zu liegen, den Uterus (Gebärmutter), der ja histaminsensibel ist, vor häufigen Histamineinwirkungen, wie z. B. Aufnahme von histaminhaltigen Speisen, während der Schwangerschaft zu schützen. Um nun sicherzugehen, dass der Fetus nicht vorzeitig abgeht, erfolgt eine Überproduktion an DAO, die den 100- bis 300-fachen Normalwert erreichen kann. Dies führt einerseits zum Schutz des Uterus vor Histamineinwirkung und somit zu frühzeitigem Schwangerschaftsende, andererseits machen viele allergische Schwangere die Erfahrung, dass ab dem 3. Schwangerschaftsmonat allergische Erkrankungen wie Heuschnupfen und Asthma völlig verschwinden, um nach der Geburt und nach Ausstoßen der Nachgeburt wieder aufzutreten (siehe auch Kapitel Schwangerschaft und Allergie).

Literatur

[1] Sattler J, Lorenz W. Intestinal diamine oxidases and enteral-induced histaminosis: studies on three prognostic variables in an epidemiological model. J Neural Transm 1990; 32(Suppl): 291–314

2.2 Diaminoxidase

Felix Wantke

Histamin ist praktisch in jedem Nahrungsmittel enthalten. Histamin ist eine biologisch hochpotente Substanz, vor der sich der Körper wirksam schützen muss. Daher gibt es bereits im Darm die erste Barriere gegen Histamin. Die Zellen der Darmschleimhaut, die Enterozyten, produzieren und enthalten ein Enzym, das Histamin abbauen kann. Dieses Enzym heißt Diaminoxidase, hat ein Molekulargewicht von 90 000 Dalton (Da) und enthält Kupfer. Diaminoxidase ist hauptsächlich im Dünndarm, in der Leber, in den Nieren und in den weißen Blutzellen zu finden. Bei Schwangeren wird Diaminoxidase zusätzlich in der Plazenta gebildet. Interessanterweise haben Schwangere etwa 100 bis 300-mal höhere Blutdiaminoxidasespiegel als nicht Schwangere. Diaminoxidase wird kontinuierlich produziert und in das Darmlumen abgeschieden. Bei einem gesunden Menschen wird histaminreiche Nahrung daher bereits im Darm von Histamin weitgehend „befreit". Das verbleibende Histamin wird beim Durchtritt durch die Darmschleimhaut von der dort sitzenden Diaminoxidase abgebaut. Histamin wird zu Imidazolacetaldehyd und weiter zu Imidazolessigsäure zerlegt. Die Co-Faktoren der Diaminoxidase sind 6-Hydroxydopa und wahrscheinlich Pyridoxalphosphat, das Vitamin B6.

Diaminoxidase ist ein empfindliches Enzym, das von verschiedenen Substanzen, wie anderen biogenen Aminen, Alkohol und seinem Abbauprodukt Acetaldehyd und verschiedenen Medikamenten, gehemmt werden kann. Diaminoxidase ist bei entzündlichen Darmerkrankungen vermindert, wie in mehreren Studien nachgewiesen wurde. Wie schon erwähnt, ist die Diaminoxidase des Darms der erste Schutzmechanismus gegen Histamin in der Nahrung. Diaminoxidase schützt aber auch vor Histamin, das von Darmbakterien physiologischerweise im Darm gebildet wird.

Wird trotzdem Histamin über die Darmzellen aufgenommen, so wird es über die Blutbahn in die Leber transportiert. Dort wird Histamin über die N-Methyltransferase, das zweite, wichtige histaminabbauende Enzym des Körpers weiter abgebaut. N-Methyltransferase spaltet Histamin über N-Methylhistamin, N-Methylimidazolacetaldehyd in N-Methylimidazolessigsäure. Die Hauptaufgabe der N-Methyltransferase liegt im Abbau von Histamin, welches im Körper entsteht. Bei Patienten, die Beschwerden nach Verzehr histaminreicher Nahrungsmittel haben, also bei Patienten mit „Histaminintoleranz", ist der Histaminabbau im Darm durch das Enzym Diaminoxidase höchstwahrscheinlich gestört. Hier gibt es prinzipiell 2 Theorien. Zum einen ist vorstellbar, dass diese Patienten einen Mangel an Diaminoxidase haben, d.h., dass ihre Darmschleimhautzellen einfach deutlich weniger Diaminoxidase enthalten oder produzieren als gesunde Darmschleimhautzellen beschwerdefreier Vergleichspersonen. Zum anderen könnte es auch sein, dass die Diaminoxidase in einer inaktiven Form vorliegt und daher ihrer histaminabbauenden Funktion nicht nachkommen kann und folglich ein Abbaudefizit entsteht. Das klassische Beispiel für ein Aktivitätsdefizit von Diaminoxidase ist die Hemmung der Diaminoxidase durch ein Medikament. Es gibt mindestens 3 Formen einer Histaminintoleranz auf der Basis einer verminderten Diaminoxidaseaktivität. Es gibt offensichtlich wenige Menschen, die einen angeborenen Diaminoxidasemangel haben und diesen auch nicht verlieren. Zweitens kann im Rahmen eines Infekts der Darmschleimhaut ein vorübergehender Diaminoxidasemangel auftreten. Nach Abheilen des Infekts normalisiert sich auch die Diaminoxidase. Drittens kann es exogen (= von außen) zu einer verminderten Diaminoxidaseaktivität im Rahmen der Gabe verschiedener diaminoxidasehemmender Substanzen kommen. Dazu gehören vorrangig Alkohol und sein Abbauprodukt Acetaldehyd, gewisse aminreiche Nahrungsmittel und, besonders wesentlich, eine Unzahl von Medikamenten. Hervorzuheben ist, dass bei nicht ausreichendem Histaminabbau über die Diaminoxidase (= Zusammenbrechen der Darmbarriere gegen Histamin) auch das zweite histaminabbauende Enzym, N-Methyltransferase, in Mitleidenschaft gezogen wird. In dieser Situation hemmen nämlich Abbauprodukte von Histamin die N-Methyltransferase. Somit ist erklärbar, dass eine Hemmung der Diaminoxidase im Darm zu einer Entgleisung des Histaminstoffwechsels führen kann, besonders wenn mehrere histaminhaltige Nahrungsmittel konsumiert werden. Bis heute ist kein Medikament bekannt, welches die Diaminoxidaseaktivität deutlich erhöht. Wenn Heparin injiziert wird, kommt es zu einem vorübergehenden Anstieg der Diaminoxidase im Serum, da Diaminoxidase aus dem Darm ausgeschwemmt wird. Allerdings ist das weder eine realistische noch sinnvolle Behandlung. Im Reagenzglas konnte gezeigt werden, dass das Antihistaminikum Diphenhydramin die Diaminoxidaseaktivität um 20% erhöhte.

Literatur

[2] Baenzinger NL, Mack P, Jong YJ, Dalemar LR, Perez N, Lindberg C, Wilhelm B, Haddock RC. An environmental regulated receptor for diamine oxidase modulates human endothelial cell/fibroblast histamine degradative uptake. J Biol Chem 1994; 269: 14892–8

[3] Daniele B, Quaroni A. Polarized secretion of diamine oxidase by intestinal epithelial cells and its stimulation by heparin. Gastroenterology 1990; 99: 1675–87

[4] Janes MS et al. A new redox cofactor in eukariotic enzymes: 6-hydroxydopa at the active site of bovine serum amine oxidase. Science 1990; 284: 981–7

[5] Maslinski C, Fogel WA. Catabolism of histamine. In: Uvnäs B (ed), Histamine and histamine antagonists. Berlin, Springer, 1991: 165–89

[6] Sattler J, Häfner D, Klotter HJ, Lorenz W, Wagner PK. Food induced histaminosis as an epidemiological problem: plasma histamine elevation and haemodynamic alterations after oral histamine administration and blockade of diamine oxidase (DAO). Agents and Actions 1988; 23: 361–5

[7] Sattler J, Lorenz W, Kubo K, Schmal A, Sauer S, Lüben L. Food induced histaminosis under diamine oxidase (DAO) blockade in pigs: Further evidence of the key role of elevated plasma histamine levels as demonstrated by successful prophylaxis with antihistamines. Agents and Actions 1989; 27: 212–4

[8] Sessa A, Desiderio MA, Perin A. Effects of acute ethanol administration on diamine oxidase activity in the upper gastrointestinal tract of rat. Alcoholism Clin Exp Res. 1984; 8: 185–90

[9] Sessa A, Perin A. Diamine oxidase in relation to diamine and polyamine metabolism. Agents and Actions 1994; 43: 69–77

[10] Tufvesson G, Tryding N. Determination of DAO-activity in normal human blood serum. Scand J Clin Lab Invest 1969; 24: 163–8

[11] Wantke F, Focke M, Hemmer W, Haglmüller T, Götz M, Jarisch R. The red wine maximization test: drinking histamine rich wine induces a transient increase of plasma diamine oxidase activity in healthy volunteers. Inflammation Research 1999; 48: 169–70

[12] Wantke F, Götz M, Jarisch R. The red wine provocation test: intolerance to histamine as a model for food intolerance. Allergy Proceedings 1994; 15: 27–32

[13] Wantke F, Hemmer W, Haglmüller T, Götz M, Jarisch R. Histamine in wine: bronchoconstriction after a double blind placebo controlled red wine provocation test. A case report. Int Arch Allergy Immunol 1996; 110: 397–400

[14] Wantke F, Proud D, Siekierski E, Kagey-Sobotka A. Daily variations of serum diamine oxidase and the influence of H1 and H2 blockers: a critical approach to routine diamine oxidase assessment. Inflammation Research 1998; 47: 396–400

2.3 Bestimmung von Histamin, Diaminoxidase und Tryptase
Reinhart Jarisch

Die Bestimmung von Histamin im Plasma erfolgte mittels Radioimmunassay der Fa. Immunotech, Marseille, Frankreich. Nach der Blutabnahme kommt die Eprouvette sofort in Eiswasser und muss gleich prozessiert (Kühlzentrifuge erforderlich!) oder eingefroren werden. Normale Werte liegen unter 0,3 µg/ml.

Die Bestimmung der Diaminoxidase im Plasma erfolgte mittels Radioimmunassay der Fa. Sciotech, Tulln, Österreich. Die Messung erfolgt mittels β-Counter. Werte unter 11 gelten als pathologisch, allerdings zeigen nicht allergische und nicht histaminintolerante beschwerdefreie Personen Werte über 20.

Die Bestimmung der Tryptase erfolgt mittels Radioimmunassay der Fa. Phadia, Uppsala, Schweden. Werte über 11,4 µg/ml gelten für Allergologen als pathologisch. Internisten denken erst ab Werten über 20 µg/ml an Mastozytose.

2.4 Histaminintoleranz
Reinhart Jarisch

Unter Histaminintoleranz versteht man die Unverträglichkeit von mit der Nahrung aufgenommenem Histamin, deren Ursache ein Mangel des histaminabbauenden Enzyms Diaminoxidase (DAO) oder ein Missverhältnis zwischen Histamin und der DAO ist.

Nach unseren bisherigen klinischen Erkenntnissen scheint die Histaminintoleranz nicht angeboren, also nicht genetisch bedingt, sondern ein vermutlich erworbenes Krankheitsbild zu sein. Entsprechend den Daten einer französischen Studie, bei der 33 000 Personen nach Nahrungsmittelunverträglichkeiten befragt wurden, kann die Prävalenz der Histaminintoleranz mit knapp 1 % der Gesamtbevölkerung angenommen werden. Da 80 % der erkrankten Patienten weiblichen Geschlechts sind und sich insbesondere in der Altersgruppe um 40 Jahre finden, liegt ein Zusammenhang mit der Abnahme von weiblichen Geschlechtshormonen nahe. Darüber hinaus gibt es Arzneimittel, die Hemmer der DAO sind und somit, wie unsere Erfahrungen zeigen, wochenlang das histaminabbauende Enzym blockieren können.

2.4.1 Um welche Krankheitsbilder geht es eigentlich?

Um anatomisch gesehen von oben nach unten zu beginnen, geht es um häufige Kopfschmerzen bis Migräne, verlegte bis laufende Nase, Atemwegsbeschwerden bis zum Asthma bronchiale, Herzrhythmusstörungen im Sinne von Tachykardien bzw. Extrasystolen (schneller Pulsschlag bzw. unregelmäßiger Pulsschlag), Magen- und Darmbeschwerden, die zu weichem Stuhl bzw. Durchfällen führen können, chronisch niedrigen Blutdruck sowie Juckreiz und Quaddelbildung an der Haut. Darüber hinaus gibt es Hinweise, dass die Dysmenorrhö, also Schmerzen am Beginn der Regel, histaminbedingt sein können. Aus dem Gesagten ergibt sich, dass die Histaminintoleranz dann klinisch in den Vordergrund tritt, wenn der Organismus mit mehr Histamin belastet wird, als er gegenwärtig abbauen kann. Da es nur ein Histamin gibt, ist es für den Organismus somit unerheblich, aus welcher Quelle das Histamin kommt. Es kann einerseits aus dem Körper selbst kommen, also von Blut- oder Gewebszellen (basophilen Granulozyten bzw. Mastzellen), oder aber durch Nahrung aufgenommen werden. Darüber hinaus sind allergische Erkrankungen, wie Heuschnupfen und Asthma, Lieferanten von zu viel Histamin. Da sich Histamin also addieren kann, ist es leicht verständlich, dass bei Überschreiten der individuellen Toleranzgrenze allergische oder allergieähnliche Symptome auftreten können.

> **Fallbericht**
> So ist z. B. der Fall eines Patienten mit Heuschnupfen bekannt, der einen gewissen Weißwein während der Pollensaison nicht, aber nach Beendigung der Pollensaison sehr wohl verträgt. Daraus erklärt sich auch das Problem der Histaminintoleranz und deren manchmal schwierigen Nachvollziehbarkeit für Patienten. Es kann durchaus sein, dass ein Patient Käse allein oder Wein allein verträgt, die Kombination dieser Speisen jedoch nicht. Erschwerend wirkt, dass die Nahrungsmittel, die biologische und somit nicht standardisierte Produkte sind, unterschiedliche Mengen von Histamin enthalten.

Histamin ist ein Vertreter der sog. biogenen Amine. Andere sind z. B. Putrescin, Tyramin, Tryptamin, Cadaverin, Spermin, Spermidin, die allesamt in Nahrungsmitteln in unterschiedlichen Mengen vorkommen können und von dem histaminabbauenden Enzym DAO abgebaut werden. So kann es z. B. vorkommen, dass der Genuss einer Speise, die relativ geringe Mengen Histamin, aber eine größere Menge anderer biogene Amine enthält, dazu führt, dass DAO verbraucht wird, die dann für den Abbau von Histamin nicht mehr zur Verfügung steht. Abgesehen von den oben beschriebenen Risikogruppen gibt es noch Patienten, bei denen eine sogenannte pollenassoziierte Nahrungsmittelallergie vorliegt. Also z. B. Patienten, die eine Birkenpollenallergie bei gleichzeitiger Unverträglichkeit von Äpfeln, Nüssen und Karotten haben. Diese Gruppe von Patienten hat statistisch gesehen ein erhöhtes Risiko, gleichzeitig histaminintolerant zu sein (Jarisch et al. 1999). Darüber hinaus gibt es sog. Histaminliberatoren, also Speisen, die von sich aus unspezifisch Histamin freisetzen können, wie z. B. Erdbeeren, aber auch Zitrusfrüchte, die somit zu einer vermehrten Histaminfreisetzung führen, und es gibt Patienten, die aus bisher unklaren Gründen aus den Blut- und Gewebszellen, die Histamin enthalten, spontan große Mengen Histamin freisetzen können und somit eine allergieähnliche Symptomatik zeigen. Zu dieser Gruppe von Personen gehören Menschen, die anamnestisch über eine Kontrastmittelunverträglichkeit berichten, aber auch Fischvergiftungen (Scombroid-Vergiftung) können diese Symptomatik als Ursache haben (Morrow et al. 1991, Russel u. Maretic 1986).

Das heißt, dass es Personen gibt, die teils verdorbene bzw. verdorbene Fische essen (deren Histamingehalt hoch ist) und aufgrund eines bislang noch unbekannten Stimulus (Auslöser) zusätzlich zur zugeführten Histaminmenge aus dem Körper Histamin freisetzen, wodurch es zu einer gewaltigen Histaminkonzentration im Körper kommt, die zu lebensbedrohlichen Folgeerscheinungen, ja bis zu Todesfällen bei Patienten führen können. Für den Patienten ist es nun relativ egal, ob die Ursache seiner allergischen Erkrankungen eine echte Allergie, eine unspezifische Histaminfreisetzung oder eine Histaminabbaustörung ist. Wichtig für den Patienten ist aber, dass rasch eine klare Diagnose gestellt wird, damit ein entsprechender Therapieansatz gefunden werden kann. Da diese Diagnose oft kompliziert ist und mehrere Mechanismen zusammenspielen können, ergibt sich die Notwendigkeit einer genauen Kenntnis allergischer und histaminbedingter Reaktionen, die nur von Spezialisten (allergologisch tätigen Fachärzten) erbracht werden können.

Literatur

[15] Jarisch R, Beringer K, Hemmer W. Role of food allergy and food intolerance in recurrent urticaria. In: Wüthrich B, ed. The Atopy Syndrome in the Third Millenium. Curr Probl Dermatol. Basel: Karger; 1999; 28: 64–73

[16] Morrow JD, Margones GR, Rowland J, Roberts LJ. Evidence that histamine ist the causative toxin of scombroid-fish poisoning. N Engl J Med 1991; 324: 716–20

[17] Russell FE, Maretic Z. Scombroid poisoning: mini review with case histories. Toxicon 1986; 24: 967–73

2.5 Diagnose der Histaminintoleranz
Reinhart Jarisch, Martin Raithel

2.5.1 Differenzialdiagnose

In letzter Zeit klagen Patienten zunehmend über Nahrungsmittelunverträglichkeiten. Der Patient kommt wegen Magen-Darm-Beschwerden, also Schmerzen im Oberbauch, Blähungen, Blähbauch, Krämpfen und Durchfällen.

Die **echte Nahrungsmittelallergie** kommt im Frühkindesalter vor und verliert sich mit Eintritt in das Grundschulalter. Selten werden auch bei Erwachsenen echte Nahrungsmittelallergien gefunden.

Kreuzreaktionen zwischen Pollen und Nahrungsmittel kommen bei Erwachsenen vor.

Nicht allergische Reaktionen nennt man Intoleranzen.

Histaminintoleranz ist definiert als Ungleichgewicht zum Vorteil von Histamin zwischen Histamin und dem das Histamin abbauenden Enzym Diaminoxidase. Das Enzym Histamin-N-Methyltransferase kommt in sehr vielen Organen vor (Klocker et al. 2005), spielt aber eine weniger bedeutende Rolle und ist von einer funktionierenden DAO abhängig. Die Histamin-N-Methyltransferase kann durch biogene Amine gehemmt werden (Fuhr u. Kownatzki 1986).

Die Häufigkeit der Intoleranzen lässt sich bei unseren Patienten (Floridsdorfer Allergie Zentrum Wien) wie folgt gruppieren:

1. Fruktosemalabsorption (FIT)
2. Sorbitmalabsorption
3. Histaminintoleranz (HIT)
4. Laktoseintoleranz (LIT) (allerdings meist reflexartig vermutet)

FIT und LIT werden durch etablierte H2-Atemtests diagnostiziert, wenn der Patient eine H2-Gas bildende Darmflora hat.

Bei Durchführung eines Allergietests auf Nahrungsmittel (Pricktest und Prick-Pricktest mit frischen Nahrungsmitteln), inklusive Test auf inhalative kreuzreagierende Pollen und Test auf FIT, HIT und LIT, können wir bei unseren Patienten im Floridsdorfer Allergie Zentrum 87 % der Patienten abklären.

2.5.2 Diagnose

Die Diagnose erfolgt durch Anamnese, Bestimmung von Histamin und Diaminoxidase vor und nach einer 14-tägigen histaminfreien Diät.

2.5.2.1 Anamnese

Es werden Unverträglichkeiten von histaminhaltigen Nahrungsmittel berichtet: Rotwein, Hartkäse, Salami, Thunfisch, Tomaten und Sauerkraut.

Oft hat auch das China-Restaurant-Syndrom ein Zuviel an Histamin als Ursache.

Eine **Rotweinunverträglichkeit** kann als „Opinion Leader" der HIT angesehen werden. Allerdings schließt eine Rotweinverträglichkeit eine HIT nicht aus, da manche Rotweine, durch optimierte Kellertechnologie, oft schon sehr wenig Histamin enthalten.

Bei der Histaminbestimmung von 100 österreichischen Rotweinen fanden wir bei den verschiedenen Sorten oft deutlich unterschiedliche Werte, von hoch bis niedrig (Abb. 2.**1**). Grundsätzlich ist festzuhalten, dass bei guter Hygiene bei der Weinherstellung weniger unerwünschte Bakterien gebildet werden und somit weniger Histamin entsteht.

Für den Hausgebrauch gibt es jetzt schon Histamintests zur Bestimmung des Histamingehalts von Rotweinen zu Hause (HistaSure TM Wine, Labor Diagnostica Nord GmbH & Co. KG).

Symptome, die auf Histaminintoleranz hinweisen können (von kranial nach kaudal):
- Migräne
- Unterlidschwellungen ohne Alkoholkonsum
- laufende und/oder verstopfte Nase postprandial

- Asthma bronchiale
- Tachykardie postprandial
- Diarrhö
- Hypotonie (typisch, da Histamin die meisten Gefäße erweitert. Eine Blockade der Histidindecarboxylase führt im Tierversuch erwartungsgemäß zu einer Hypertonie [Campos et al. 1996].)
- weitere isolierte oder seltenere Symptome (siehe nachfolgende Kapitel)

Da aber die genannten Symptome auch andere Ursachen haben können, müssen diese untersucht und ausgeschlossen werden.

Der typische histaminintolerante Patient ist in 80% der Fälle weiblich und 40 ± 5 Jahre alt.

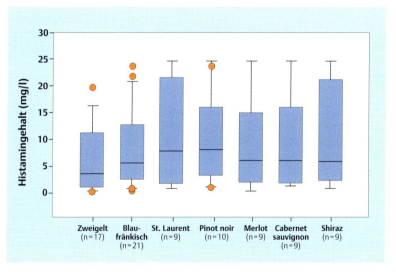

Abb. 2.1 Histamingehalt in österreichischen Rotweinen aus verschiedenen Rotweinsorten (n=84, alle Weine Jahrgang 2004).

2.5.2.2 Negative Histaminprovokation

Nach Anamnese und erster Blutabnahme für Histamin und DAO werden die Patienten aufgefordert, eine histaminfreie Diät für 14 Tage einzuhalten. Dann wird wieder Blut für Histamin und DAO abgenommen und der Patient bezüglich seiner Beschwerden befragt.

Liegt eine HIT vor, dann ist bei der ersten Blutabnahme der Histaminspiegel erhöht und/oder der DAO-Spiegel erniedrigt.

Nach 14-tägiger Diät halbiert sich der Histaminspiegel – sofern er erhöht war – und die DAO steigt an. Gleichzeitig gibt der Patient um die Hälfte weniger oder gar keine Beschwerden an (Tab. 2.**1**). Hat der Patient keine HIT, dann bleiben die Blutwerte gleich und die Beschwerden des Patienten unverändert (Jarisch 2012).

Tabelle 2.**1** Befunde vor und nach histaminfreier Diät (n = 99).

	Responder (n = 41) vor Diät	Responder (n = 41) nach Diät	Nonresponder (n = 58) vor Diät	Nonresponder (n = 58) nach Diät
Histamin (ng/ml)	0,22	0,18 (p < 0,02)	0,25	0,22 (p = 0,1 n.s.)
DAO U/l	8,2	13,9 (p < 0,0001)	12,8	14 (p < 0,1 n.s.)
DAO = Diaminoxidase.				

2.5.2.3 Bestimmung von Histamin und Methylhistamin im Harn

Eine andere Möglichkeit zur Identifikation von Personen mit HIT stellt die Bestimmung des Methylhistamins und des Histamins im Harn dar. Die Harnanalyse hat den Vorteil, dass sie zunächst anzeigt, ob im Körper überhaupt verstärkt Histamin gebildet, freigesetzt und metabolisiert wird. Dies kann bei den verschiedenen Allergien, Entzündungen, Mastozytose, Histaminintoleranz und Knochenmarkveränderungen etc. der Fall sein (Raithel et al. 2002, Schwab et al. 2002). Der Gastrointestinaltrakt liefert aufgrund seiner großen Schleimhautoberfläche von ca. 250 m² quantitativ den größten Anteil der humanen Methylhistaminausscheidung. Die Methylhistaminausscheidung liegt bei gesunden Personen in verschiedenen Altersgruppen weitgehend stabil unter 6,5 µg/mmol Kreatinin × m² Körperoberfläche (Abb. 2.**2**). Das Verhältnis der Methylhistaminausscheidung zum Histamin verhält sich im 12-Stunden-Sammelurin im Mittel wie 5 : 1 (Schwankungsbereich 3–8 : 1). Das Methylhistamin gilt als ein stabiles Abbauprodukt des Histaminabbaus und kann zuverlässig mittels Tandem-Massenspektroskopie in der Urinprobe gemessen werden (z. B. Labor Buchwald/Schultis, Weiden/Opf., Deutschland) (Raithel et al. 2002, Winterkamp et al. 2002).

Beim Verdacht auf eine histaminvermittelte Reaktion erfolgt die Bestimmung des Methylhistamins und des Histamins im Harn während einer zweitägigen Vollkost und einer zweitägigen Kartoffel-Reis-Diät (Negativkontrolle). Obwohl dieser standardisierte Funktionstest nicht spezifisch für eine HIT, Nahrungsmittelallergie oder Mastozytose ist, kann damit sehr gut nachgewiesen werden, ob eine Person unter einer bestimmten Diät eine verstärkte Histaminresorption, -produktion, Metabolisierung und Ausscheidung zeigt (Raithel et al. 2002, Weidenhiller et al. 2002). Da die HIT sehr oft mit (z.T. klinisch inapparenten) Störungen des GIT einhergeht und die gebildete bzw. aufgenommene Histaminmenge des GIT sehr gut mit dem Methylhistamin im Urin erfasst wird, kann dieser Urintest als Suchverfahren herangezogen werden (Weidenhiller et al. 2002, Winterkamp et al. 2002, Winterkamp et al. 2003). Das im Darm vorliegende Histamin gelangt via Pfortader zur Leber und wird nach Methylierung in der Leber bei histaminintoleranten Personen in erhöhter Menge ausgeschieden. Gleichzeitig finden sich je nach Leberfunktion, resorbierter oder sezernierter Histaminmenge, Plasmavolumen und anderen Einflussfaktoren mehr oder weniger erhöhte Histaminspiegel in Plasma und Urin. Das Verhältnis von Methylhistamin zu Histamin verändert sich, der freie Histaminanteil nimmt zu und bei einem Quotienten des Methylhistamins zu Histamin von < 3 wird eine HIT vermutet.

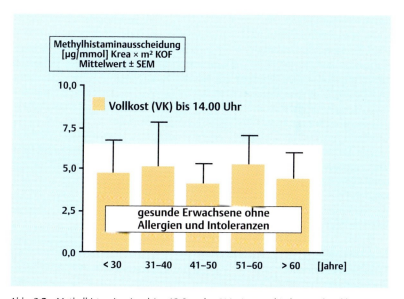

Abb. 2.2 Methylhistaminspiegel im 12-Stunden-Urin in verschiedenen Altersklassen gesunder Personen. Normalwerte: <6,5; Frauen: 4,3 ± 1,6 (n = 32); Männer: 5,2 ± 2,3 (n = 22); Gauss'sche Normalverteilung. Das Verhältnis Methylhistamin zu Histamin beträgt 3–8:1. KOF: Körperoberfläche, SEM: Standardfehler des Mittelwerts.

Personen mit manifester NMA oder HIT scheiden in mehr als 90 % aller Fälle mehr als 6,5 µg Methylhistamin/mmol Kreatinin × m^2 Körperoberfläche aus (Raithel et al. 2002, Weidenhiller et al. 2002). Nach Umsetzen auf eine hypoallergene Eliminationsdiät (eine histaminarme Kartoffel- und/oder Reisdiät) zeigen sich oft ein Abfall der Methylhistaminausscheidung, eine Normalisierung des Quotienten von Methylhistamin zu Histamin und ein Rückgang der klinischen Beschwerden. Obwohl mit diesem Test eine sehr hohe Wahrscheinlichkeit für das Vorliegen einer HIT oder NMA erreicht werden kann, müssen ärztlicherseits auch andere wichtige Differenzialdiagnosen ausgeschlossen werden (siehe auch Tab. 2.9 Differenzialdiagnosen) (Befus et al. 1999, Raithel et al. 2002, Schwab et al. 2002, Winterkamp et al. 2002).

2.5.2.4 Histamin im Stuhl

Dies gilt im Übrigen auch für die Bestimmung des Histamins in der Stuhlprobe, die bislang weniger exakt evaluiert ist und im Wesentlichen nur die luminal wirksamen Histaminmengen widerspiegelt. Im Gegensatz zum Urin- oder Plasmatest reflektiert die Stuhlhistaminmenge nicht die systemische Histaminbelastung, sondern zeigt nur an, welche Histaminkonzentrationen lokal im Darmlumen vorliegen. Die normale Stuhlhistaminmenge wird bei ca. 60 µg Histamin/g Stuhl angenommen. Personen mit verstärkter Aufnahme histaminhaltiger Lebensmittel können daher erhöhte Histaminwerte im Stuhl erreichen, eine HIT kann also nur vermutet werden, wenn gleichzeitig klinische Beschwerden vorliegen. Wie in der Tabelle Differenzialdiagnose dargestellt und im Kapitel 3.6 „Durchfälle und allergische Magen-Darm-Erkrankungen" ausführlich aufgeführt, müssen aber auch hier weiterführende Untersuchungen ergänzt werden, da verschiedene lokal am Magen-Darm-Trakt wirksame Erkrankungen (z.B. bakterielle Dünndarmüberwucherung, Infektionen) (Befus et al. 1999), chronische Entzündungen oder außerhalb des Darms lokalisierte Erkrankungen in Betracht kommen können (z.B. Mastozytose). Die Diagnose der HIT kann daher aufgrund einer alleinigen Bestimmung des Histamins im Stuhl oder der DAO im Plasma nicht gestellt werden.

Vielmehr sind die oben aufgeführten Funktionstests mit Modifikation der Diät (histaminfrei bzw. Kartoffel-Reis-Diät) zur detaillierteren Evaluation sinnvoll. Bei Personen, die eindeutig auf die histaminfreie Diät mit einem Rückgang der Symptome und einer Normalisierung der Plasmahistaminspiegel und Erholung der Plasma-DAO ansprechen (Jarisch 2012) bzw. eine Normalisierung des Quotienten von Methylhistamin zu Histamin im Urin nach Kartoffel-Reis-Diät aufweisen (Raithel et al. 2002), kann in der Mehrzahl der Fälle auf die orale Provokation mit Histamin verzichtet werden. Bei unklaren

Fällen, fehlendem Ansprechen der Symptome oder nur partiellem Rückgang der Histaminspiegel ist der diagnostische Goldstandard, die doppelt-blinde, placebokontrollierte Histaminprovokation erforderlich.

Literatur

[18] Befus AD, Mowat C, Gilchrist M, Hu J, Solomon S, Bateman A. Neutrophil defensions induce histamine secretion from mast cells: mechanisms of action. J Immunol 1999; 163: 947–53

[19] Campos HA, Acuna Y, Magaldi L et al. Alpha-fluoromethylhistidine, an inhibitor of histamine biosynthesis, causes arterial hypertension. Naunyn Schmiedeberg's Arch Pharmacol 1996; 354: 627–32

[20] Fuhr N, Kownatzki E. Inhibition of rat kidney histamine-N-methyltransferase by biogenic amines. Pharmacology 1986; 32: 114–20

[21] Jarisch R. Histaminintoleranz. Akt Dermato 2012; 38: 159–66

[22] Klocker J, Mätzler SA, Huetz GN, et al. Expression of histamine degrading enzymes in porcine tissues. Inflamm Res 2005; 54(Suppl.1): S54–S57

[23] Raithel M. Hahn EG, Baenkler HW. Klinik und Diagnostik von Nahrungsmittelallergien (Gastrointestinal vermittelte Allergien Grad I–IV). English: Gastrointestinal allergies. Dtsch Ärztebl 2002; 99: A780–6

[24] Schwab D, Hahn EG, Raithel M. Histamine content and histamine secretion of the colonic mucosa in patients with collagenous colitis. Inflamm Res 2002; 51(Suppl.1): S33–S34

[25] Weidenhiller M, Traenkner A, Schwab D, Hahn EG, Raithel M. Different kinetics of mediator release can be detected during allergic reactions after oral provocation (double blind placebo-controlled food challenge). Inflamm Res 2002; 51(Suppl.1): 29–30

[26] Winterkamp S, Weidenhiller M, Otte P, Stolper J, Schwab D, Hahn EG, Raithel M. Urinary excretion of N-methylhistamine as a marker of disease activity in inflammatory bowel disease. Am J Gastroenterol 2002; 97: 3071–7

[27] Winterkamp S, Weidenhiller M, Wilken V, Donhauser N, Schultis HW, Buchholz F, Hahn EG, Raithel M. Standardised evaluation of urinary excretion of N-tele-methylhistamine in different periods of age in a healthy population. Inflamm Res 2003; 52: S57–S58

2.6 Entstehung von Histamin
Wolfgang Hemmer, Felix Wantke

Histamin, eine kleine stickstoffhaltige Substanz mit einem Molekulargewicht von 111, ist ein Vertreter der sog. biogenen Amine, einer Klasse von chemischen Verbindungen, die sowohl in tierischen als auch in pflanzlichen Geweben mannigfaltige biologische Wirkungen ausüben. Histamin wird auch im menschlichen Körper aktiv gebildet und ist an der Regulation verschiedener Körperfunktionen, wie etwa Magensaftsekretion, Zellwachstum, Zelldifferenzierung und Wundheilung beteiligt. In bestimmten Gehirnarealen ist Histamin ein wichtiger Neurotransmitter, der den Schlaf-wach-Rhythmus steuert (Histamin macht munter) und Lernen und Gedächtnis fördert. Am besten bekannt ist die zentrale Rolle von Histamin bei allergischen Reaktionen, wo die Bindung von Histamin an Histaminrezeptoren vom Typ 1 eine Kontraktion der glatten Muskulatur (Darm, Lunge, Uterus), Erweiterung der Blutgefäße und ein Ausströmen von Blutplasma in das umliegende Gewebe (Haut, Schleimhaut) bedingt. Klinische Folgen sind Rötung, Juckreiz, Nesselausschlag (Urtikaria), Schwellungen, Atembeschwerden und Blutdruckabfall.

Gelangt nun Histamin von außen, etwa über die Nahrung, in den Körper, so können unter bestimmten Bedingungen ebenfalls „allergieähnliche" Symptome ausgelöst werden. Viele Nahrungsmittel enthalten Histamin, wenngleich meistens in physiologisch unbedeutenden Mengen. Eine begrenzte Anzahl von Nahrungsmitteln weist allerdings mitunter sehr große Histaminkonzentrationen auf, sodass, abhängig von der individuellen Toleranzschwelle, der Verzehr selbst verhältnismäßig geringer Mengen solcher Nahrungsmittel mit dem Auftreten von Intoleranzreaktionen verbunden sein kann. Die folgende Auflistung gibt einen groben Überblick über besonders histaminreiche Nahrungsmittel.
- Fisch: z. B. Thunfisch, Makrele, Sardellen
- Käse: z. B. Emmentaler, Camembert, Roquefort
- Hartwurst: z. B. Salami, Rohschinken
- Gemüse: z. B. Sauerkraut
- alkoholische Getränke: Rotwein

Ein bekanntes und anschauliches Beispiel für hohe Histaminproduktion in Pflanzen ist die Brennnessel. Die bei Berührung der Pflanze auftretenden juckenden und schmerzhaften Hautreaktionen werden von kleinen, die Haut penetrierenden Pflanzenhaaren ausgelöst, die Serotonin, Acetylcholin, Ameisensäure und auch Histamin enthalten. Die Zahl pflanzlicher Nahrungsmittel, die einen hohen natürlichen Gehalt an Histamin aufweisen, ist allerdings beschränkt. In Mitteleuropa sind hier sicherlich Tomaten und deren Verarbeitungsprodukte (z. B. Ketchup) an erster Stelle zu nennen, daneben kommt auch Spinat, Auberginen und Avocado eine gewisse Bedeutung zu. Die Mehrzahl der stark histaminbelasteten Nahrungsmittel hat aber keinen primären, d. h. keinen „natürlichen" Gehalt an Histamin. Frische tierische Nahrungsmittel wie Frischfleisch, frischer Fisch, Eier oder Milch enthalten nur unbedeutende Mengen an Histamin.

Wie kommt es also dazu, dass manche Lebensmittel letztlich so viel Histamin enthalten? Der Grund dafür ist, dass Histamin in diesen Nahrungsmitteln erst im Zuge der Weiterverarbeitung, Haltbarmachung und Reifung sowie durch natürliche Alterungsprozesse (Autolyse) entsteht. Bei diesen Prozessen sind regelmäßig verschiedene Mikroorganismen (meist Bakterien) beteiligt, die im Zuge des eigenen Stoffwechsels Histamin und andere biogene Amine produzieren, die sich im Lebensmittel anreichern.

Ausgangsprodukt für Histamin ist die Aminosäure Histidin, ein Bestandteil aller tierischen und pflanzlichen Proteine. Durch einen einzigen chemischen Umwandlungsschritt (Decarboxylierung) entsteht aus Histidin Histamin. In analoger Weise entstehen aus anderen Aminosäuren andere biogene Amine, die teilweise ebenfalls pharmakologische Wirkungen im menschlichen Körper entfalten können, z. B. Tyramin aus Tyrosin, Putrescin aus Ornithin oder Phenylethylamin aus Phenylalanin. Es wird so auch ersichtlich, dass Histamin kein Lebensmittelzusatz ist, dass aber alle Lebensmittel, bei deren Erzeugung bzw. Reifung Mikroorganismen direkt oder indirekt beteiligt sind, in der Regel reich an Histamin und anderen biogenen Aminen sind. Zu diesen Nahrungsmitteln zählen einerseits alle vergorenen Nahrungsmittel, z. B. Milchprodukte (Käse!), Sauerkraut, Wein und Bier, Essig, Sojasauce, und andererseits Fleischprodukte, die mittels Trocknung von gesalzenem bzw. geräuchertem rohem Fleisch hergestellt werden, z. B. Rohwürste wie Salami und Rohschinken. Bei Letzteren sind Mikroorganismen (insbesondere Laktobazillen) wesentlich an Aromabildung und Haltbarmachung der Verzehrprodukte beteiligt.

Mit zunehmender Reifezeit und Lagerungsdauer steigt also naturgemäß der Histamingehalt in solchen Nahrungsmitteln an und es lässt sich als Faustregel festhalten, dass sehr lange gelagerte Produkte, die sog. Dauerprodukte, tendenziell viel Histamin enthalten. Ein weiterer wichtiger Faktor bei der Histaminentstehung ist, welche Bakterienarten bzw. Bakterienstämme bei den Reifeprozessen konkret beteiligt sind, da nicht alle Arten/Stämme zur Histaminbildung fähig sind. Bei der Weinerzeugung beispielsweise werden die Rohweine zunehmend bewusst mit solchen Bakterienstämmen „beimpft", die nachweislich kein oder nur wenig Histamin bilden, sodass die Endprodukte deutlich geringere Histaminkonzentrationen aufweisen.

Daraus wird aber auch verständlich, dass die Histaminwerte eines bestimmten Nahrungsmittels beträchtlichen Schwankungen unterworfen sein können. Der Histamingehalt von Emmentaler aus dem Supermarktregal schwankt zwischen <0,1 mg/kg und 2500 mg/kg (Tab. 2.**2**). Hier finden sich also einerseits makellose Käse mit sehr geringen Histaminmengen neben Histaminbomben mit 2500 mg/kg Histamin, die keinesfalls mehr zum Verzehr empfohlen werden können. Eklatant hohe Histaminwerte sind ein sicherer Hinweis auf den kompletten Verderb des Lebensmittels. Begünstigend kann dabei von vornherein mangelhafte Hygiene bei der Lebensmittelverarbeitung sein.

Tabelle 2.**2** Histamingehalt verschiedener Proben von Emmentaler, Gouda, Cheddar und Tilsiter Käse. Zu beachten ist die mitunter große Streubreite der Histaminwerte innerhalb einer Käsesorte. Quelle: Häberle 1987, Lembke 1978, Pechanek et al. 1980, Pechanek et al. 1983.

	Emmentaler Histamingehalt in mg/kg	Gouda Histamingehalt in mg/kg	Cheddar Histamingehalt in mg/kg	Tilsiter Histamingehalt in mg/kg
Probe 1	<0,1	29,5	15,3	37,2
Probe 2	25,0	41,0	21,8	50,0
Probe 3	66,0	54,0	1300,0	60,2
Probe 4	110,0	180,0		
Probe 5	215,0			
Probe 6	235,0			
Probe 7	307,0			
Probe 8	438,6			
Probe 9	555,0			
Probe 10	2500,0			

Nicht zu vernachlässigen sind auch der Frischegrad des Ausgangsprodukts sowie dessen Keimgehalt, z. B. der Keimgehalt der Milch bei der Käseherstellung. Rohmilchkäse haben als Folge der natürlichen Mikroflora der Rohmilch meist höhere Histaminwerte als Käse, die aus pasteurisierter Milch hergestellt wurden. Vermutlich sind aber extrem hohe Histaminwerte Folge unsachgemäßer Aufbewahrung oder Nachreifung bzw. Überreifung im Anschluss an die kontrollierte Produktreifung im Erzeugerbetrieb, sei es im Lebensmittelgeschäft oder im privaten Haushalt.

Besonders anfällig für raschen Verderb unter exzessiver Histaminbildung bei unsachgemäßer Lagerung sind Fische und Meeresfrüchte (Muscheln, Krebse, Tintenfische). Für manche Fischarten wurde ein besonders hoher Histamingehalt berichtet, vor allem für solche aus der Gruppe der Makrelenartigen (Scombroidei) – hierzu zählen Thunfisch, Makrele und Schwertfisch –, deren Fleisch sehr leicht verdirbt („Scombroidintoxikation"). Die typische „Fischvergiftung" ist wohl vielfach zumindest teilweise eine „Histaminvergiftung". Zum einen ist Fischfleisch sehr histidinreich, hat also jene Aminosäure, aus der Histamin gebildet wird, zum anderen ist gerade Fisch ein sehr leicht verderbliches Produkt. Ein besonderes Problem ergibt sich, wenn der Fisch in warmen Gewässern gefischt wird, wie das beim Thunfisch der Fall ist. Thunfisch ist bis über 100 kg schwer und lebt in warmen Gewässern. Wird der Fisch nicht sofort gekühlt oder weiterverarbeitet, können nach dem Fang Körpertemperaturen von 35–40 °C auftreten. Diese Temperaturen stellen ideale Wachstumsbedingungen für die Bakterien aus dem Fischdarm dar (die bei jedem Fisch natürlicherweise im Darm leben). Da Thunfischfleisch besonders reich an Histidin ist, können in kurzer Zeit enorme Histaminmengen durch bakterielle Aktivität akkumulieren. Tab. **2.3** veranschaulicht den raschen Verderb von Fisch bei Zimmertemperatur.

Tabelle 2.**3** Anstieg des Histamingehalts bei Verderb. Lagerung von Seehecht bei 4 °C und bei 30 °C (nach Pechanek et al. 1980). Angaben in mg/kg.

Zeitpunkt	Lagerungstemperatur	
	4 °C	30 °C
Versuchsbeginn	2,4	<0,1
1. Tag	2,7	0,6
2. Tag	3,6	1,3
3. Tag	4,0	23,5

Kontinuität der Kühlkette bzw. rasche Verarbeitung des Fangguts sind daher unabdingbare Voraussetzungen für niedrige Histaminwerte. Der beste Schutz gegen Histaminneubildung in Fischfleisch ist die sofortige Tiefkühlung, welche wirkungsvoller als die Konservierung ist. Hier sollte auch gleich erwähnt werden, dass Histamin eine thermostabile Substanz ist, also weder durch Tiefkühlen noch durch Erhitzen (Backen, Braten, Kochen, Mikrowellen) zerstört werden kann. Grundsätzlich ist auch festzuhalten, dass der Histamingehalt „biologisch" hergestellter Nahrungsmittel prinzipiell nicht geringer ist als der industriell hergestellter. Die kontrollierten Hygienebedingungen sowie die Verwendung von Reinzuchthefen bzw. -bakterien in Großbetrieben könnten vielmehr das Risiko unerwünschten mikrobiellen Wachstums und damit verbundener verstärkter Histaminproduktion vermindern.

Auch beim Wein und bei anderen alkoholischen Getränken entsteht Histamin erst im Rahmen der Vergärung und weiteren Reifung. Weintrauben, frisch gepresster Traubensaft (Most) und Sturm enthalten kein oder nur wenig Histamin, wenngleich Letzterer gelegentlich als Beschwerdeauslöser berichtet wird. Wann genau es während der Weinentstehung zur Histaminanreicherung kommt, ist nicht restlos geklärt. Es liegen diesbezüglich teilweise widersprüchliche Erkenntnisse vor, die größten Histaminmengen dürften aber nicht während der alkoholischen Gärung selbst, sondern erst durch bestimmte Bakterien während des sog. organischen Säureabbaus im Anschluss an den Gärungsprozess gebildet werden. Dieser auch als malolaktische Fermentation bezeichnete Säureabbau, bei dem die vorhandene Apfelsäure von Milchsäurebakterien zu Milchsäure und Kohlendioxid umgewandelt wird, wird vor allem bei Rotweinen durchgeführt, die aus diesem Grund auch regelmäßig einen viel höheren Histamingehalt als Weißweine aufweisen. Histaminbildende Arten unter den am Säureabbau beteiligten Bakterien (Pediococcus, Lactobacillus) gedeihen am besten, wenn der Wein relativ wenig Säure enthält oder der Säuregehalt schon gering ist. Ist der Wein sehr sauer, entsteht wenig Histamin, da der Säureabbau dann vornehmlich über Leuconostoc oenos erfolgt, ein Bakterium, welches je nach Stamm wenig oder kaum Histamin bildet. Durch entsprechende kellereitechnische Maßnahmen kann auch bei Rotweinen der Histamingehalt niedrig gehalten werden. Bei kontrolliertem Säureabbau durch aktive Zugabe geeigneter Leuconostoc-oenos-Kulturen liegen die Histaminkonzentrationen im Endprodukt meist signifikant niedriger als bei Weinen mit „spontanem" Säureabbau (Abb. 2.**3**). Allerdings können auch bei kontrolliertem Säureabbau vereinzelt hohe Amingehalte auftreten und nicht alle Weine mit spontanem Säureabbau sind stark belastet. Neuerdings wurde auch versucht, bestimmte Stämme von Lactobacillus plantarum mit der Fähigkeit, vorhandene biogene Amine oxidativ abzubauen, beim Säureabbau einzusetzen (Capozzi et al. 2012).

Neben Histamin sind im Wein auch regelmäßig andere biogene Amine zu finden, teilweise sogar in größeren Mengen als Histamin. Etliche Untersuchungen haben übereinstimmend festgestellt, dass manche dieser anderen biogenen Amine eng mit Histamin korrelieren, also in hohen Konzentrationen vorkommen, wenn auch viel Histamin enthalten ist, und andererseits in nur geringen Konzentrationen vorkommen, wenn auch Histamin selten ist.

Dies spricht dafür, dass alle diese Amine die gleiche Herkunft haben und gemeinsam entstehen. Speziell wurde hierbei eine enge Korrelation zwischen Histamin, Putrescin, Tyramin und Cadaverin beobachtet (Konakovsky et al. 2011). Phenylethylamin, ein Amin, das ebenfalls für Unverträglichkeitsreaktionen verantwortlich gemacht wird, tritt hingegen völlig unabhängig von Histamin auf und hat dafür eine enge Beziehung zu Isoamylamin. Beide fin-

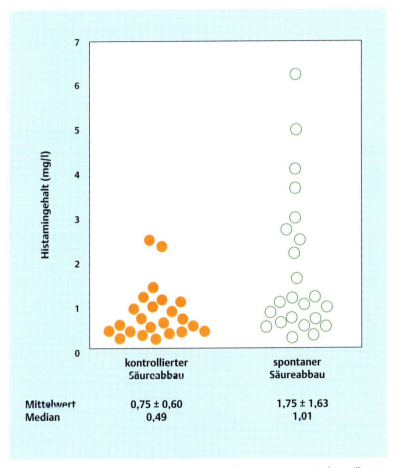

Abb. 2.3 Histaminkonzentrationen in österreichischen Rotweinen mit kontrolliertem (n = 23) oder spontanem (n = 23) biologischen Säureabbau (nach Gappmaier 2000). Kontrollierter Abbau: Mittelwert = 0,75 ± 0,60, Median = 0,419; spontaner Säureabbau: Mittelwert = 1,75 ± 1,63, Median = 1,01.

den sich in hohen Konzentrationen speziell in fehlerhaften Rot- und auch Weißweinen (Eder et al. 2002). Ähnliche Querverbindungen dürften auch bei anderen Nahrungsmitteln, wie Käse und Rohwürsten, bestehen. Folge ist, dass histaminreiche Nahrungsmittel in den meisten Fällen gleichzeitig auch mit anderen biogenen Aminen belastet sind. Dies ist in der Praxis nicht unwichtig, weil insbesondere die beiden Monoamine Tyramin und Phenylethylamin per se Auslöser von Intoleranzreaktionen sein könnten, gerade auch im Zusammenhang mit Wein (Lüthy et al. 1983). Eine anamnestische Unverträglichkeit „histaminreicher" Nahrungsmittel muss demnach nicht automatisch eine Überempfindlichkeit speziell gegenüber Histamin bedeuten. Die Diagnosestellung einer Histaminintoleranz kann so von klinischer Seite her manchmal erschwert werden. Im Fall einer spezifischen Überempfindlichkeit gegenüber Tyramin oder Phenylethylamin ist jedenfalls zu bedenken, dass diese Amine an andere Rezeptoren als Histamin binden und anders metabolisiert werden, sodass viele der auf Histamin ausgerichteten diagnostischen und therapeutischen Maßnahmen für diese Amine nur eingeschränkte Relevanz haben.

Literatur

[28] Capozzi V, Russo P, Ladero V, Fernández M, Fiocco D, Alvarez MA, Grieco F, Spano G. Biogenic amines degradation by Lactobacillus plantarum: Toward a potencial application in wine. Front Microbiol 2012; 3: 122

[29] Eder R, Brandes W, Paar E. Einfluss von Traubenfäulnis und Schönungsmitteln auf Gehalte biogener Amine in Mosten und Weinen. Mitt Klosterneuburg 2002; 52: 204–17

[30] Gappmaier S. Einfluss des Säureabbaus auf den biogenen Amingehalt in österreichischen Weinen. Dipl.-Arbeit, Universität Wien, 2000

[31] Häberle M. Biogene Amine – Klinische und lebensmittelchemische Aspekte. Zentralbl Haut und Geschlechtskrankheiten 1987; 153: 157–68

[32] Konakovsky V, Focke M, Hoffmann-Sommergruber K, Schmid R, Scheiner O, Moser P, Jarisch R, Hemmer W. Levels of histamine and other biogenic amines in high quality red wines. Food Addit Contam 2011; 28: 408–16

[33] Lembke A. Histamin, eine wenig beachtete Noxe in Nahrungs- und Genussmitteln. Milchwissenschaft 1978; 33: 614–6

[34] Lüthy J, Schlatter C. Biogene Amine in Lebensmitteln: Zur Wirkung von Histamin, Tyramin und Phenyethylamin auf den Menschen. Z Lebensm Unters Forsch 1983; 177: 439–43

[35] Pechanek U, Blaicher G, Pfannhauser W, Woidich H. Beitrag zur Untersuchung biogener Amine in Käse und Fischen. Z Lebensm Unters Forsch 1980; 171: 420–4

[36] Pechanek U, Woidich H, Pfannhauser W. Untersuchung über den Gehalt biogener Amine in 4 Gruppen von Lebensmitteln des österreichischen Marktes. Z Lebensm Unters Forsch 1983; 176: 335–40

2.7 Histamingehalt in Nahrungsmitteln
Felix Wantke

2.7.1 Käse

Während Frischmilch und Frischmilchprodukte wie Buttermilch, Joghurt, Rahm oder Frischkäsezubereitungen nur wenig Histamin enthalten, sind Käse mit mehrwöchiger Reifezeit fast immer in gewissem Ausmaß histaminbelastet. Käse ist deshalb neben alkoholischen Getränken der häufigste Auslöser von Beschwerden. Herstellungs- und lagerungsbedingt kann der Histamingehalt selbst innerhalb ein und derselben Käsesorte stark schwanken, sodass man „unbedenkliche" von „bedenklichen" Käsesorten schwer trennen kann (Tab. 2.**4** und Tab. 2.**5**). Grundsätzlich lassen sich aber Richtlinien erstellen, wie die Histaminaufnahme bei Nichtverzicht auf Käse in Grenzen gehalten werden kann:

- Vermeiden Sie grundsätzlich alle Käsesorten, die eine lange Reifezeit erfordern. Das sind in erster Linie Hartkäse wie Emmentaler, Bergkäse, Alpenkäse, Parmesan und teilweise auch Cheddar.
- Vermeiden Sie lang gereifte Varianten ansonsten kurz reifender Schnittkäse, z. B. „alten" Gouda.
- Vermeiden Sie bei Schimmelkäse alle voll- und überreifen Stücke, z. B. halb flüssigen Camembert.
- Käse aus Rohmilch (d. h. aus nicht pasteurisierter Milch) neigen aufgrund der Rohmilchflora zu höherem Histamingehalt. Käse aus Rohmilch müssen als solche klar deklariert sein. Hierher gehören viele Hartkäsesorten und auch fast alle Ab-Hof-Käse.
- Nur gering belastet sind beispielsweise Butterkäse, Käse nach Holländer Art und Geheimratskäse. Diese Käse zeigen außerdem auch niedrige Gehalte an anderen biogenen Aminen.
- Für Schmelzkäse liegen keine Werte vor; da Schmelzkäse aber vorwiegend aus Emmentaler erzeugt werden, ist mit relativ hohen Histaminwerten zu rechnen.
- Quark, Cottage Cheese und andere Frischkäseerzeugnisse sind weitgehend frei von Histamin.

Tabelle 2.4 Richtwerte für den Histamingehalt von Milchprodukten.

	Histamin mg/kg	Maximalwert
Milch, Joghurt		
pasteurisierte Milch	0,3–0,7	
Haltbarmilch	0,8	
Kondensmilch	1,2	
Joghurt	2,1	
Hartkäse		
Emmentaler	<10–500	2500
Bergkäse	<10–1200	
Parmesan	<10–580	
Cheddar	<10–60	1300
Blau- und Grünschimmelkäse		
österr. Blau- und Grünschimmelkäse	<10–80	
Stilton	150*	
Roquefort	2000*	
Schnittkäse		
Gouda	<10–200	900
Edamer	<10–150	500
Raclette	<10–150	
Stangenkäse	<10–150	
Fontina	<10–100	
Bierkäse	<10–80	
Tilsiter	<10–60	
Käse nach Holländer Art	<10–60	
Mondseer	<10–30	

Monte Nero	19,2*	
Trappistenkäse	<10	
Geheimratskäse	<10	
Butterkäse	<10	
Weichkäse		
Camembert, Brie	<10–300	600
Schlosskäse	<10–100	
Romadur, Limburger	<10–70	
Harzer Käse	390*	
Sauermilchkäse		
Quargel	<10–50	390
Schafskäse	17,4*	

Einzelmessungen

Tabelle 2.5 Häufigkeit und Ausmaß der Histaminbelastung in verschiedenen Käsetypen. Wie oft ist mit starker Histaminbelastung zu rechnen? 220 Stichproben österreichischer Käse wurden untersucht. Quelle: Pechanek et al. 1983.

	Histaminbelastung			
Histamin mg/kg	mäßig <20	stark 20–100	sehr stark 100–500	extrem stark >500
Hartkäse	10%	25%	35%	30%
Schnittkäse	70%	20%	7%	3%
Butterkäse	100%			
Weißschimmelkäse	40%	20%	20%	20%
Blau-, Grünschimmelkäse	70%	30%		
Weichkäse mit Rotschmiere	50%	40%	10%	
Quargel (ähnlich Harzer Käse)	75%	25%		

2.7.2 Schokolade

Schokolade enthält kein Histamin, aber die anderen biogenen Amine Tyramin und Phenylethylamin. Diese Amine stammen aus dem Kakao und entstehen hier hauptsächlich bei der Fermentierung und beim anschließenden Rösten. Zu berücksichtigen bei der Minimierung der Histaminaufnahme durch die Nahrung sind deshalb auch Kakaogetränke und natürlich Schokolade in diversen Süßspeisen (Torten, Kekse, Eis etc.). Tyramin und Phenylethylamin, die z. T. auch in Käse, in Rohwürsten und verdorbenem Fleisch zu finden sind, werden speziell als Ursache von Migräne diskutiert.

2.7.3 Fleisch und Fleischprodukte

Frischfleisch enthält kein oder kaum Histamin. Rohwürste und Rohschinken werden durch Trocknung von rohem Fleisch hergestellt, meist unter Zuhilfenahme von Salz (Pökelung) und Räucherung. Mikroorganismen, allen voran Laktobazillen, spielen bei der spezifischen Aromabildung und Haltbarmachung dieser Produkte eine wesentliche Rolle. Rohwürste und Rohschinken dürfen erst nach einer gesetzlich festgelegten Mindestreifezeit in Verkehr gebracht werden. Im Zuge der Reifung kommt es auch in unterschiedlichem Ausmaß zur Anreicherung von biogenen Aminen (Tab. 2.**6**). Zu dieser Gruppe von Nahrungsmitteln zählen Rohwürste, z. B. Salami, Kantwurst (Plockwurst), Cervelatwurst, Knappseer, Landjäger und Mettwürste, sowie Rohschinken, z. B. Westfälischer Schinken, Bündner Fleisch, Parmaschinken, Tiroler Speck, Hamburger Speck und Osso collo. Auch in Frischfleisch und Fleischprodukten, die zum baldigen Verbrauch bestimmt sind, kann es bei unsachgemäßer oder zu langer Lagerung zum Verderb unter Histaminbildung kommen.

2.7.4 Fisch und Fischprodukte

Wie frisches Fleisch enthält auch frischer Fisch kaum biogene Amine, sein Fleisch neigt aber zu besonders raschem mikrobiellen Verderb unter reicher Histaminbildung. Bei sachgemäßer Verarbeitung ist Tiefkühlware und Konservenfisch kaum belastet, Messungen haben aber ergeben, dass zumindest vereinzelt mit erheblichen Histaminbelastungen zu rechnen ist. Dies kann Zeichen einer verzögerten Verarbeitung oder, bei Tiefkühlfisch, Unterbrechung der Kühlkette sein. Aufgrund des chemischen Aufbaus ihrer Muskulatur neigen Fische aus der Verwandtschaft der Makrelen (Makrele, Thunfisch, Bonito) zu besonders starker und schneller Histaminbildung (Tab. 2.**7**).

Tabelle 2.6 Richtwerte für den Histamingehalt von Fleisch und Wurstwaren.

Lebensmittel	Alter	Histamin mg/kg
Frischfleisch		
Rindfleisch	frisch	<2,5
Hühnerfleisch	frisch	<1
Faschiertes	frisch	<1
	3–4 Tage alt	<1–8
Bratwurst roh	frisch	<1
	5 Tage alt	1–6
Rohwürste/Rohschinken		
Salami		<10–280
Cervelatwurst		<10–100
Knappseer		<10–100
Kantwurst		<10–50
Mettwurst	1. Woche	<1
	2. Woche	<1–10
	3.–4. Woche	<1–80
Osso collo		20–300
Westfälischer Schinken		40–270
Graubündner Fleisch		6,6

Mit Histaminbelastung ist auch in manchen mittels Salzung (z. B. Matjesheringe) und/oder Räucherung (z. B. Bücklinge, Schillerlocken) konservierten Fischprodukten zu rechnen. Marinierter Fisch ist schon indirekt über den Histamingehalt vieler Marinaden (Essig!) mit Histamin belastet (z. B. Bismarckhering/Russen, Rollmops). Für „Meeresfrüchte" (Muscheln, Krebse/Krabben/Shrimps, Tintenfische) gilt sinngemäß das über Fisch Gesagte. Für die Praxis mag hilfreich sein, dass bereits bei geringen, geschmacklich wahrnehmbaren Veränderungen bei Fisch und Meeresfrüchten mit einem erhöhten Gehalt an Histamin und anderen biogenen Aminen (insbesondere Putrescin und Cadaverin) zu rechnen ist.

Tabelle 2.7 Richtwerte für den Histamingehalt von Fisch und Fischprodukten.

Lebensmittel	Histamin in mg/kg	Maximalwert
Fisch		
Fisch, fangfrisch	0	
Fisch, verdorben		bis 13 000
Tiefkühlware	0–5	1500
Tiefkühlfisch, paniert	0–7	?
Fischprodukte		
Vollkonserven (Sardinen, Sardellen, Thunfisch)	0–35	1500
Makrelen geräuchert	0–300	?
Matjes, Bismarckheringe	0–10	?

Tabelle 2.8 Histamingehalt in Gemüse und Essig.

Lebensmittel	Histamin in mg/l
Essig	
Apfelessig	0,02
Tafelessig	0,5
Rotweinessig	4,0
Gemüse	
Tomaten (Ketchup)	22
Spinat	30–60
Auberginen	26
Avocado	23
Sauerkraut	10–200

2.7.5 Gemüse, Obst, Nüsse

Einen natürlich hohen Histamingehalt findet man in nur wenigen pflanzlichen Nahrungsmitteln. Histamin kann aber Bestandteil vergorener pflanzlicher Lebensmittel sein (z. B. Sauerkraut) oder wenn Nahrungsmittel zur Konservierung in Essigmarinaden eingelegt werden (z. B. Essiggurken, Mixed Pickles) (Tab. 2.**8**).

2.7.6 Andere biogene Amine in Nahrungsmitteln, Histaminliberatoren

Viele Nahrungsmittel enthalten noch andere, dem Histamin ähnliche Stoffe (sog. biogene Amine), die ebenfalls unerwünschte Reaktionen auslösen können. Zu diesen Stoffen zählen z. B. Tyramin, Putrescin, Phenylethylamin, Cadaverin, Spermin und Spermidin. Oft kommen diese Substanzen gemeinsam mit Histamin vor, da sie ebenso wie dieses Folge mikrobieller Aktivität sind. Manche Nahrungsmittel (z. B. Schokolade, Zitrusfrüchte) enthalten aber nur solch andere Amine und kein Histamin, können aber trotzdem manchmal Symptome auslösen. Der Grund dafür liegt darin, dass manche dieser Amine (Tyramin, Serotonin) ähnlich wie Histamin direkt auf die Blutgefäße wirken können, während andere (Putrescin) möglicherweise über die Behinderung des Histaminabbaus ihre Wirkung entfalten. Von Cadaverin, Spermin und Spermidin ist bekannt, dass sie im Labor (Zellkultur) aus bestimmten histaminhaltigen Zellen Histamin freisetzen können, also als Histaminliberatoren fungieren. Ihre Bedeutung für die Praxis ist aber noch unklar. Auch von etlichen anderen Nahrungsmitteln wird angenommen, dass sie im Körper zur Ausschüttung von Histamin führen. Die bekanntesten unter ihnen sind Erdbeeren und Zitrusfrüchte. Die Praxis zeigt, dass Patienten mit Wein- oder Käseunverträglichkeit auffallend oft eine Unverträglichkeit auch gegenüber derartigen Histaminliberatoren zeigen. Möglicherweise ist dies Folge der additiven Wirkung von exogenem Histamin aus der Nahrung und endogen freigesetztem Histamin. Bei der versuchsweisen Erprobung einer (hist)aminfreien Diät erscheint es daher sinnvoll, auch potenzielle Histaminliberatoren vorübergehend aus dem Speisezettel zu streichen.

Literatur

[37] Ehlers I, Henz BM, Zuberbier T. Diagnostik pseudoallergischer Reaktionen der Haut durch Nahrungsmittel. In: Wüthrich B, ed. Nahrungsmittel und Allergie. München. Deisenhofen: Dustri; 1996: 116–31

[38] Götz M, Wantke F, Focke M, Wolf-Abdolvahab S, Jarisch R. Histaminintoleranz und Diaminoxidasemangel. Allergologie 1996; 9: 394–8

[39] Jarisch R, Hemmer W. Biogene Amine als Ursache von Unverträglichkeitsreaktionen. In: Plewig G, Wolff H, eds. Fortschritte der praktischen Dermatologie und Venerologie. Berlin: Springer; 1999: 211–9

[40] Jarisch R, Wantke F. Wines and Headache. A Mini-Review. Int Arch Allergy Immunol 1996; 110: 7–12

[41] Kreft D, Bauer R, Goerlich R. Nahrungsmittelallergene. Charakteristika und Wirkungsweisen. Berlin, New York: de Gruyter; 1995

[42] Moneret Vautrin DA, Kanny G, Thevenin F. A population study of food allergy in France: a survey concerning 33,110 individuals. J Allergy Clin Immunol 1998; 101: 87 (abstr)

[43] Pechanek U, Woidich H, Pfannhauser W. Untersuchung über den Gehalt biogener Amine in vier Gruppen von Lebensmitteln des österreichischen Marktes. Z Lebensm Unters Forsch 1983; 176: 335–40

[44] Souci SW, Fachmann W, Kraut H. Die Zusammensetzung der Lebensmittel. Nährwert-Tabellen, 5. Aufl. Stuttgart: Medpharm Scientific Publishers; 1994: 1091 Seiten

[45] Wantke F, Götz M, Jarisch R. Die histaminfreie Diät. Hautarzt 1993; 44: 512–6

[46] Wantke F, Götz M, Jarisch R. Dietary treatment of Crohn's disease. Lancet 1994; 343: 11

[47] Wantke F, Götz M, Jarisch R: Histamine free diet: treatment of choice for histamine induced food intolerance and supporting treatment for chronical headaches. Clin Exp Allergy 1993; 23: 982–5

[48] Wantke F, Hemmer W, Focke M, Haglmüller T, Götz M, Jarisch R. The red wine maximization test: drinking histamine rich wine induces a transient increase of plasma diamine oxidase activity in healthy volunteers. Inflammation Res 1999; 48: 169–70

2.8 Histamin in alkoholischen Getränken
Wolfgang Hemmer

Alkoholische Getränke gehören zu den häufigsten Auslösern von Intoleranzreaktionen in der Allgemeinbevölkerung. In einer rezenten dänischen Studie gaben nicht weniger als 9,9 % von über 4000 Befragten an, alkoholische Getränke schlecht zu vertragen (Linneberg et al. 2007). Überdurchschnittlich oft betroffen sind Frauen (60 %) sowie Personen mit allergischer Rhinokonjunktivitis oder Asthma. Die vorrangigen Symptome der Alkoholintoleranz, die oft schon wenige Minuten nach Konsum auftreten, sind Flush (Gesichtsrötung), blockierte und laufende Nase, Hitzegefühl und

Juckreiz sowie Kopfschmerzen und Herz-Kreislauf-Probleme (Tachykardie, Hypotonie).

Auch wenn grundsätzlich alle Arten von Alkoholika Beschwerden verursachen können und sehr viele Patienten eine Unverträglichkeit von mehreren verschiedenen alkoholischen Getränken angeben, ist Rotwein zweifellos der weitaus häufigste Auslöser (Linneberg et al. 2007, Nihlen et al. 2005). Dies passt sehr gut zu der Tatsache, dass Rotweine unter allen alkoholischen Getränken den mit Abstand höchsten Histamingehalt aufweisen. Hauptgrund dafür ist der Umstand, dass speziell Rotweine im Anschluss an die alkoholische Gärung einem biologischen Säureabbau unterzogen werden, bei dem es durch Bakterien zur Bildung von Histamin und anderen biogenen Aminen kommt. Weißweine hingegen werden nach Gärungsabschluss meist früh von der Hefe abgezogen und weitere mikrobielle Aktivität in den Rohweinen durch Schwefelung unterbunden.

2.8.1 Rotwein

Die Höchstwerte von Histamin in Rotweinen erreichen bis zu 30 mg/l und mehr, meistens liegen die Konzentrationen aber deutlich darunter. In eigenen Untersuchungen an 100 österreichischen Qualitätsrotweinen betrug der mittlere Histamingehalt 6–8 mg/l, wobei der höchste gemessene Wert bei 27 mg/l lag und der niedrigste um 0,5 mg/l (Konakovsky et al. 2011) (Abb. 2.4). Verschiedene Rotweinsorten unterschieden sich nicht wesentlich in ihrem Histamingehalt, vielmehr gibt es bei allen Sorten eine breite Streuung von niedrig bis sehr hoch, sodass keine Sorte als verlässlich histaminarm bezeichnet werden kann. Auch enthalten „einfache" oder billige Weine keineswegs mehr Histamin als teure Topweine.

Auf die Möglichkeit, durch gezielte Steuerung des biologischen Säureabbaus die Produktion von Histamin zu minimieren, wurde bereits im Kapitel 3.06 hingewiesen. Neuerdings wird von einigen Winzern versucht, durch spezielle Schönungs- und Filtrationsverfahren die Entstehung von Histamin während der Weinreifung weiter zu reduzieren oder dieses im Nachhinein aus dem fertigen Wein zu entfernen. Dadurch können Rotweine erzeugt werden, deren Histamingehalt bereits im Bereich von Weißweinen liegt (unter 0,1 mg/l), es ist aber nicht ausgeschlossen, dass dies mit geschmacklichen Einbußen einhergeht, da vielleicht auch wichtige Geschmacksträger teilweise entfernt werden. Grundsätzlich stellt sich hier die interessante Frage, ob sich hohe Konzentrationen von Histamin und anderen biogenen Aminen negativ auf die sensorische Weinqualität auswirken. Hoher Histamingehalt wird oft als Indiz für eine fehlerhafte Kelterung und schlechte Kellerhygiene angesehen, sodass erwartet werden kann, dass Weine mit

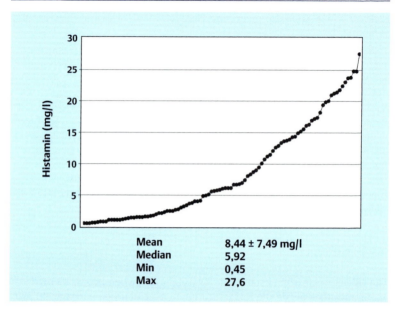

Abb. 2.4 Histamingehalte in 100 österreichischen Qualitätsrotweinen.

sehr hohen Werten geschmacklich häufig fehlerhaft sind. Dies scheint aber nicht der Fall zu sein. Eigene Untersuchungen an zuvor von professionellen Weinexperten bewerteten Rotweinen ergaben, dass Weine mit hohem Histamingehalt (und gleichzeitig durchweg hohem Gehalt an Tyramin und Putrescin) tendenziell sogar besser bewertet wurden als solche mit niedrigem Histamingehalt. Dies bedeutet aber nicht, dass histaminarme Weine grundsätzlich schlechter schmecken würden, sondern lediglich, dass hohe Histaminproduktion nicht notwendigerweise mit Geschmacksfehlern einhergeht und der Rückschluss auf mangelnde Hygiene bei der Weinerzeugung nur sehr bedingt zulässig ist. Prädiktoren für eine schlechte Qualitätsbeurteilung sind eher hohe Konzentrationen an Phenylethylamin und Isoamylamin, die auch vermehrt in fehlerhaften Mosten und Weißweinen beobachtet wurden und schon während der Gärung entstehen (Eder et al. 2002, Konakovsky et al. 2011).

2.8.2 Weißwein

Die von uns untersuchten österreichischen Weißweine bewegen sich durchweg unter 0,1 mg/l, bei klassisch ausgebauten trockenen Weißweinen, z. B. Grüner Veltliner oder Welschriesling, liegen die Werte regelmäßig sogar unter 10 µg/l (0,01 mg/l). Solche Weine können als praktisch histaminfrei angesehen werden. Weißweine, die so wie Rotweine einem Säureabbau unterzogen wurden, können aber Histaminwerte über 1 mg/l erreichen. Süßweine (Auslesen, Portweine, Sherryweine etc.) haben aufgrund der längeren Traubenreife und herstellungsbedingt ebenfalls tendenziell höheren Histamingehalt.

2.8.3 Schaumweine (Sekt, Champagner)

Bei den von uns untersuchten Schaumweinen zeigten sich auffallende nationale Unterschiede. Konsistent niedrige Histaminkonzentrationen von unter 0,1 mg/l (meist sogar ≤0,01 mg/l) fanden wir in österreichischen Produkten, während französische Champagner und deutsche Sekte zwischen 0,1 und 1 mg/l lagen (teilweise auch darüber), also um den Faktor 10–100 höher (Abb. 2.**5**). Französische Crémants lagen recht einheitlich bei 0,05–0,1 mg/l. Auch wenn der Histamingehalt zwischen verschiedenen Jahrgängen leicht schwanken kann, waren diese beobachteten Unterschiede gut reproduzierbar. Rote Schaumweine enthalten verständlicherweise ähnlich hohe Histaminkonzentrationen wie Rotweine.

2.8.4 Bier

Unter den Bieren weisen obergärige Biere (Weizenbiere) tendenziell einen höheren Histamingehalt als untergärige auf. Dies gilt speziell für hefetrübe Varianten, da diese noch das histaminreiche Hefegeläger enthalten. Auch alkoholfreie Biere enthalten Histamin. Ihr Histamingehalt entspricht größenordnungsmäßig etwa dem von normalen untergärigen Bieren, da sie ähnlich vergoren und erst sekundär entalkoholisiert werden.

2.8.5 Spirituosen

Über den Histamingehalt in Spirituosen ist wenig bekannt. In unserer klinischen Erfahrung werden Spirituosen relativ selten als Auslöser von Intoleranzerscheinungen genannt. Dies könnte darin begründet sein, dass die-

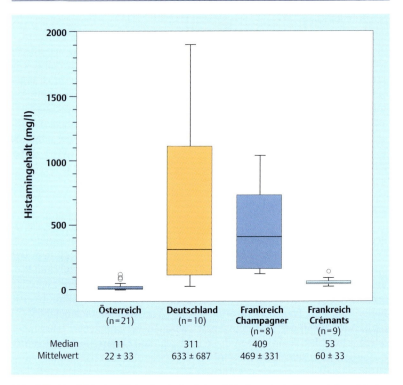

Abb. 2.5 Vergleich des Histamingehalts österreichischer, deutscher und französischer Schaumweine. Angaben in µg/l (1000 µg/l = 1 mg/l).

se Getränke in nur geringen Mengen genossen werden, oder es liegt am grundsätzlich seltenen Konsum solcher Getränke unter den überwiegend weiblichen Patienten. Aufgrund der Kleinheit des Histaminmoleküls – Histamin ist kaum 2½-mal so schwer wie Ethylalkohol – ist jedenfalls anzunehmen, dass gewisse Mengen des in der Maische wahrscheinlich enthaltenen Histamins in das Destillat übergehen.

2.8.6 Warum ist Histamin in alkoholischen Getränken besonders wirksam?

Obwohl alkoholische Getränke im Vergleich zu Käse, Rohwürsten und belastetem Fisch verhältnismäßig geringe Histaminmengen aufweisen, werden sie am häufigsten als Auslöser von Beschwerden genannt. Die möglichen Gründe dafür sind vielfältig:

Erstens erfolgt die Histaminaufnahme aus Flüssigkeiten sehr viel rascher und „geballter" als aus fester Nahrung, wodurch es zu einer kurzen, aber intensiven örtlichen Belastung der Darmschleimhaut kommt. So konnte in Provokationsstudien gezeigt werden, dass 5 von 10 gesunden Versuchspersonen ohne klinische Unverträglichkeit histaminhaltiger Nahrungsmittel auf eine Histaminmenge von 75 mg – das entspricht etwa 200 g eines stark histaminbelasteten Hartkäses – mit Symptomen reagierten, wenn das Histamin nüchtern und in flüssiger Form verabreicht wurde. Interessanterweise traten dabei die meisten Reaktionen, allen voran wässrige Durchfälle, erst einige Stunden nach Verabreichung der Testlösung auf, möglicherweise nachdem nichtresorbiertes bzw. nicht metabolisiertes Histamin den Dickdarm erreicht hatte (Abb. 2.**6**) (Wöhrl et al. 2004). In anderen Untersuchungen kam es bei gesunden Kontrollpersonen 15 Minuten nach dem Verzehr von 125 ml Rotwein, dem 2,5 mg Histamin zugesetzt wurden, zu einem 3- bis 4-fachen Anstieg des histaminabbauenden Enzyms Diaminoxidase (DAO) im peripheren Blut, obwohl keinerlei subjektive oder objektive Symptome auftraten (Wantke et al. 1999). Auch diese kurzfristige, messbare

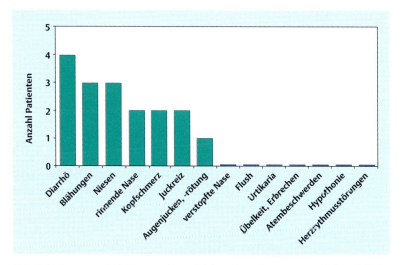

Abb. 2.**6** Symptome bei 10 gesunden weiblichen Kontrollpersonen nach doppelblinder placebokontrollierter oraler Provokation mit 75 mg Histamin. 4 der 10 Probandinnen reagierten 3–12 h nach Verabreichung von Histamin mit spontaner Diarrhö und anderen Symptomen, nur eine einzige Versuchsperson entwickelte Niesreiz und Fließschnupfen innerhalb von 60 min. Quelle: Wöhrl et al. 2004.

Aktivierung der Histaminabbaumechanismen bei vergleichsweise geringen Histaminmengen unterstreicht die potenzielle Bedeutung der Applikation in flüssiger Form.

Zusätzlich erhöht Alkohol per se die Durchlässigkeit der Darmwand, sodass Histamin – sei es aus dem alkoholischen Getränk selbst oder aus der gleichzeitig aufgenommenen Nahrung – verstärkt in den Blutkreislauf gelangen könnte. Dies steht in Einklang mit der Beobachtung, dass der gleichzeitige Verzehr von Alkohol und histaminreichen Nahrungsmitteln (z. B. Käse + Rotwein) besonders häufig zu Beschwerden führt.

Unsicher ist, ob Alkohol oder seine Abbauprodukte wie oft behauptet zusätzlich zu einer spezifischen Hemmung der DAO führen, was in der Darmschleimhaut ebenfalls einen vermehrten Einstrom von Histamin in den Körper zur Folge hätte. Tatsächlich wurde in Tierexperimenten beobachtet, dass nach Alkoholfütterung die DAO-Aktivität im Magen- und Duodenumgewebe abnahm, allerdings blieb sie im restlichen Dünndarm unverändert und in Leber und Niere stieg sie sogar an. Da es gleichzeitig zu einem raschen DAO-Anstieg im Darmlumen kam, spricht dies eher dafür, dass der in manchen Darmabschnitten beobachtete Aktivitätsabfall auf eine verstärkte alkoholinduzierte Sekretion von DAO zurückzuführen ist und weniger auf eine spezifische Inhibition des Enzyms. Zusätzlich scheint die Alkoholaufnahme auch eine vermehrte Neubildung von DAO in den Folgestunden anzuregen (Sessa et al. 1984a, Sessa et al. 1984b), ähnlich wie dies auch nach Verabreichung großer Mengen von Putrescin und Spermidin beobachtet wurde (Perin et al. 1996).

2.8.7 Andere Ursachen der Wein- und Alkoholintoleranz

Die Unverträglichkeit von Rotwein wird oft als Paradebeispiel der Histaminintoleranz und maßgebliches klinisches Leitsymptom bei der Diagnosestellung angesehen. Ungeachtet der wichtigen Rolle von Histamin in alkoholischen Getränken ist diese Vereinfachung aber nicht zulässig, da einer Wein- und Alkoholintoleranz auch andere Ursachen zugrunde liegen können, die primär nichts mit Histamin zu tun haben. Manche von ihnen sind sehr selten, andere aber möglicherweise durchaus häufig. Insgesamt haben wir es bei der „Rotwein- und Alkoholintoleranz" wahrscheinlich mit einem heterogenen Krankheitsbild zu tun, dem unterschiedliche Pathomechanismen zugrunde liegen, die unabhängig voneinander, manchmal vielleicht auch synergistisch, zum Auftreten von Unverträglichkeitsreaktionen führen.

Eine wichtige kausale Rolle bei Unverträglichkeitsreaktionen auf alkoholische Getränke könnte der enthaltene Alkohol (Ethylalkohol, Ethanol) selbst spielen. Dies ist speziell von Japanern, Chinesen und anderen Asiaten gut bekannt, bei denen solche Überempfindlichkeitsreaktionen extrem häufig sind. Die Ursache liegt hier in einer Mutation im Gen für die Aldehyddehydrogenase 2 (ALDH2). Dieses Enzym baut normalerweise den toxischen **Acetaldehyd** ab, der zuvor durch die Alkoholdehydrogenase (ADH) aus Ethanol gebildet wurde (Goedde et al. 1983). Das mutierte Enzym (Allel ALDH2-487lys) ist dazu allerdings nicht in der Lage, sodass sich bei den Betroffenen bei Alkoholkonsum Acetaldehyd sehr rasch im Körper anreichert. In höheren Konzentrationen führt Acetaldehyd nachweislich zur Histaminfreisetzung aus Mastzellen und Basophilen, was zu charakteristischen Symptomen wie Flush, Herzrhythmusstörungen, Asthma u.a. führt (Matsuse et al. 2007). Etwa 50% aller Asiaten sind Träger dieser Genvariante. Der Grund für diese Form der Alkoholunverträglichkeit liegt also letztlich in einer genetisch bedingten sekundären Histaminfreisetzung durch Abbauprodukte des Ethanols und nicht auf dem in den alkoholischen Getränken enthaltenen Histamin selbst. Dass Histamin auch hier als Mediatorsubstanz eine zentrale Rolle spielt, zeigt sich darin, dass durch die Gabe von H1- und H2-Rezeptorenblockern die Symptome stark abgeschwächt werden können (Miller et al. 1987). Interessanterweise haben sich dabei H2-Rezeptorenblocker (Cimetidin) als viel wirksamer als H1-Blocker erwiesen. Eine Erklärung dafür könnte sein, dass Cimetidin zusätzlich ein potenter Hemmer der Alkoholdehydrogenase ist und dadurch die allzu rasche Akkumulation von Acetaldehyd verhindert.

In Europa ist diese bei Asiaten häufige Genvariante extrem selten und daher keine plausible Erklärung für die hohe Prävalenz der Alkoholunverträglichkeit in der Allgemeinbevölkerung. Interessanterweise haben aber rezente Untersuchungen an alkoholintoleranten Europäern andere Aldehyddehydrogenase-Varianten (ALDH1b1) gefunden, die signifikant mit einer Alkoholintoleranz assoziiert sind (Linneberg et al. 2010). Zusätzlich könnten auch Polymorphismen der Alkoholdehydrogenase, die als ersten Schritt Ethanol in Acetaldehyd abbaut, eine Rolle spielen. Manche Enzymvarianten der Alkoholdehydrogenase können nämlich Ethanol besonders schnell umwandeln, sodass es zum kurzfristigen Anstieg der Acetaldehydspiegel kommen könnte mit den oben beschriebenen Konsequenzen, weil Acetaldehyd nicht rasch genug weitermetabolisiert werden kann. Tatsächlich haben Genanalysen bestätigt, dass Träger solcher Genvarianten doppelt so oft an einer Alkoholintoleranz leiden als andere (Linneberg et al. 2010)

In Summe sprechen diese Befunde dafür, dass auch bei Europäern Intoleranzreaktionen auf Wein und andere alkoholische Getränke häufiger als bisher angenommen auf genetisch bedingte Unterschiede im Alkoholmetabolismus zurückzuführen sind und nicht auf den Histamingehalt dieser Getränke. Unterstützt wird dies durch doppelblinde placebokontrollierte Provokationsstudien, wonach mehr als die Hälfte aller Patienten mit anamnestischer Wein- und/oder Bierintoleranz schon auf reines Ethanol mit den typischen Symptomen reagiert (Ehlers et al. 2002). Auch in anderen Studien an Patienten mit Rotweinintoleranz zeigte sich, dass die Probanden auf alle getesteten Rotweine gleich oft Symptome entwickelten, egal ob deren Histamingehalt hoch oder niedrig war (Kanny et al. 2001).

Ergänzend soll hier noch festgehalten werden, dass die Behandlung alkoholkranker Menschen mit Disulfiram (Tetraethylthiuramdisulfid, Antabus®) ebenfalls auf einer Akkumulation von Acetaldehyd beruht. Disulfiram ist ein starker Inhibitor der ALDH2, sodass es bei Alkoholkonsum durch den 5- bis 10-fachen Anstieg von Acetaldehyd – beabsichtigt – zu unangenehmen Unverträglichkeitsreaktionen wie Hautrötung, Übelkeit, Kopfschmerzen, Herzrhythmusstörungen und Blutdruckabfall kommt. Auch die nur bei gleichzeitigem Konsum alkoholischer Getränke auftretende Toxizität mancher Speisepilze (z. B. Tintlinge, Coprinus sp.) hat eine Inhibierung der ALDH2 durch das in den Pilzen enthaltene Gift Coprin als Ursache.

Eine andere, zumindest theoretisch denkbare Ursache für vermehrte Histaminfreisetzung nach Konsum alkoholischer Getränke könnte in bestimmten Wirkungen von Alkohol auf die Magenschleimhaut liegen. Es wurde gezeigt, dass Bier und vor allem Rotwein (nicht aber Spirituosen) die Produktion von **Gastrin** stark stimulieren. Dies führt in der Folge über verstärkte Histaminproduktion in den enterochromaffinähnlichen Zellen (ECL) des Magens nicht nur zu vermehrter Magensäureproduktion, sondern auch zu messbaren Anstiegen der Histaminspiegel im Blut der abführenden Magenvenen (Chari et al. 1993, Intorre et al. 1996). Inwieweit diese Histaminanstiege nach der anschließenden Leberpassage weiterbestehen und für die bekannten Symptome der Weinintoleranz von Bedeutung sein könnten, ist offen. Die für die Gastrinstimulation verantwortlichen Inhaltsstoffe in Wein und Bier sind vermutlich bestimmte während der Gärung beim Glukoseabbau entstandene organische Säuren bzw. aus dem Hopfen stammende Bittersäuren. Die in Wein und Bier obligat vorhandenen biogenen Amine und Ethanol selbst sind nicht beteiligt. Ethanol führt im Magen nur bei sehr niedrigen Konzentrationen (<4%) zu einer moderaten direkten Aktivierung der Magensäureproduktion, nicht aber zu vermehrter Gastrinsekretion (Chari et al. 1993).

Letztlich muss auch erwähnt werden, dass Alkohol selbst gefäßerweiternd wirkt und so auch unmittelbar Symptome wie Gesichtsrötung, Hitzegefühl oder Kopfschmerz verursachen kann.

Neben Histamin wurden gelegentlich auch andere biogene Amine wie **Tyramin** und **Phenylethylamin** als Ursachen von Unverträglichkeitsreaktionen (speziell Migräne) auf Wein und andere alkoholische Getränke vermutet. Es liegen dazu nur wenige, durchweg ältere experimentelle Studien vor, die aber einen solchen Zusammenhang nicht oder nicht glaubhaft belegen konnten (Jansen et al. 2003).

Von begrenzter Relevanz dürfte auch **Sulfit** sein, welches seit Langem als wichtiger Auslöser von Intoleranzreaktionen nach Konsum von Wein beschuldigt wird, vor allem als Auslöser akuter Asthmaattacken bei Asthmatikern. Es ist bis heute nicht geklärt, auf welche Weise Sulfit bei diesen Menschen Überempfindlichkeitsreaktionen auslösen könnte. Diskutiert wird, dass aus den Schwefelsalzen gebildetes gasförmiges Schwefeldioxid (SO_2) eingeatmet wird, was direkt über cholinerge Reflexe zur Bronchokonstriktion führt. Ähnlich könnte das im Magen entstehende SO_2 durch gesteigerte Darmmotilität Symptome wie Bauchschmerzen und Diarrhö auslösen. Selten kann es sich auch um echte allergische Reaktionen handeln.

In den wenigen durchgeführten kontrollierten Provokationsstudien bei weinintoleranten Asthmatikern konnte allerdings ein konsistenter Effekt von Sulfit nicht oder nur bei einem kleinen Prozentsatz und bei hohen Sulfitkonzentrationen (300 mg/l) nachgewiesen werden (Vally u. Thompson 2001, Vally et al. 2007), sodass die Sulfitüberempfindlichkeit bei der Weinintoleranz insgesamt nur geringe Bedeutung haben dürfte. Nach geltenden EU-Bestimmungen sind Sulfitkonzentrationen von ≥300 mg/l nur in Süßweinen (Auslesen, Beerenauslesen, Eisweine etc.) erlaubt, in trockenen Weißweinen beträgt die Obergrenze 200 mg/l, in Rotweinen sogar nur 150 mg/l.

Sehr selten können Unverträglichkeitsreaktionen auf Wein auch echte **allergische Reaktionen** sein (Schad et al. 2005, Sbornik et al. 2007). Bei den verantwortlichen Allergenen handelt es sich um sog. Lipid-Transfer-Proteine (LTP), eine Gruppe von Nahrungsmittelallergenen, die als Auslöser anaphylaktischer Reaktionen auf verschiedenste pflanzliche Nahrungsmittel gut dokumentiert sind. Aufgrund ihrer ausgeprägten Stabilität können LTP offensichtlich in geringen Mengen den Weinherstellungsprozess überstehen.

Denkbar wären allergische Reaktionen auch auf tierische Eiweiße, die bei der Wein- und Bierherstellung häufig als **Schönungsmittel** Verwendung finden, z. B. Eiklar/Lysozym, Milch/Kasein, Fischgelatine und Fischkollagen. Solche Fälle wurden aber bisher nie dokumentiert und sind insgesamt sehr unwahrscheinlich, weil nur sehr geringe Spuren dieser Proteine im Endprodukt verbleiben. Allenfalls bei hochgradig sensitiven Fiallergikern (dies sind aber meistens Kinder) halten manche Autoren solche Reaktionen für nicht ganz ausgeschlossen (Weber et al. 2007, Kirschner et al. 2009). Ähnliches gilt für alternative pflanzliche Schönungsmittel wie Weizengluten. Mit sensitiven Methoden können Spuren dieser Proteine in manchen auf diese Weise behandelten Weinen nachgewiesen werden, es ist aber fraglich, ob diese Restallergenität für Überempfindlichkeitsreaktionen bei Weizenallergikern (z. B. bei solchen mit IgE-Antikörpern gegen Omega-5-Gliadin/ Tri a 19) ausreicht (Restani et al. 2002). Für Zöliakiepatienten sind solche Weine unbedenklich.

Literatur

[49] Chari S, Teyssen S, Singer MV. Alcohol and gastric acid secretion in humans. Gut 1993; 34: 843–7

[50] Eder R, Brandes W, Paar E. Einfluss von Traubenfäulnis und Schönungsmitteln auf Gehalte biogener Amine in Mosten und Weinen. Mitt Klosterneuburg 2002; 52: 204–17

[51] Ehlers I, Hipler UC, Zuberbier T, Worm M. Ethanol as a cause of hypersensitivity reactions to alcoholic beverages. Clin Exp Allergy 2002; 32: 1231–5

[52] Goedde HW, Agarwal DP, Harada S, Meier-Tackmann D, Ruofu D, Bienzle U, Kroeger A, Hussein L. Population genetic studies on aldehyde dehydrogenase isozyme deficiency and alcohol sensitivity. Am J Hum Genet 1983; 35: 769–72

[53] Intorre L, Bertini S, Luchetti E, Mengozzi G, Crema F, Soldani G. The effect of ethanol, beer, and wine on histamine release from the dog stomach. Alcohol 1996; 13: 547–51

[54] Jansen SC, van Dusseldorp M, Bottema KC, Dubois AE. Intolerance to dietary biogenic amines: a review. Ann Allergy Asthma Immunol 2003; 91: 233–40

[55] Kanny G, Gerbaux V, Olszewski A, Frémont S, Empereur F, Nabet F, Cabanis JC, Moneret-Vautrin DA. No correlation between wine intolerance and histamine content of wine. J Allergy Clin Immunol 2001; 107: 375–8

[56] Kirschner S, Belloni B, Kugler C, Ring J, Brockow K. Allergenicity of wine containing processing aids: a double-blind, placebo-controlled food challenge. J Investig Allergol Clin Immunol 2009; 19: 210–7

[57] Konakovsky V, Focke M, Hoffmann-Sommergruber K, Schmid R, Scheiner O, Moser P, Jarisch R, Hemmer W. Levels of histamine and other biogenic amines in high quality red wines. Food Addit Contam 2011; 28: 408–16

[58] Linneberg A, Berg ND, Gonzalez-Quintela A, Vidal C, Elberling J. Prevalence of self-reported hypersensitivity symptoms following intake of alcoholic drinks. Clin Exp Allergy 2007; 38: 145–51

[59] Linneberg A, Gonzalez-Quintela A, Vidal C, Jørgensen T, Fenger M, Hansen T, Pedersen O, Husemoen LL. Genetic determinants of both ethanol and acetaldehyde metabolism influence alcohol hypersensitivity and drinking behaviour among Scandinavians. Clin Exp Allergy 2010; 40: 123–30

[60] Matsuse H, Fukushima C, Shimoda T, Sadahiro A, Kohno S. Effects of acetaldehyde on human airway constriction and inflammation. Novartis Found Symp 2007; 285: 97–106

[61] Miller NS, Goodwin DW, Jones FC, Pardo MP, Anand MM, Gabrielli WF, Hall TB. Histamine receptor antagonism of intolerance to alcohol in the Oriental population. J Nerv Ment Dis 1987; 175: 661–7

[62] Nihlen U, Greiff LJ, Nyberg P, Persson CG, Andersson M. Alcohol-induced upper airway symptoms: prevalence and co-morbidity. Respir Med 2005; 99: 762–9

[63] Perin A, Sessa A, Desiderio MA. Response of tissue diamine oxidase activity to polyamine administration. Biochem J 1986; 234: 119–23

[64] Restani P, Beretta B, Ballabio C, Galli CL, Bertelli AA. Evaluation by SDS-Page and immunoblotting of residual antigenicity in gluten-treated wine: a preliminary study. Int J Tissue React 2002; 24: 45–51

[65] Sbornik M, Rakoski J, Mempel M, Ollert M, Ring J. IgE-mediated type-I-allergy against red wine and grapes. Allergy 2007; 62: 1339–40

[66] Schad SG, Trcka J, Vieths S, Scheurer S, Conti A, Brocker EB, Trautmann A. Wine anaphylaxis in a German patient: IgE-mediated allergy against a lipid transfer protein of grapes. Int Arch Allergy Immunol 2005; 136: 159–64

[67] Sessa A, Desiderio MA, Perin A. Stimulation of hepatic and renal diamine oxidase activity after acute ethanol administration. Biochim Biophys Acta 1984a; 801: 285–9

[68] Sessa A, Desiderio A, Perin A. Effect of acute ethanol administration on diamine oxidase activity in the upper gastrointestinal tract of rat. Alcohol Clin Exp Res 1984b; 8: 185–90

[69] Vally H, Thompson PJ. Role of sulfite additive in wine-induced asthma: single dose and cumulative dose studies. Thorax 2001; 56: 763–9

[70] Vally H, Thompson PJ, Misso NL. Changes in bronchial hyperresponsiveness following high- and low-sulphite wine challenges in wine-sensitive asthmatic patients. Clin Exp Allergy 2007; 37: 1062–6

[71] Wantke F, Hemmer W, Focke M, Haglmüller T, Götz M, Jarisch R. The red wine maximization test: drinking histamine rich wine induces a transient increase of plasma diamine oxidase activity in healthy volunteers. Inflammation Res 1999; 48: 169–70

[72] Weber P, Steinhart H, Paschke A. Investigation of the allergenic potential of wines fined with various proteinogenic fining agents by ELISA. J Agric Food Chem 2007; 55: 3127–33

[73] Wöhrl S, Hemmer W, Focke M, Rappersberger K, Jarisch R. Histamine intolerance-like symptoms in healthy volunteers by oral provocation with liquid histamine. Allergy Asthma Proc 2004; 25: 305–11

2.9 Wie alles entstanden ist: Weinunverträglichkeit
Reinhart Jarisch

Vieles in Wien beginnt beim Heurigen, so auch die Histaminintoleranz. Vor vielen Jahren konnte ich die Beobachtung machen, dass es Heurigenbesucher gibt, die bereits nach einer geringen Menge von getrunkenem Wein sagen, dass ihnen „die Nase zugeht". Zu diesem Zeitpunkt hatte ich für dieses klinische Phänomen keine Erklärung. Darüber hinaus fällt auf, dass an einem Heurigentisch immer einer nur Mineralwasser trinkt, obwohl er nicht der Fahrer ist. Aus meiner heutigen Sicht ist dies jene Person, die schlichtweg Wein nicht verträgt, also offensichtlich histaminintolerant ist. Die dritte Beobachtung war jene, dass es Personen gibt, die gern einen Schilcher-Wein trinken. Schilcher-Wein ist ein überaus interessanter Wein, der von Nichtweinkennern als sauer und von Weinkennern als herb beschrieben wird. Heute weiß ich, dass der Schilcher-Wein kaum Histamin enthält und dass dies offenbar der Grund ist, warum er von manchen Weinliebhabern bevorzugt wird bzw. die fast einzige Alternative ist, wenn man trotz Histaminintoleranz Wein trinken möchte.

Fassen wir nochmals zusammen: Es gibt Personen, die beim Weintrinken über eine verlegte Nase klagen, es gibt Personen, die grundsätzlich keinen Wein trinken, weil er ihnen angeblich nicht schmeckt, und es gibt Personen, die nur einen „sauren Wein" trinken, offenbar weil sie histaminintolerant sind. Diese Beobachtung wurde sicher von vielen anderen auch gemacht, allerdings fehlte meines Wissens bislang die entsprechende Schlussfolgerung.

Wenn man sich mit Histaminintoleranz beschäftigen möchte, dann braucht man ein griffiges Untersuchungsobjekt, quasi einen Opinionleader („Key Feature"), den wir insbesondere im Rotwein zu finden geglaubt haben. Beim ersten Schritt haben wir daher verschiedene Weine auf ihren Histamingehalt untersucht und festgestellt, dass insbesondere Rotweine, aber auch Spätlesen, Dessertweine sowie französischer Champagner viel Histamin enthalten. Interessanterweise gab es auch Unterschiede bei den Bieren, und selbst manche alkoholfreien Biere sind nicht histaminfrei. Die einzige Ausnahme, die hier ihrem Namen Ehre macht, also keinen Alkohol und fast kein Histamin enthält, heißt auch so, nämlich „Null Komma Josef" von der Wiener Brauerei Ottakringer. Da sich der Mensch nicht nur von Wein ernährt, war der nächste logische Schritt, Nahrungsmittel ausfindig zu machen, die gleichfalls einen hohen Histamingehalt aufweisen. Daraus stellten wir eine Liste der 20 häufigsten Genussmittel mit hohem Histamingehalt zusammen und nannten diese Liste „Top-20-Liste". Diese Liste fand großes Interesse im Kollegenkreis, aber natürlich insbesondere bei Patienten, sodass deren Verbreitung in ganz Österreich in kurzer Zeit erfolgte. Daraus lässt sich schließen, dass ein echter Bedarf für eine histaminfreie

Diätliste bestanden hat, was insofern interessant ist, als es jede Menge von Diätlisten gibt, die bei Allergikern empfohlen werden, deren Verbreitungsgrad aber nicht annähernd der ist, der dieser „Top-20-Liste" zuteil wurde.

Aufgrund der klinischen Erfolge mit dieser histaminfreien Diätliste haben wir die ersten Daten im „Hautarzt", dem besten deutschsprachigen wissenschaftlichen Journal für dermatologische Erkrankungen, und dann auf Englisch im zweitbesten Allergie-Journal der Welt, im „Clinical and Experimental Allergy", publiziert. Überraschenderweise wurde diese Arbeit nicht nur angenommen, sondern erhielt auch ein Editorial, dessen Inhalt im Wesentlichen besagt, dass die Herausgeber des Journals in der histaminfreien Diät eine Hypothese zur Histaminintoleranz sehen, die als erster Schritt zu werten ist. Sie verglichen unsere Arbeit

- mit der Anwendung von Acetylsalicylsäure in Weidenrinden zur Fieber- und Schmerzbekämpfung, lange bevor es die chemische Kenntnis des Aspirin gegeben hat,
- mit der Gabe von Morphin zur Schmerzbekämpfung, lange bevor man die Morphinrezeptoren im Gehirn entdeckt hat,
- mit der Diagnostik und Therapie allergischer Soforttypreaktionen, lange bevor man die Allergologie mit dem Nachweis der IgE-Antikörper wissenschaftlich salonfähig gemacht hat.

Neben der Freude über diese Ehre war dies gleichsam eine Herausforderung, den nächsten logischen Schritt zu tun, nämlich entsprechende Blutuntersuchungen zu etablieren, die bei der Diagnostik der Histaminintoleranz behilflich sein können. Somit bestand die Notwendigkeit, etablierte Essays zur Bestimmung des Histaminspiegels im Plasma sowie des DAO-Spiegels im Serum einzuführen. Die von uns hypothetisch erhoffte simple Diagnostik fand allerdings in der medizinischen Realität insofern nur teilweise ihren Niederschlag, als nicht alle Patienten dem gedachten Muster folgten, nämlich einen erhöhten Histaminspiegel sowie erniedrigten DAO-Spiegel zu zeigen. Wir lernten damit zu leben, dass auch einzelne Parameter pathologisch verändert sein können, und wir lernten ebenfalls damit zu leben, ohne es bislang zu verstehen, dass einzelne Patienten eben nur diese oder jene Symptomatik aufwiesen, bei gleicher klinischer Konstellation und gleicher Belastung durch biogene Amine. Es ist im Klartext nach wie vor unklar, warum einzelne Patienten nur mit Kopfschmerzen, andere mit Herzrhythmusstörungen oder Asthma sowie Durchfällen und Hypotonie reagieren.

Offensichtlich hat jeder Mensch ein prädestiniertes Schwachorgan, das sich bei eventuellen Störungen als Signalorgan präsentiert.

In der Zwischenzeit haben wir auch unsere Liste mit histaminfreier Ernährung modifiziert. Wesentlich dafür war immer die Mithilfe der uns um Rat suchenden Patienten, die bemerkt haben, dass diese Liste zwar sehr gut

2 Histamin und biogene Amine

sei, dass aber etwas fehlte. So landeten wir schließlich bei der nunmehr dritten verbesserten Version, die nicht nur Nahrungsmittel mit hohem Histamingehalt enthält, sondern auch auf die Tatsache Rücksicht nimmt, dass andere biogene Amine zum Auslösen der Histaminintoleranz von Bedeu-

Histaminfreie Ernährung:

Bei überempfindlichen Personen kann die Nahrungsaufnahme von größeren Mengen Histamin oder Histaminliberatoren zu allergieähnlichen Symptomen führen wie z. B. Hitzegefühl, Gesichtsrötung, Kopfschmerz, Magen-Darm-Beschwerden (einschließlich Durchfällen), Nesselausschlag, Müdigkeit, Hypotonie, Herzrhythmusstörungen und Asthmaanfällen. Deshalb sollten histaminempfindliche Personen den Verzehr histaminhaltiger Nahrungsmittel vermeiden.

Die häufigsten Auslöser von Beschwerden sind:

1. alkoholische Getränke – insbesondere Rotwein
2. Käse – insbesondere Hartkäse wie Emmentaler
3. Schokolade – kakaohaltige Nahrungsmittel
4. Salami – Rohwürste, Rohschinken
5. Nüsse
6. Fisch
7. Tomaten, Sauerkraut, Spinat
8. Zitrusfrüchte, Kiwis, Erdbeeren

☐ Die histaminfreie Ernährung sollte mindestens 2 Wochen striktest eingehalten werden!
☐ Danach können Sie probeweise in kleineren Mengen histaminhaltige Speisen in Ihren Speiseplan aufnehmen.

Auswahl der wichtigsten histaminhaltigen Nahrungsmittel

Käse	Histamin (mg/kg) von–bis (max.)	Rohwürste/Rohschinken	Histamin (mg/kg) von–bis (max.)
Emmentaler, Cheddar	<10–500 (2500)	Salami, Mailänder, Landjäger, Kaminwurzen	<10–280
Bergkäse	<10–1200		
Parmesan	<10–580	Cervelatwurst, Kantwurst	<10–100
Camembert, Brie	<10–300 (600)	Westfälischer Schinken, Osso collo	<10–300
Gouda, Edamer, Stangenkäse	<10–200 (900)	Knoblauchwurst, Mettwurst	
Schlosskäse, Romadur	<10–100		
Blau- und Grünschimmelkäse	<10–80	**Fisch/Fischprodukte**	
Tilsiter, Geheimratskäse, Butterkäse	<10–60	verdorbener Fisch	bis 13000
Quargel	<10–50	Vollkonserven (z.B. Thunfisch, Sardellen, Sardinen, Russen, geräucherte Makrelen)	0–15 (300)
alkoholische Getränke			
österr. Rotweine	<0,5–20 (28)	Fischsaucen	3–8
österr. Weißweine	0,005–0,1		
österreichischer Sekt	0,005–0,1	**Gemüse**	
deutscher Sekt	0,1–2	Tomaten (Ketchup)	22
Champagner	0,1–1	Sauerkraut	10–200
Bier	0,02–0,25	Spinat	30–60
Weizenbier	0,12–0,3	Avocado	23
alkoholfreies Bier	0,015–0,04	Melanzani (Auberginen)	26
Essig		Sojasauce	4–240
Rotweinessig	4	Miso	5–320

Histaminliberatoren:
Kakao und Schokolade (außer weiße Schokolade), Zitrusfrüchte (Orangen, Grapefruit), Nüsse (v. a. Walnüsse), Erdbeeren

Histaminfreie Nahrungsmittel: Kartoffeln, Reis, Teigwaren, Brot, Gebäck,
alle Fleischarten, frisch oder tiefgekühlt: Pute, Rind, Schwein, Huhn etc.; Eier
alle Gemüse, die oben nicht angeführt sind, z.B. Blattsalate, Karotten, Zucchini ...
alle Schinkenarten, die keine Reifungszeit benötigen: Burgunderschinken, Pressschinken, Putenschinken ...
alle Wurstarten, die keine Reifungszeit benötigen; Extrawurst, Leberkäse, Frankfurter, Bratwürste ...
alle Milchprodukte, die keine Reifungszeit benötigen: Joghurt, alle Milchsorten, Frischkäse, Quark ...

Abb. 2.7 Patienteninformationsblatt zur histaminfreien Ernährung.

tung sind und dass darüber hinaus auch Nahrungsmittel zu meiden sind, die als Histaminliberatoren fungieren können. Unsere letzten klinischen Erfahrungen deuten an, dass diese Liste nunmehr „perfekt" ist, sofern überhaupt etwas perfekt sein kann (Abb. 2.**7**).

Die nächste Frage nach der Etablierung und Beschreibung des Krankheitsbilds Histaminintoleranz war naturgemäß jene: Warum wurde dieses Krankheitsbild nicht früher entdeckt, warum wurde nicht früher darauf aufmerksam gemacht, warum haben wir dieses Krankheitsbild offensichtlich bisher übersehen?

Alles was die sog. Schulmedizin scheinbar übersieht, wird blitzartig die Beute der alternativmedizinischen therapeutischen Versuche, und so nimmt es nicht Wunder, dass die in diesem Buch aufgelisteten Symptome, die eine Histaminintoleranz als Ursache haben können, das tägliche Brot der alternativ tätigen Ärzten sind (Wantke et al. 1993).

Wenn man allerdings bedenkt, dass sich das medizinische Wissen alle 5 Jahre verdoppelt, dann war es nur eine Frage der Zeit, bis die Wissenschaft die entsprechenden Schlüsse aus den bisher vorliegenden Ergebnissen und Daten zog, um hier auf der Basis der Wissenschaft Patienten helfend wirksam sein zu können.

Die Frage bleibt offen: Warum wurde dieses Krankheitsbild übersehen? Das Problem der Histaminintoleranz liegt zum Teil darin, dass die Beschwerden allergieähnliche Symptome sind, die entsprechenden Allergietests, speziell in Richtung Nahrungsmittelunverträglichkeit, jedoch negativ waren.

Zurück blieben 3 Frustrierte,

- der Patient, der weiß, dass er Beschwerden hat, aber einen negativen Allergietest ausgehändigt bekommt,
- der zuweisende Arzt, der weiß, dass hier eine Störung vorliegt, zu deren Behebung er jetzt nicht imstande ist,
- der allergietestende Arzt, der weiß, dass er der Ursache der allergieähnlichen Symptome nicht auf die Spur gekommen ist.

Nun muss man wissen, dass für eine typische, sog. Typ-I-Allergie das Zusammentreffen eines Allergens mit IgE-Antikörpern, die gegen dieses Allergen sensibilisiert sind, notwendig ist, um den Körper zu einer Histaminausschüttung zu veranlassen. Mathematisch ausgedrückt könnte das in der Formel basieren:

Allergen + IgE-Antikörper = Histamin

Diese Formel erinnert sehr stark an unsere Schulzeit, wo es im Mathematikunterricht $A^2 + B^2 = C^2$ hieß und wo wir besonders durch Auswendiglernen, aber nicht durch Denken brillieren durften. Möglicherweise hat sich das Auswendiglernen auch auf die Universität übertragen, wo primär auch die schauspielerischen Fähigkeiten des Auswendiglernens gefordert sind und weniger die Qualität des Denkens.

Wenn man nun bei der besagten Formel statt des Wortes Allergen „ein Nahrungsmittel, das Histamin enthält" einsetzt und wenn man bedenkt, dass ein Antikörper immunologisch wichtig und interessant, aber nicht krankheitsmachend ist, so bleibt eine einfache Gleichung, nämlich die, dass ein Nahrungsmittel, das Histamin enthält, eine Histaminwirkung ausübt. Da aber nicht alle Menschen auf histaminhaltige Nahrungsmittel reagieren, muss es 2 verschiedene Gruppen von Menschen geben, nämlich solche, die Histamin durch ein entsprechendes Enzym abbauen können, und solche, denen das nur unzureichend gelingt. Das heißt, die klassische Allergieformel ist insofern abzuwandeln, als es bei Aufnahme einer histaminhaltigen Speise oder eines histaminhaltigen alkoholischen Getränks bei Mangel des histaminabbauenden Enzyms zu einer Histaminwirkung kommt. Mit dieser Erkenntnis wurde schlagartig klar, warum es 2 verschiedene Wege zur Histaminwirkung gibt, nämlich den allergologischen bzw. immunologischen Weg und den anderen, basierend auf einem Enzymdefekt. Für den betroffenen Patienten ist es jedoch ziemlich gleichgültig, auf welchem Weg es zu einem Übermaß an Histamin kommt, in beiden Fällen wird er unter der Histaminwirkung zu leiden haben. Der erste Schritt aus dem bisher Gesagten war logischerweise, Patienten mit klinischer Symptomatik, die einer Histaminwirkung zugeordnet werden könnte, mit einer histaminfreien Diät zu versehen und zu sehen, ob eine klinische Besserung allein durch Meiden dieser Nahrungsmittel zu erzielen ist. Wir untersuchten Patienten mit Nahrungsmittel- bzw. Weinintoleranz, Asthma bronchiale, Kopfschmerzen bzw. Migräne, Urtikaria, Rhinopathie und atopischer Dermatitis (insgesamt 100 Patienten) und stellten eine statistisch signifikante Besserung der klinischen Symptomatik durch Einhalten der histaminfreien Diät nur in der Gruppe der Nahrungsmittel- bzw. Weinintoleranz sowie der Kopfschmerz- und Migränegruppe fest. Dieses Ergebnis war nicht überraschend. Andererseits ist das Nichterreichen einer statistischen Signifikanz bei den anderen Krankheitsbildern nicht entmutigend, da in allen Fällen einzelne Patienten davon profitieren konnten, teilweise sogar in über 50 % der Fälle. Wenn man nun bedenkt, dass Histamin bei vielen Erkrankungen einen der wichtigsten entzündlichen Mediatoren darstellt, dann überrascht es nicht, dass das Einschränken einer Histaminbelastung von außen zu einer klinischen Besserung führen kann.

Kommen wir nun zurück zu unserem „Opinionleader", dem Wein. Hier empfiehlt sich speziell der Rotwein durch seinen hohen Histamingehalt für eine entsprechende Untersuchung. Wir haben in einigen Studien unter-

2.9 Wie alles entstanden ist: Weinunverträglichkeit

sucht, ob normale, aber auch histaminintolerante Personen auf Wein reagieren (Wantke et al. 1994, Wantke et al. 1996):

Im sog. Rotwein-Provokationstest wurde den Probanden bzw. Patienten Rotwein mit einer bestimmten Menge Histamin zugeführt und die Histaminspiegel nach 15 und 30 Minuten gemessen. Eine Normalperson zeigt einen niedrigen Ausgangswert von Histamin, einen leichten Anstieg nach 15 Minuten und ein Zurückkehren auf den Ausgangswert nach 30 Minuten. Patienten, die histaminintolerant sind, zeigen einen gegenüber Normalen bereits erhöhten Ausgangswert und ein kontinuierliches Ansteigen des Histaminspiegels im Blut bei Histaminbelastung durch Weintrinken.

In einem konkreten Fall führte ein Glas Rotwein innerhalb von wenigen Minuten zu hörbarer Atemnot bei einer Asthmapatientin.

Das Problem des Weins besteht allerdings darin, dass er natürlich nicht nur Histamin, sondern auch andere biogene Amine, aber auch Schwefeldioxid enthält. Somit war offen, wodurch die Unverträglichkeit des Weines eigentlich ausgelöst wird.

Wir haben in einer Studie Wein-Provokationstests durchgeführt und die klinische Symptomatik notiert und Tage später bei einer gleichen Provokation eine Prämedikation mit einem Antihistaminikum (H1-Rezeptorenblocker) durchgeführt. Die Prämedikation konnte alle Symptome, bis auf die Benommenheit, unterdrücken, die durchaus dem Alkohol per se selbst zuzuordnen ist. Aus dem Gesagten bietet sich bereits an, dass Patienten, die histaminintolerant sind und histaminhaltige Weine nicht vertragen, durch eine Prämedikation mit einem H1-Rezeptorenblocker diesen Wein genießen können, ohne in den folgenden Stunden mit klinischer Symptomatik rechnen zu müssen.

In einer weiteren Studie untersuchten wir die Fahrtauglichkeit von gesunden Personen, die Weiß- oder Rotwein getrunken haben. Wir verwendeten einen histaminarmen Weißwein und einen histaminhaltigen Rotwein und führten diese Untersuchung in Zusammenarbeit mit dem ÖAMTC (ÖAMTC = Österreichischer Automobil-, Motorrad- und Touring Club) an einem Fahrsimulator durch (Wantke et al. unpubliziert).

Das erwartete Ergebnis war, dass jene Personen, die histaminhaltigen Rotwein trinken, deutlich mehr beeinträchtigt sind und somit mehr Fahrfehler machen als Personen, die Weißwein trinken.

In der Tat war es so, dass alle Probanden nach Genuss des Weißweins gesagt haben, dass dieser wie Mineralwasser zu trinken sei und sie sich völlig in Ordnung fühlen, während jene, die den Rotwein getrunken haben, angaben, dass sie sich benommen fühlen, dass sie fahrbeeinträchtigt oder gar fahruntauglich seien und in diesem Zustand nie ein Kraftfahrzeug lenken würden.

Das interessante Ergebnis war jedoch, dass die Rotweintrinker nach dem Weingenuss nur unwesentlich schlechter reagiert haben als vor dem Weintrinken, dass hingegen die Weißweintrinker, die sich klinisch so gut gefühlt haben, deutlich mehr Fahrfehler gemacht haben.

Dieses Ergebnis steht völlig im Gegensatz zu dem Erwarteten. Die von uns gezogene Interpretation wäre die, dass eine Person, die bemerkt, dass sie fahruntauglich oder fahreingeschränkt ist, soweit kompensieren kann, dass es hier zu keinen oder zu nur wenigen Fahrfehlern kommt, dass aber Personen, die die Alkoholwirkung nicht bemerken, sich hier täuschen lassen und somit wesentlich unfallträchtiger sind. Obwohl diese Ergebnisse numerisch sehr deutlich waren, verfehlten sie offenbar aufgrund der kleinen Fallzahl eine statistische Signifikanz, weshalb die Studie bisher auch nicht publiziert werden konnte, da jedes wissenschaftliche Journal meist nur Studien publiziert, die letztlich auch einen statistischen Unterschied bringen.

Ich denke aber, dass die Ergebnisse für den Alltagsgebrauch dennoch sehr eindrucksvoll sind. Diese Ergebnisse könnten auch bedeuten, dass das Trinken eines sog. „Gespritzten" durchaus nicht ungefährlich sein kann. Es geht hier offenbar jegliche persönliche Kontrolle über eine eventuelle Fahrtüchtigkeit verloren, da in dem Wein-Mineralwasser-Gemisch der Wein kaum herausgeschmeckt wird und eine größere Fahruntüchtigkeit resultieren könnte, als es dem Autofahrer bewusst ist. Um dieser Studie zu dem von uns erwarteten Erfolg zu verhelfen, wäre eine nochmalige Durchführung unter Zuhilfenahme von histaminintoleranten statt normalen Personen angezeigt. Allerdings wage ich zu bezweifeln, ob Personen, die bereits wissen, dass sie Alkohol nicht vertragen, auch wirklich bereit wären, diese Belastung, wenn auch nur für einen medizinischen Versuch, auf sich zu nehmen. Unsere Weinstudien zeigten eine breite Resonanz: Wir wurden von einem amerikanischen Journal eingeladen, unseren Rotwein-Provokationstest in diesem zu publizieren, und aufgefordert, ein Minireview über Wein und Kopfschmerzen zu schreiben (Jarisch u. Wantke 1996, Wantke et al. 1994).

Dass das Krankheitsbild der Histaminintoleranz relativ häufig ist, zeigt die Tatsache, dass ich bei den vielen Vorträgen im In- und Ausland immer wieder mit Ärzten (speziell Ärztinnen) konfrontiert war, die gemeint haben: „Das habe ich auch."

Aus dem bisher Gesagten ergibt sich, dass die didaktische Einteilung der Soforttypallergie in 3 Gruppen zu erfolgen hat, nämlich in die der klassischen Soforttypallergie, die durch spezifische IgE-Antikörper bedingt ist, und in die Gruppe der Histaminintoleranz. Die dritte Gruppe ist eine Kombination aus 1 und 2.

In der Zwischenzeit bemerkten wir, dass eine Histaminintoleranz, die durch eine vermehrte Histaminbelastung, also Trinken von z. B. einer Flasche Rotwein, ausgelöst werden kann, nur 1 oder 2 Tage andauert. Ganz im Gegensatz zu einer Histaminintoleranz, die durch Einnahme von Medikamenten entsteht, die Hemmer der DAO sind, sodass die Histaminintoleranz wieder in 2 Untergruppen einzuteilen ist, nämlich in eine nahrungsmittelbedingte, die bei entsprechender Diät relativ rasch vergeht, und in die Gruppe der durch Medikamente ausgelösten Histaminintoleranzen, bei denen die Blockade der DAO länger anhalten kann.

Im Wein-Maximationstest untersuchten wir, ob gesunde Probanden bei großer Menge zugeführten Histamins mit ihrem Histamin- und DAO-Parameter reagieren. Hier fanden wir, dass trotz steigender und großer Histaminzufuhr der Histaminspiegel gleich bleibt, also offenbar stets von der DAO entsprechend abgebaut wird, dass aber bei einer maximalen Histaminbelastung es zu einem gipfelartigen Anstieg der DAO kommt, wobei sich der Körper offensichtlich alle Reste der DAO, die in verschiedenen Geweben und nicht nur im Dünndarm produziert wird, herauspresst (Wantke et al. 1999). Dieses Phänomen ähnelt sehr dem des anaphylaktischen Schocks, bei dem es nicht, wie man erwarten würde, zu einem hohen Histamin- und niedrigen DAO-Spiegel, sondern zu einem hohen Histaminspiegel und gleichzeitigem Ansteigen der DAO kommt, was als unzureichender Versuch des Körpers angesehen werden muss, die Schocksymptomatik in den Griff zu bekommen.

Literatur

[74] Jarisch R, Wantke F. Wines and Headache. A Mini-Review. Int Arch Allergy Immunol 1996; 110: 7–12

[75] Wantke F, Götz M, Jarisch R. Red wine versus white wine in a driving test: their influence on driving performance (unpublished results)

[76] Wantke F, Götz M, Jarisch R. The red wine provocation test: intolerance to histamine as a model for food intolerance. Allergy Proceedings 1994; 15: 27–32

[77] Wantke F, Hemmer W, Focke M, Haglmüller T, Götz M, Jarisch R. The red wine maximization test: drinking histamine rich wine induces a transient increase of plasma diamine oxidase activity in healthy volunteers. Inflammation Res 1999; 48: 169–70

[78] Wantke F, Hemmer W, Haglmüller T, Götz M, Jarisch R: Histamine in wine: bronchoconstriction after a double blind placebo-controlled provocation test. A case report. Int Arch Allergy Immunol 1996; 110: 397–400

[79] Wantke F, Stanek KW, Götz M, Jarisch R. Bioresonanz-Allergietest versus Pricktest und RAST. Allergologie 1993; 16: 144–5

2.10 Differenzialdiagnose Nahrungsmittelallergie
Wolfgang Hemmer

Patienten mit den Symptomen einer Histaminintoleranz suchen den Arzt meist auf, weil sie glauben, manche Speisen nicht zu vertragen, und daher annehmen, dass sie auf bestimmte Nahrungsmittel „allergisch" sind. Da körperliche Beschwerden, deren Ursache man nicht kennt, ja von irgendwoher kommen müssen, ist es verständlich, dass der medizinisch nicht gebildete Patient in erster Linie gewisse Nahrungsmittel als Ursache vermutet, umso mehr noch, als die Thematik „gesunder" und „ungesunder" Nahrungsmittel in der öffentlichen Meinung einen immer höheren Stellenwert einnimmt und bei unterschiedlichsten Beschwerdebildern teils reflektorisch eine Nahrungsmittelunverträglichkeit vermutet wird. So leicht es allerdings ist, die Verdachtsdiagnose einer Nahrungsmittelunverträglichkeit zu stellen, so schwierig kann es sein, eine solche zu verifizieren und das eigentlich auslösende Agens im Einzelfall zu finden.

Im Unterschied zu Intoleranzreaktionen handelt es sich bei allergischen Reaktionen um Überempfindlichkeitsreaktionen des Immunsystems. Voraussetzung dabei ist, dass das Immunsystem zuvor mit dem Allergen (das sind fast immer Eiweißstoffe) in Kontakt gekommen ist und dabei eine spezifische Sensibilisierung gegen dieses Allergen erfolgte. Die Allergie ist also eine erworbene oder – aus der Sicht des Immunsystems – eine „erlernte" Erkrankung. Dass es dennoch manchmal bei erstmaligem Konsum eines bestimmten Nahrungsmittels zu einer allergischen Reaktion kommen kann, liegt daran, dass die Sensibilisierung zuvor auf anderem Wege erfolgt ist (z.B. allergische Reaktion nach Konsum von Hirse bei Vogelhaltern, die sich zuvor über die Lunge durch das Vogelfutter sensibilisiert hatten) oder wenn die nahrungsmittelallergische Reaktion durch eine immunologische Kreuzreaktion ausgelöst wurde (s.u.).

Bei den Nahrungsmittelallergien handelt es sich fast ausschließlich um sog. „Soforttypallergien" oder „Allergien vom Typ 1", das sind solche, die durch Antikörper der Klasse E (IgE) verursacht werden. Diese IgE-Antikörper, die im Vergleich zu anderen Antikörpern in nur sehr geringen Konzentrationen im Körper vorkommen, sind in ihrer Wirkung hocheffizient. Sie binden über einen speziellen hochaffinen IgE-Rezeptor an bestimmte Immunzellen, die in ihrem Inneren Histamin speichern. Dies sind einerseits Mastzellen (Haut, Schleimhaut) und andererseits basophile Granulozyten (Blut). Kommt nun ein relevantes Allergen mit diesen IgE-beladenen Zellen in Kontakt, führt dies nach Bindung des Allergens an die IgE-Antikörper zur raschen Ausschüttung des gespeicherten Histamins und zur Neubildung weiterer Entzündungsstoffe (Prostaglandine, Leukotriene u.a.), die die akute allergische Reaktion auslösen. Typische Symptome dabei sind Hautreaktionen (Juckreiz, Rötung, Nesselausschlag, Ödeme), Atemnot (Asthma, Kehlkopfschwellung) sowie Kreislaufprobleme (Herzrasen, Blutdruckabfall), die bis zum Vollbild des anaphylaktischen Schocks reichen können. Häufig kommt es zwar auch zu Übelkeit, Erbrechen und Diarrhö, insgesamt stehen aber bei echten nahrungsmittelallergischen Reaktionen – im Gegensatz zu vielen Intoleranzreaktionen – Symptome des Magen-Darm-Trakts nicht an vorderster Stelle. Vorrangig chronische Magen-Darm-Beschwerden im Sinne von Blähungen, Bauchschmerzen und Diarrhö bzw. weichen Stühlen sind nur selten auf eine Nahrungsmittelallergie zurückzuführen.

2.10.1 Primäre („echte") Nahrungsmittelallergie

Grundsätzlich können wir bei der Nahrungsmittelallergie 2 unterschiedliche Typen unterscheiden: Erstens die sog. primäre („echte") Nahrungsmittelallergie, bei der die Sensibilisierung im Darmtrakt durch die Nahrungsmittel selbst erfolgt. Hauptvertreter hierbei sind Ei, Milch, Weizen, Soja, Erdnüsse, Baumnüsse und Fisch, die allesamt lebensbedrohliche allergische Reaktionen auslösen können. Diese Nahrungsmittelallergien treten primär im Kleinkindesalter auf und sind häufig passager, d.h., sie verschwinden bis zum Schulalter wieder von selbst. Dies gilt vor allem für Ei, Milch und Weizen. Nuss- und Fischallergien hingegen bleiben mehrheitlich bis in das Erwachsenenalter hinein bestehen, eine Tatsache, die hinsichtlich Allergiediagnostik und Beratung des Patienten von besonderer Bedeutung ist.

Selten entsteht eine primäre Nahrungsmittelallergie erst im Erwachsenenalter. Von manchen Autoren werden die dabei involvierten Allergene als sog. Typ-C-Nahrungsmittelallergene von den klassischen Typ-A-Allergenen des Kleinkindalters (Ei, Milch etc.) abgegrenzt. Wichtige Vertreter dieser Typ-C-Allergene sind die sog. Lipid-Transfer-Proteine (LTP), eine Gruppe von unterschiedlich stark kreuzreaktiven Allergenen, die in vielen pflanzlichen Nahrungsmitteln (Obst, Gemüse, Nüsse) nachgewiesen sind und aufgrund ihrer ausgeprägten Resistenz gegenüber Hitze, Magensäure und Verdauungsenzymen auch schwere anaphylaktische Reaktionen auslösen können. LTP-Allergien sind vor allem im Mittelmeerraum häufig, in Mitteleuropa hingegen relativ selten.

2.10.2 Sekundäre oder assoziierte Nahrungsmittelallergie

Die zweite große Gruppe der Nahrungsmittelallergien sind die sekundären oder assoziierten Nahrungsmittelallergien, die bei Patienten mit einer bestehenden Inhalationsallergie auftreten können. Hier sind nicht die Nahrungsmittel selbst für die Sensibilisierung verantwortlich, vielmehr erfolgte zuvor eine Sensibilisierung auf bestimmte Inhalationsallergene, z. B. auf Bet v 1, das Hauptallergen in Birkenpollen. Dem Bet v 1 ähnliche („homologe") Proteine kommen nun auch in einer ganzen Reihe von Nahrungsmitteln vor, sodass es bei Konsum dieser Nahrungsmittel infolge von Kreuzreaktionen zu allergischen Symptomen kommen kann. Da Inhalationsallergien im Kleinkindalter noch selten sind und erst danach stark zunehmen, sind sekundäre Nahrungsmittelallergien typisch für Erwachsene und bei diesen die weitaus häufigste Ursache einer Nahrungsmittelallergie.

In Mitteleuropa sind Birkenpollen der häufigste Grund für sekundäre Nahrungsmittelallergien und mit einer langen Liste von möglichen Nahrungsmitteln assoziiert (Tab. 2.**9**). Von klinischer Seite her ist dabei das sog. orale Allergiesyndrom typisch, bei dem die allergische Reaktion im Wesentlichen auf den Mund- und Rachenbereich beschränkt bleibt (Juckreiz, Schluckbeschwerden, Heiserkeit, Schwellung im Kehlkopfbereich, Atemprobleme). Dies liegt daran, dass die verantwortlichen Bet v 1-verwandten Allergene im Magen rasch zerstört werden und deshalb in der Regel keine generalisierten Reaktionen auslösen können. Auch Kochen oder Rösten zerstört den Großteil dieser Allergene. Manche der assoziierten Nahrungsmittel, v. a. Soja in Form von Sojadrinks, können aber manchmal auch schwerere Reaktionen auslösen.

In Analogie existieren gesicherte Querverbindungen zu Nahrungsmitteln auch für andere pflanzliche oder tierische Inhalationsallergene, nämlich Beifuß, Hausstaubmilben, Latex, Ficus benjamina, Katze bzw. Hund und Ziervögel. Im Gegensatz zur den birkenpollenassoziierten Nahrungsmittelallergien kommt es hier häufig zum Auftreten systemischer und mitunter lebensbedrohlicher allergischer Reaktionen.

Die großen Fortschritte auf dem Gebiet der molekularen Allergologie in den letzten Jahren haben viel zu unserem Verständnis dieser Kreuzreaktionen beigetragen. Zumindest bei den meisten der genannten Assoziationen sind die verantwortlichen kreuzreaktiven Eiweißstoffe in den Inhalationsquellen bzw. den assoziierten Nahrungsmitteln mittlerweile bekannt. Auch den Pollen des Ragweed (Traubenkraut, Ambrosia), das sich von Ungarn kommend zunehmend in Mitteleuropa ausbreitet, wurden bisweilen bestimmte assoziierte Nahrungsmittelunverträglichkeiten zugeschrieben. Nach neueren Erkenntnissen beruhen diese aber primär auf Kreuzreaktionen mit dem in allen Pollen und pflanzlichen Nahrungsmitteln ubiquitär vorkommenden „Panallergen" Profilin und können somit nicht als ragweedspezifisch angesehen werden.

Tabelle 2.9 Sekundäre Nahrungsmittelallergien, die als Folge immunologischer Kreuzreaktionen bei einer Allergie gegenüber Inhalationsallergenen (z. B. Pollen) auftreten können. Klinische Unverträglichkeiten treten meist nur gegenüber einigen der genannten Nahrungsmittel auf oder können gänzlich fehlen, abhängig von individuellem Sensibilisierungsmuster, Stärke der Allergie und Jahreszeit. Die Angaben zur Häufigkeit der Allergie und der assoziierten Nahrungsmittelunverträglichkeiten können regional und abhängig von lokalen Ernährungsgewohnheiten schwanken.

Inhalationsallergie	Assoziierte Nahrungsmittel	Häufigkeit der Inhalationsallergie	Häufigkeit von NMA bei Sensibilisierten	Verantwortliche kreuzreaktive Allergene
Birkenpollen	Kern- und Steinobst (v. a. Apfel und Pfirsich), Haselnuss, Walnuss, Mandel, Erdnuss, Soja, frische Feige, Karotte, Sellerie, Gewürze aus der Familie der Doldenblütler (z. B. Kümmel, Anis, Petersilie, Koriander, Dill), Kartoffel (roh), Kiwi, Kaki/Sharon, Erdbeere, Himbeere, Jackfruit (Jakobsfrucht), Maulbeere	sehr häufig	sehr häufig	PR-10-Proteine (Bet v 1-Verwandte)
Beifußpollen	Sellerie, Petersilwurzel, Gewürze (Kümmel, Anis, Koriander, Kreuzkümmel, Curry), Mango, Litschi, Pistazien, Cashewnuss u. a.	häufig	gelegentlich	z. T. unbekannt, teilweise LTP
Profilin (Panallergen in Pollen)	theoretisch alle pflanzlichen Nahrungsmittel; in der Praxis häufig: Melone, Banane, Tomate, Zitrusfrüchte	gelegentlich	gelegentlich	Profiline
Hausstaubmilbe	Krebstiere (Garnelen, Hummer, Krabben) und Weichtiere (Muscheln, Schnecken, Tintenfische)	sehr häufig	selten	Tropomyosine, Argininkinasen?
Latex	Banane, Avocado, Edelkastanie, Kiwi, Tomate, Feige, Papaya u. a.	selten	häufig	Hevein (Hev b 6), β1,3-Glukanasen (Hev b 2)? u. a.?
Ficus benjamina	Feige, Kiwi, Papaya, Banane, Ananas	selten	häufig	Cysteinproteasen
Katze, Hund	(Schweine)fleisch („Cat-Pork-Syndrom")	sehr häufig	sehr selten	Serumalbumine
Ziervögel	Eigelb („Vogel-Ei-Syndrom"), selten auch Geflügelfleisch	selten	häufig	Serumalbumine

NMA: Nahrungsmittelallergie, LTP: Lipid-Transfer-Proteine.

3 Krankheitsbilder bei Histaminintoleranz

3.1 Kopfschmerzen
Reinhart Jarisch

Kopfschmerzen (Cephalea) sind ein häufiges, speziell bei Frauen vorkommendes Leiden. Üblicherweise werden diese Beschwerden dem Wetter oder aber auch der Halswirbelsäule zugeordnet. Für Ersteres ist eine besondere Empfindlichkeit und für Letzteres eine Verletzung oder eine degenerative Erkrankung bzw. Muskelverspannungen Voraussetzung. Tatsache ist aber, dass diese beiden angegebenen Ursachen viel häufiger als Verursacher vom Patienten genannt werden, ohne dass es dafür den geringsten Beweis gibt. Man nimmt Kopfschmerzen als gegeben hin und manche Patienten empfinden sie sogar als normal.

Falsch. Richtigerweise müsste dieser Satz so geschrieben werden: Frau nimmt Kopfschmerzen als gegeben hin und manche Patientinnen empfinden sie sogar als normal.

Nachsatz: Kein Mann würde Kopfschmerzen als normal empfinden.

Nachnachsatz: Dies geht bei der Anamnese manchmal so weit, dass Kopfschmerzen gar nicht als Beschwerden angegeben werden und erst im Speziellen erfragt werden müssen.

Aus der klinischen Erfahrung, dass meistens Frauen an Kopfschmerzen leiden, lässt sich schon ein gewisser Zusammenhang mit Histamin vermuten. In einer dänischen Studie (Lassen 1996) wurde untersucht, ob die Inhalation von Histamin bei Migränepatienten zu Kopfschmerzen führen kann. 15 Migränepatienten sowie 15 Kontrollpersonen inhalierten Histamin in steigender Dosis und wurden bezüglich des Auftretens von Kopfschmerzen bzw. Migräne befragt. Dabei zeigte sich überraschenderweise, dass 11 der Migränepatienten, aber auch 8 der gesunden Kontrollpatienten nach den Inhalationen über Kopfschmerzen klagten. Daraus geht einerseits hervor, dass Histamin Migräne und Kopfschmerzen verursachen kann, dass dies aber auch bei gesunden Kontrollpatienten auftritt und offensichtlich nur eine Frage der Dosis ist.

Kopfschmerzen in Relation zur Nahrungsaufnahme sind den meisten Patienten am ehesten noch in Kombination mit übermäßigem Rotweingenuss in Erinnerung. Nun muss festgehalten werden, dass es eine große Zahl von Ursachen für Kopfschmerzen und Migräne und dicke Lehrbücher zum Thema gibt. Ich möchte mich hier nur auf das Histamin als möglichen Auslöser von Kopfschmerzen beschränken, wobei die Diagnostik relativ einfach ist. Patienten mit immer wiederkehrenden Kopfschmerzen, insbesondere solche, bei denen sämtliche bisherigen Untersuchungen negativ waren, sollten versuchen, durch mehrere Wochen hindurch Nahrungsmittel und alkoholische Getränke, die Histamin und andere biogene Amine enthalten, striktest zu meiden. Darüber hinaus ist naturgemäß die Blutuntersuchung hinsichtlich Histamin und Diaminoxidase (DAO) sinnvoll. Unter den zahlreichen Patienten mit Kopfschmerzen, denen eine histaminfreie Diät geholfen hat, ist mir folgender Fall besonders eindrucksvoll in Erinnerung.

> **Fallbericht**
> Eine 26-jährige Ärztin, die gerade ihr Medizinstudium beendet hat, kommt und berichtet, seit ihrem 7. Lebensjahr täglich (!) an Kopfschmerzen gelitten zu haben. Sämtliche Durchuntersuchungen, die sie bisher gemacht hat, blieben negativ. Ihr Medizinstudium hat sie aufgrund ihres Leidens nur mit großer Mühe absolvieren können. Wir haben die Patientin beraten, ihr die histaminfreie Diät wie auch kurzzeitig H1-Rezeptorenblocker empfohlen. Nach einem Monat kommt die Patientin wieder und auf die Frage, wie es ihr ginge, antwortet sie: „Ich getraue mich nicht einmal auf Holz zu klopfen aus lauter Angst, die Kopfschmerzen könnten wiederkommen, ich bin seit einem Monat beschwerdefrei."

Keine Krankengeschichte bezüglich Kopfschmerzen hat mich je so beeindruckt wie dieser Fall, der eindrücklich zeigt, wie leicht solchen Patienten zu helfen ist und welch oft jahrelanges Martyrium manche Patienten auf sich nehmen, da ihnen bisher offensichtlich keine Hilfe zuteil wurde. Dabei versteht es sich von selbst, dass häufige Kopfschmerzen zu einem Analgetikamissbrauch führen, der, durch den chronischen Gebrauch, massive Nebenwirkungen nach sich ziehen kann.

Kopfschmerzen nach einer durchzechten Nacht werden häufig dem übermäßigen Alkoholkonsum zugeordnet. Hier ist es interessant, einen Selbstversuch durchzuführen. Dies geschieht, indem man abends eine Menge vorzugsweise Rotwein zu sich nimmt, von der man weiß, dass sie Kopfschmerzen auslösen wird. Treten am nächsten Morgen Kopfschmerzen auf, dann sollte man die gleiche Menge Rotwein des gleichen Weines 2 Tage später noch einmal konsumieren, allerdings unter Prämedikation eines H1-Rezeptorenblockers eine Stunde vorher. Das Ergebnis tags darauf wird sein, dass man keinen „großen Kopf" haben wird und dass auch Kopfschmerzen nicht auftreten. Die Volksmeinung sagt, dass der Alkohol Kopfweh macht. Dass das nicht der Fall ist, kann man auch leicht selbst feststellen, in dem man einen sog. „Klaren" trinkt, also z.B. einen Korn, der nicht nur klar heißt, weil er durchsichtig wie Wasser ist, sondern offenbar auch deshalb, weil man damit einen klaren Kopf behält im Sinne, dass keine Kopfschmerzen auftreten. Bei hochprozentigen alkoholischen Getränken gilt die Faustregel, dass Getränke, die klar wie Wasser sind, bezüglich Histamin unverdächtig sind, dass alle gefärbten alkoholischen Getränke jedoch

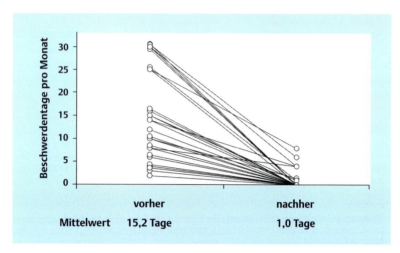

Abb. 3.1 Kopfschmerzfrequenz vor und nach 4-wöchiger histaminfreier Ernährung bei 30 Kopfschmerzpatienten mit subjektiver klinischer Besserung während der Diät.

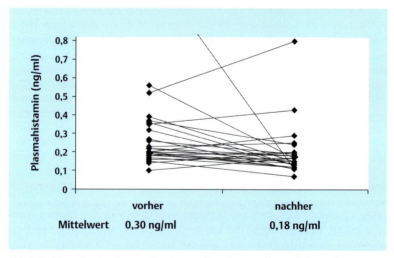

Abb. 3.2 Histaminspiegel vor und nach 4-wöchiger histaminfreier Ernährung bei 30 Kopfschmerzpatienten mit subjektiver klinischer Besserung während der Diät.

Histamin enthalten und bei Histaminintoleranz zu meiden sind. Allerdings ist bei Alkoholkonsum grundsätzlich zu bedenken, dass das Abbauprodukt des Alkohols, nämlich Acetaldehyd per se, ein Hemmer der DAO ist und bei zusätzlicher Einnahme von Speisen, die Histamin enthalten, diese dann zu Problemen führen können.

In einer Pilotstudie haben wir 35 Patienten mit Kopfschmerzen untersucht. Die Patienten waren bereits von Neurologen gesehen worden. Wir untersuchten die Patienten bezüglich Histaminintoleranz und bestimmten den Histaminspiegel aus dem Plasma sowie die Diaminoxidase aus dem Serum. Den Patienten wurde aufgetragen, eine strikte histaminfreie Diät einen Monat lang einzuhalten und danach zur Kontrolle zu erscheinen. Blutwerte wurden somit vor Beginn der histaminfreien Diät und nach einem Monat abgenommen und verglichen. Es kam zu keinem signifikanten Abfall des Histaminspiegels (p=0,07), aber zu einem signifikanten Anstieg des Diaminoxidasespiegels (p<0,001) (Abb. 3.**1**, Abb. 3.**2**, Abb. 3.**3**). Von den 35 Patienten gaben 22 an, beschwerdefrei geworden zu sein. Bei 8 Patienten zeigte sich eine Reduktion der Kopfschmerzfrequenz von mehr als 50%. Lediglich 5 Patienten zeigten weder eine Änderung der klinischen Symptomatik noch eine Änderung des Histaminspiegels, aber einen Anstieg des Diaminoxidasespiegels bei 4 von 5 Fällen.

Die Patienten wurden nach 3–9 Monaten noch einmal telefonisch befragt. Dabei ergab sich im Wesentlichen das gleiche Bild, bei 3 Patienten

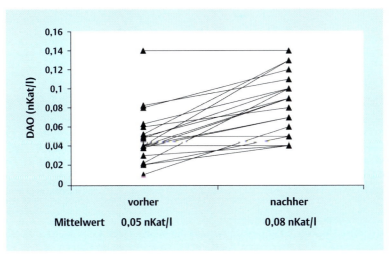

Abb. 3.**3** Diaminoxidase-(DAO-)Spiegel vor und nach 4-wöchiger histaminfreier Ernährung bei 30 Kopfschmerzpatienten mit subjektiver klinischer Besserung während der Diät.

kam es zu einer Verschlechterung der Symptomatik, die nach einem Monat nicht eingetreten war, bzw. vice versa bei 5 Patienten zu einer Besserung. Viele Patienten (22/26) gaben neuerliche Kopfschmerzen bei Diätfehlern an (Steinbrecher 2005).

Aus dem Gesagten lässt sich ein eindeutiger Zusammenhang zwischen Kopfschmerz und der Einnahme von Histamin und biogenen Aminen ableiten. Es ist vorstellbar, dass neben dem strickten Einhalten der histaminfreien Diät in schweren Fällen die zusätzliche Gabe eines (liquorgängigen, älteren) Antihistaminikums (H1-Rezeptorenblocker) sinnvoll ist. Ob Histamin-H3-Rezeptoragonisten eine Verbesserung ermöglichen, ist noch offen. Histamin-H3-Rezeptoren finden sich insbesondere im Gehirn und sollten daher der erste Ansprechpartner einer medikamentösen Therapie sein.

Literatur

[80] Lassen LH, Heinig JH, Oestergaard S, Olesen J. Histamine inhalation is a specific but insensitive laboratory test for migraine. Cephalalgia 1996; 16: 550–3

[81] Steinbrecher I, Jarisch R. Histamin und Kopfschmerz. Allergologie 2005; 28: 85–91

3.2 Verlegte oder laufende Nase
Verena Niederberger, Reinhart Jarisch

Die Nasenschleimhaut, die das Innere der Nase auskleidet, enthält winzige Schleimdrüsen, die die Nase ständig feucht halten. Unter dieser Oberfläche liegt ein dichtes Netzwerk von venösen Blutgefäßen. Histamin regt diese Blutgefäße dazu an, sich auszudehnen und Flüssigkeit an das umliegende Gewebe abzugeben, sodass es zu einem Anschwellen der Schleimhaut und damit zu einer Verengung der Nase kommt. Zusätzlich stimuliert Histamin die Schleimdrüsen dazu, vermehrt Sekret abzusondern. Ein weiterer Wirkmechanismus von Histamin ist die Reizung von Nerven in der Nase, was einerseits zum Niesreiz führt, andererseits auch dazu, dass die Reaktion meist auf beiden Seiten gleichzeitig auftritt, selbst wenn nur eine Nasenseite mit Histamin gereizt wird.

Diese Wirkungen von Histamin auf die Nasenschleimhaut kann man bei bestimmten Patienten dann beobachten, wenn sie beim Genuss von Wein eine verlegte und manchmal auch laufende Nase bekommen. Diese Effekte werden häufiger durch Rot- als durch Weißwein verursacht, was sich durch den deutlich höheren Histamingehalt von Rotwein erklären lässt. Dieselben Symptome können auch durch eine Überempfindlichkeit gegen Sulfit, das in Weinen ebenfalls vorhanden ist, verursacht werden. Von manchen Patienten wird auch eine Bierunverträglichkeit genannt, wobei speziell Weizenbier, das etwa 10-mal so viel Histamin wie ein normales Bier enthält, besonders oft nicht vertragen wird. Die äußerlich sichtbare Rötung der Nasenspitze, die ebenfalls bei vielen Menschen nach Alkoholgenuss beobachtet werden kann, ist dagegen nicht durch Histamin, sondern durch die direkte Wirkung von Alkohol verursacht, der die Blutgefäße weit stellt.

Differenzialdiagnostisch gibt es neben der Histaminintoleranz noch eine Reihe von Erkrankungen, an die man bei über einen längeren Zeitraum anhaltend laufender oder verlegter Nase denken sollte. Die wichtigsten davon sind in Tab. 3.1 dargestellt.

Tabelle 3.1 Mögliche Ursachen für rinnende oder verlegte Nase.

Ursachen für länger dauernde Nasenatmungsbehinderung	Ursachen für länger dauerndes Naselaufen
	allergische Rhinitis
	Histaminintoleranz
ungünstige Anatomie	chronische Nasennebenhöhlenentzündung
Nasenpolypen	„vasomotorische Rhinitis"

3.2.1 Allergische Rhinitis

Die häufigste und deshalb wohl bedeutendste Ursache für die chronisch laufende oder verstopfte Nase ist der allergische Schnupfen (allergische Rhinitis). Die Auslöser hierfür lassen sich oft schon im Anamnesegespräch mit dem Arzt einer bestimmten Ursache zuordnen; eine Bestätigung des Verdachts ist dann durch die Allergiediagnostik in der Regel rasch möglich. Treten die Nasensymptome zu einer bestimmten Jahreszeit auf, dann handelt es sich meist um eine Pollenallergie. Beschwerden, die im Frühling, also in den Monaten Februar bis April, am stärksten werden, sind meist durch Pollen von Hasel-, Erlen- und Birkenpollen (sog. Frühblüher) verursacht. Die Gräserblüte folgt in den Monaten Mai und Juni und ist gefolgt von einer Belastung durch Ragweed-(Traubenkraut, Ambrosia) und Beifußpollen im August und September. Neben diesen Hauptverursachern von Pollenallergien gibt es noch zahlreiche andere Pflanzen wie Raps, Wegerich oder

Nessel, die gleichzeitig oder auch in den Zwischenmonaten bei bestimmten Allergikern zu Problemen führen können.

Patienten mit ganzjährigen Nasenbeschwerden haben häufig ebenfalls eine Allergie, die dann jedoch gewöhnlich durch Hausstaubmilben oder durch Tierhaare verursacht wird. Die Ursache für eine Tierhaarallergie ist meist rasch geklärt, da sie hauptsächlich bei Tierbesitzern von z. B. Katzen, Hunden, Meerschweinchen, Hamstern oder Kaninchen auftritt. Die Weggabe des betreffenden Tieres aus dem Wohnbereich, wenngleich psychisch oft schmerzhaft, führt gewöhnlich zur Besserung oder Heilung der Beschwerden. Bei der Hausstaubmilbenallergie findet der Kontakt mit den auslösenden Milben hauptsächlich beim Schlafen statt, da sich diese Tiere von abgefallenen menschlichen Hautschuppen ernähren und im warmen, leicht feuchten Bett ideale Lebensbedingungen vorfinden. Deshalb sammeln sich Milben und deren Kot bei fast allen Menschen über Jahre in großer Menge in den Matratzen an. Bei einer Allergie empfehlen sich in erster Linie Sanierungsmaßnahmen wie die Benutzung milbenundurchlässiger Matratzenüberzüge sowie das häufige Waschen von Kopfpolster und Decke bei mehr als 60 °C Waschtemperatur.

Zur Therapie des allergischen Schnupfens können Antihistaminika in Tablettenform oder als Nasensprays sowie Kortisonnasensprays verwendet werden. Insbesondere eine Kombination dieser Medikamente ist bei einem Teil der Patienten effektiv. Es handelt sich jedoch um eine reine Bekämpfung der Allergiesymptome, die an der zugrunde liegenden Erkrankung nichts ändert. Diese Behandlungsform ist nur dann gut geeignet, wenn der allergische Schnupfen immer nur über einen begrenzten Zeitraum von maximal wenigen Wochen besteht. Besteht die allergische Rhinitis über einen längeren Zeitraum und kann mit diesen Maßnahmen keine befriedigende Besserung der Beschwerden erreicht werden, dann sollte eine Allergieimpfung ins Auge gefasst werden. Es wird heutzutage vorgeschlagen, diese Behandlung schon frühzeitig, im Kindesalter und bei Jugendlichen, zu beginnen, da damit eine weitere Verschlechterung des Beschwerdebilds und ein Fortschreiten zu Asthma bronchiale oftmals verhindert werden kann.

3.2.2 Anatomische Veränderungen der Nase, Nasenpolypen und Adenoide

Eine verkrümmte Nasenscheidewand, vergrößerte Nasenmuscheln oder auch ein zu enger Naseneingang können die Ursache einer chronisch verlegten Nase sein. Sind diese Veränderungen sehr störend, dann können Sie meist durch eine Operation beseitigt werden.

Eine weitere mögliche Ursache für eine dauerhaft verlegte Nase sind Nasenpolypen. Die Ursache für diese Ausstülpungen der Schleimhaut ist nicht endgültig geklärt, sie sind nicht durch eine Allergie oder Histaminintoleranz verursacht. Sie können aber genauso wie eine ungünstige anatomische Situation bei gleichzeitigem Bestehen mit Allergie oder Histaminintoleranz die Symptomatik dieser Erkrankungen verstärken. Leider gibt es für Nasenpolypen in vielen Fällen keine befriedigende Therapie. Obwohl Kortison kurzfristig wirksam ist, müssen Patienten mit diesem Problem manchmal mehrfach operiert werden.

Bei Kindern, vor allem vor dem 6. Lebensjahr, stellen sog. Adenoide oder Kinderpolypen ein recht häufiges Problem dar, das zu behinderter Nasenatmung, verlegten Ohren und nächtlichem Schnarchen führen kann. Obwohl die Kinderpolypen mit zunehmendem Alter sowohl absolut wie auch durch das Kopfwachstum relativ kleiner werden, ist dennoch manchmal die operative Entfernung notwendig.

3.2.3 Chronische Entzündung der Nasennebenhöhlen und vasomotorische Rhinitis

Zu den wichtigen Differenzialdiagnosen bei dauerhaft laufender Nase gehört die chronische Entzündung der Nasennebenhöhlen. Die Ursache hierfür sind meist zu enge Ausführungsgänge der Nasennebenhöhlen. Dadurch kann es schon durch eine geringe Schleimhautschwellung zu einer kompletten Verlegung der Zugänge zu den Nebenhöhlen und damit zu einem sich selbst erhaltenden chronischen Entzündungsprozess kommen.

Ein weiterer Grund für eine laufende Nase, die häufiger, aber nicht ausschließlich im höheren Lebensalter auftritt, ist die sog. vasomotorische Rhinitis. Hier kommt es durch eine überschießende, fehlgeleitete Reaktion der Nerven in der Nase bei Temperaturwechsel oder auch ohne ersichtlichen Auslöser immer wieder zu einer wässrigen Sekretion der Nase, die äußerst störend sein kann.

3.3 Asthma bronchiale
Manfred Götz

Asthma bronchiale ist eine chronisch entzündliche Erkrankung der Bronchialschleimhaut mit Behinderung der Luftströmung in den unteren Atemwegen, welche sich spontan oder nach Behandlung vollständig oder teilweise bessern kann. Auslöser für diese Probleme ist eine gesteigerte Reaktionsbereitschaft der Bronchialschleimhaut auf verschiedene von außen kommende (exogene) oder dem Körper innewohnende (endogene) Reize, wobei allergische Faktoren eine sehr wesentliche Rolle spielen.

Vorgeschichte (Anamnese), Untersuchung der Lungenfunktion, Reaktion auf Medikamente sowie gelegentlich psychische Faktoren sind für die Erstellung der Diagnose besonders wichtig. Im Vordergrund stehen episodisch auftretendes Pfeifen (Giemen) und Husten, wobei eine Reihe von anderen Erkrankungen mit ähnlichen Symptomen verknüpft sein kann. Heute wird davon ausgegangen, dass weltweit etwa 10 % aller Kinder und Jugendlichen an Asthma leiden. Im Erwachsenenalter ist die Diagnose eines Asthmas gelegentlich komplizierter, da Umweltbelastungen wie Industriegase und vor allem der Tabakrauch eine zusätzliche Schädigung der Atemwege darstellen können und asthmaähnliche Bilder auch der chronischen Bronchitis oder noch allgemeiner den chronisch obstruktiven Atemwegserkrankungen vorkommen können. Auch ein gastroösophagealer Reflux kann – selbst bei Kindern – chronisch rezidivierende „Asthmasymptome" hervorrufen und soll bei Nichtansprechen auf Therapie ausgeschlossen werden. Erfreulicherweise sind nur rund 10 % Asthmatiker als schwer betroffen zu bezeichnen, da bei ihnen tägliche Symptome, eine körperliche Minderbelastbarkeit, eine meist abnorme Lungenfunktion sowie nächtliche Atemnot auftreten. Bei diesen Patienten spielt praktisch immer die Allergie eine wesentliche Rolle.

Asthma bronchiale kommt in Familien mit allergischen Erkrankungen gehäuft vor, sodass eine erbliche Veranlagung oder Belastung anzunehmen ist. Dieser genetische Einfluss auf das Asthma bronchiale ist vorwiegend durch die Vererbung der Allergiebereitschaft (Atopie) bedingt. Verschiedene Chromosomen sind als Träger der Erbeigenschaften für Asthma und Allergie verantwortlich gemacht worden, bis heute ist es jedoch nicht gelungen, eine genaue Zuordnung zu erzielen. Interessant ist, dass die Gene für die IgE-Regulation (Allergieverantwortlichkeit), für die bronchiale Hyperreaktivität (Überempfindlichkeit) und für bestimmte Mutationen der ß-adrenergen Rezeptoren (bronchienerweiternde Schaltstellen) nahe beieinanderliegen, wodurch sich die engen Beziehungen zwischen Allergiebereitschaft und bronchialer Überempfindlichkeit erklären lassen.

Die Überempfindlichkeit der Bronchien auf verschiedene Reize wie kalte Luft, körperliche Belastung, bronchienverengende Substanzen wie Methacholin oder Histamin sowie hypertone Kochsalzlösungen ist ein bei Asthmatikern so häufig beobachtetes Phänomen, dass es zunächst als Hauptcharakteristikum der Erkrankung angesehen wurde. Zwischenzeitlich weiß man, dass etwa 15–25 % aller Kinder und Erwachsenen auch ohne Asthmabeschwerden eine derartige bronchiale Überempfindlichkeit aufweisen. Neben genetischen Einflüssen können exogene Faktoren wie Allergene, aber auch Schadstoffe und Virusinfektionen zu einem vorübergehenden Anstieg der bronchialen Empfindlichkeit führen. Asthmatiker weisen meist jedoch eine praktisch immer nachweisbare Überempfindlichkeit auf.

Seit etwa 40 Jahren ist bekannt, dass das Wesen von Asthma in einer chronischen Entzündung der Bronchialschleimhaut besteht. An dieser chronischen Entzündung nehmen Entzündungszellen wie Mastzellen, eosinophile Granulozyten und Lymphozyten teil. Werden Mastzellen durch verschiedene Reize aktiviert, setzen sie Histamin frei, welches zu Bronchokonstriktion (Verengung der Atemwege), Vasodilatation (Erweiterung der Blutgefäße) und Erhöhung der Gefäßdurchlässigkeit führt. Untersuchungen der jüngsten Zeit haben gezeigt, dass Histamin für einen Umbau der Atemwegsstruktur verantwortlich ist, wodurch die Chronizität der Erkrankung verstärkt werden kann. Ein weiteres Mastzellenprodukt, die Tryptase, steigert die Effektivität von Histamin und führt ebenfalls zur Chronifizierung der Reaktion. Zusätzlich wird vor allem über sog. Interleukine (Zellhormone) die Anlockung von eosinophilen Granulozyten in die Wege geleitet. Diese Zellen enthalten eine Reihe von toxischen Stoffen wie z. B. das eosinophile kationische Protein (ECP) und andere. Diese haben eine direkte ausgeprägt zellschädigende Aktivität. Letztlich weiß man heute, dass neben den oben erwähnten so genannten humoralen Mechanismen auch die T-Lymphozyten, also die zelluläre Immunität, eine ganz entscheidende Rolle in der Chronifizierung asthmatischer Geschehen spielen. Moderne Therapieansätze versuchen eine Beeinflussung der Mastzellen, der Eosinophilen und der T-Lymphozyten zu erreichen. Auch die spezifische Immuntherapie (spezifische Allergieimpfung) versucht eine Änderung des T-Lymphozytenmusters zu erreichen und ist dabei bei ausreichend langer Therapiedauer erfolgreich.

3.3.1 Asthma und Inhalationsallergene

Neben körperlicher Belastung und Virusinfektionen sind die häufigsten Auslöser für asthmatische Reaktionen die Inhalationsallergene. Dabei werden aus der Umgebung kommende, als Schwebeteilchen in der Luft vorhandene Fremdeiweiße inhaliert, die zu den oben beschriebenen Veränderungen der Bronchienverengung sowie des pfeifenden Atems führen können.

3.3.2 Auslöser: Hausstaubmilben

Die Hausstaubmilben sind die wichtigsten Inhalationsallergene überhaupt. Sie kommen praktisch überall vor und werden durch feuchte Wohnverhältnisse bzw. eine Luftfeuchtigkeit über 55 % in ihrem Wachstum begünstigt. Zwischen Hausstaubmilbendichte in den ersten Lebensjahren und dem

Risiko einer Sensibilisierung gegenüber Hausstaubmilben, d. h. der Entwicklung eines Asthmas, konnten eindeutig Zusammenhänge nachgewiesen werden. Hausstaubmilben lieben es, in lichtabgewandten Milieus wie Betten, Teppichen, Sofamöbeln, Polstern, Matratzen etc. zu überleben. Durch Reduktion der Luftfeuchtigkeit, welche allerdings den menschlichen Atemwegen schaden kann, und durch Kälte können sie natürlicherweise zurückgedrängt werden.

3.3.3 Tierallergene

Hier ist besonders die Katze als sehr potente Allergenquelle zu erwähnen, wobei dieses Allergen auch in Bereichen gefunden wird, in denen sich nie eine Katze aufgehalten hat. Auch Hunde, Nagetiere und Vögel kommen als Allergenquellen infrage.

3.3.4 Pollen

Allergene von früh blühenden Bäumen und Gräsern sind die Hauptvertreter für asthmaauslösende Inhalationsallergene. Im Spätsommer und Herbst kommen auch Schimmelpilze (Alternaria, Cladosporium) verstärkt vor. Ihre Sporen sind wesentlich kleiner als die Pollen und können somit gut in die Lunge eindringen. Natürlich kommen in Innenräumen auch Mischungen aus Hausstaubmilben, Tierepithelien, Schimmelpilzen etc. vor. Neuere Inhalationsallergene sind Latex (Naturgummi), Ficus benjamina und Wildseide. Zwischen dem Milchsaft von Ficus benjamina und Latex bestehen keine Beziehungen. Alle angeführten Substanzen können Beschwerden an den oberen, aber auch unteren, Atemwegen hervorrufen. Die Abklärung von Asthma muss auch den Nachweis von Inhalationsallergenen erfassen und entsprechende Gegenmaßnahmen (Entfernen der Tiere, Sanierung der Wohnbereiche, Optimierung der Durchlüftung etc.) beinhalten. Früh im Leben einsetzende Kontaktnahme mit Inhalationsallergenen kann selten zur Entwicklung einer Toleranz führen, meist jedoch zu einer Sensibilisierung. Dabei kommt es bei Allergikern bei neuerlichem Kontakt mit einem Allergen zu einer überschießenden Reaktion von IgE-Antikörpern, welche auch für die klinischen Beschwerden verantwortlich sein können. Bereits intrauterin kommt es zu einer abnormen Reifung bestimmter T-Zellen, sodass eine vorgeburtliche Regulierung bzw. Allergievorbeugung wünschenswert wäre, bis heute jedoch noch nicht durchgeführt werden kann. Rund 95 % aller Asthmatiker können heute durch Änderung ihres Lebensstils, durch Medikamente sowie durch eine spezifische Immuntherapie sehr erfolgreich behandelt werden.

Behandlungsmisserfolge ergeben sich praktisch ausschließlich durch das Phänomen der Non-Compliance, worunter das Nichtbefolgen ärztlicher Behandlungsvorschläge zu verstehen ist. Angst vor unerwünschten Nebenwirkungen der Medikamente, Gewöhnung an die Einschränkung der körperlichen Leistungsfähigkeit, irrationale Ängste und andere sind Hauptursachen für die Non-Compliance. Die Erörterung des Compliance-Problems ist zeitaufwendig und bedarf einer seriösen Motivation des Patienten durch kompetente Fachleute wie Ärzte oder Atemtherapeuten. Betreffend die heute zur Verfügung stehenden medikamentösen Möglichkeiten sei besonders auf die großzügige Verwendung von Entzündungshemmern hingewiesen. Es hat sich gezeigt, dass mit den steroidalen Entzündungshemmern (Kortisonabkömmlinge) in inhalativer Form die beste Wirkung erzielt werden kann. Neuere Therapieergänzungen stellen langzeitwirksame bronchienerweiternde Substanzen dar, sowie Leukotrien-Antagonisten, welche entzündliche Prozesse hemmen. Für akute Atemnotanfälle stehen ganz unverändert sofort wirksame bronchienerweiternde Medikamente zur Verfügung (ß-2-Mimetika wie z. B. Salbutamol). Sie sollen von asthmatischen Patienten in Form eines Dosieraerosols mitgeführt werden.

3.3.5 Asthma und Nahrungsmittel

Nahrungsmittel und Zusatzstoffe können Asthmaanfälle auslösen. Es gibt keine generelle Regel, welche Nahrungsmittel bei Asthmatikern Beschwerden hervorrufen, sodass bei jedem Patienten eine individuelle Beurteilung erforderlich ist. Häufige Auslöser sind auch der Konservierungsstoff Metabisulfit, der in getrockneten Früchten, Würsten, Weinen und anderen Getränken vorkommt. Auch Glutamat und Tartrazin sind wiederholt als Asthmaauslöser berichtet worden. Die am häufigsten involvierten Nahrungsmittel sind Nüsse, Fisch, Kuhmilch, Eier, Beeren und Früchte. Sie können eine akute asthmatische Reaktion hervorrufen, sind aber auch, wenn Reaktionen auftreten, mit einer generalisierten Anaphylaxie verknüpft und somit prompt erkennbar. Andere Sofortreaktionen auf Nahrungsmittel sind die akute Rhinokonjunktivitis, das orale Allergiesyndrom, Urtikaria (Nesselausschlag), Angiödem, Magen-Darm-Beschwerden und atopische Dermatitis.

Tab. 3.**2** zeigt einige zu Husten und pfeifender Atmung führende Nahrungsmittel. Diese Reaktionen beruhen nicht immer nur auf einer echten allergischen Basis, sondern kommen auch als Unverträglichkeit (Intoleranz) vor. So konnte auch nachgewiesen werden, dass durch einzelne oral aufgenommene Nahrungsmittelallergene eine Steigerung der unspezifischen bronchialen Empfindlichkeit ausgelöst werden konnte. Interessanterweise zeigen Personen indischer Herkunft eine deutlich höhere Reaktionsbereitschaft ihrer Atemwege auf Nahrungsmittel als dies bei uns gesehen wird.

Tabelle 3.2 Nahrungsmittelbedingter Husten und pfeifende Atmung (nach Wilson 1985).

Nahrungsmittel	Auslöser in %
Orangennektar	30
Nüsse	21
Cola-Getränke	19
Schokolade	19
Milch	14
Eis	9
Eier	5
Orangensaft	4
Fisch	2

Unter den entzündlichen Mediatoren für Asthma nimmt Histamin eine besondere Stellung ein, ist es doch der am besten untersuchte Mediator. Nach Inhalation von Allergenen kommt es innerhalb kürzester Zeit zu einem Anstieg der Histaminkonzentration im Blutplasma und in der Folge auch zu einer vermehrten Ausscheidung von Histaminabbauprodukten im Harn. Es kann also davon ausgegangen werden, dass Histamin für eine asthmatische Reaktion zumindest teilweise verantwortlich ist. Wie erwähnt, wird Histamin hauptsächlich von den Mastzellen freigesetzt. Inhaliertes Histamin kann im Lungenfunktionslabor zum Nachweis einer bronchialen Überempfindlichkeit verwendet werden. Bei chronisch entzündlichen Prozessen, wie sie für das persistierende Asthma charakteristisch sind, dürfte die Rolle von Histamin beschränkt sein. Histamin wirkt an Histaminrezeptoren (Schaltstellen), die für einen Bronchospasmus bei Asthmatikern verantwortlich sind; zusätzliche Reaktionen sind Gefäßerweiterung der bronchialen Gefäße, Schleimsekretion sowie die Funktion verschiedener Nerven. Die meisten Histaminrezeptoren vermitteln auch eine hemmende Wirkung gegenüber einer weiteren Histaminfreisetzung durch Mastzellen. Wie bei den klassischen allergischen Reaktionen auf Nahrungsmittel (IgE-vermittelt) kann es natürlich auch zu Reaktionen auf die in Nahrungsmitteln enthaltenen biogenen Amine kommen, von denen Histamin, Tyramin, Cadaverin und Putrescin die wichtigste Rolle spielen. Hohe Histaminwerte in Nahrungsmitteln mit oder ohne gleichzeitige Einnahme von Diaminoxidasehemmern können zu einer deutlichen Steigerung des Risikos für eine akute bronchiale Reaktion führen. Auch bei Magen-Darm-Erkrankungen besteht ein erhöhtes Risiko für unerwünschte Wirkungen histaminreicher Nahrung, da eine Schädigung der physikalischen Barriere gegen die Aufnahme von Histamin im Magen-Darm-Trakt vorliegt.

Wie an einer anderen Stelle dieses Buches ausgeführt, enthalten viele Nahrungs- und Genussmittel, darunter vor allem Käse und Wein, überhöhte Werte von Histamin und anderen biogenen Aminen, wobei Letztere (die biogenen Amine) den Abbau von Histamin hemmen können. Die Autoren dieses Buches haben bereits vor mehreren Jahren nachweisen können, dass eine histaminfreie bzw. histaminreduzierte Kost zu einer Entlastung der enteralen Diaminoxidase führt bzw. dass auf diese Weise eine raschere Eliminierung von zirkulierendem Histamin erreicht werden kann. Im Gegensatz zu der Verwendung von Antihistaminika, die nach allgemeiner Ansicht bei der Behandlung des Asthma bronchiale nur einen beschränkten Wert aufweisen, gelang es, durch eine histaminreduzierte Ernährung eine deutliche klinische Besserung zu erzielen. Aus der Kombination von vermehrter Histaminzufuhr und nachfolgenden Beschwerden bzw. Histaminreduktion in der Ernährung und damit einer Entlastung des Histaminabbaus lassen sich auch weiterhin günstigere Verläufe für Asthmatiker erwarten, insbesondere da bis heute noch keine Substitution des histaminabbauenden Enzyms Diaminoxidase möglich ist. Es ergäbe sich daraus ebenfalls die allgemeine Empfehlung, dass auch Asthmatiker oder Personen mit chronischer Rhinokonjunktivitis ihre Nahrungsmittelzufuhr sorgfältig überprüfen und histaminreiche Produkte a priori vermeiden. Neben der Beachtung entsprechender Kostpläne ist immer auch die individuelle Reaktionsbereitschaft genau zu beobachten. Es besteht kein Zweifel, dass eine Ernährung, die arm an biogenen Aminen ist, eine Asthmabehandlung nach den Regeln der Kunst nicht ersetzen kann oder soll; eine Entlastung und damit klinische Besserung ist jedoch verständlich und wird beobachtet. Da Nahrungsmittelallergien gemeinsam mit Inhalationsallergien und anderen Triggern zu Asthma führen können, ist die Feststellung der Wertigkeit der Nahrungsmittel per se nicht immer einfach. Entsprechende Eliminationsdiäten wirken sich in der Regel erst nach 2 Wochen aus, sodass die Einhaltung einer mehrwöchigen Ernährungsumstellung erforderlich ist, bevor eine Besserung sicher beurteilt werden kann. Bestehen Zweifel oder Unsicherheit über die Rolle eines bestimmten Nahrungsmittels für die Auslösung von Asthma, so wird in manchen Fällen eine doppelblinde, placebokontrollierte Nahrungsmittelprovokation nicht zu umgehen sein. Dies muss unter stationären Bedingungen (kurzer Spitalsaufenthalt) erfolgen.

Literatur

[82] Beausoleil JL, Fiedler J, Spergel JM. Food Intolerance and childhood asthma: what is the link? Paediatr Drugs 2007; 9: 157–63

[83] Hirota N, Risse PA, Novali M, McGovern T, Al-Alwan L, McCuaig S, Proud D, Hayden P, Hamid Q, Martin JG. Histamine may induce airway remodeling through release of epidermal growth factor receptor ligands from bronchial epithelial cells. FASEB J 2012; 26: 1704–16

[84] Lordan JL, Holgate ST. H1-antihistamines in asthma. Clin Allergy Immunol 2002; 17: 221–48

[85] Novembre E, Martino M de, Vierucci A. Foods and respiratory allergy. Clin Immunol 1988; 81: 1059

[86] Riedler J, Eber E, Frischer T, Götz M, Horak E, Zach M. Leitlinie zur Behandlung des Asthma bronchiale bei Kindern und Jugendlichen. Wien Klin Wochenschr 2008; 120: 54–60

[87] Roberts G, Lack G. Food allergy and asthma – what is the link? Paediatr Respir Rev 2003; 4: 205–12

[88] Spergel JM, Fiedler J. Food additives and allergy: triggers in asthma. Immunol Allergy Clin North Am 2005; 25: 149–67

[89] Wantke F, Götz M, Jarisch R. Die histaminfreie Diät. Hautarzt 1993; 44: 512–6

[90] Wilson NM. Food related asthma: a difference between two ethnic groups. Arch Dis Child 1985; 60: 861–5

3.4 Herzrhythmusstörungen

Martin Raithel, Christian Layritz

Seit der Entdeckung von Histamin im Jahr 1910 konnte gezeigt werden, dass Histamin einen Einfluss auf das Herz, seinen Muskel (Myokard), die Blutgefäße und den Herzrhythmus hat und ein Potenzial zur Auslösung von Herzrhythmusstörungen besitzt (Barger u. Dale 1910). In verschiedenen Experimenten konnte gezeigt werden, dass Histamin am Herzen zelluläre Ereignisse wie Herzrhythmusstörungen auslösen kann (z.B. Induktion abnormaler Automatizität etc.; Giotti et al. 1966, Levi et al. 1981, Wit u. Rosen 1983). Histamin beschleunigt die Herzfrequenz menschlicher Feten, es steigert die Rate an Kontraktionen aus isolierten Vorhofzellen von Kaninchen. Die blockierenden Effekte des H2-Antihistaminkums Cimetidin sprechen für einen Effekt über einen spezifischen H2-Rezeptor. Giotti zeigte 1966, dass der größte Anteil des kardialen Histamins aus Mastzellen stammt (Giotti et al. 1966). Neuerdings wurden auffallend erhöhte IgE-Spiegel im Serum von Herzpatienten nachgewiesen, die mit dem Schweregrad der

Herzerkrankung und der Arteriosklerose korrelierten (Wang et al. 2011). Histamin und IgE fungieren hier nicht als Allergiesignale, sondern werden im Rahmen der chronischen Entzündungsreaktion der Arteriosklerose verstärkt produziert.

H1-Rezeptoren finden sich am sog. AV-Knoten (Überleitung Vorhof zu Kammern) und in den Koronargefäßen (Gefäßverengung), H2-Rezeptoren sind verstreut im Herzmuskel, AV-Knoten und Vorhof sowie in den Koronargefäßen (Gefäßerweiterung). H3-Rezeptoren finden sich an sympathischen Nervenfasern (Nault et al. 2002). Während im gesunden Zustand des Herz-Kreislauf-Systems die Effekte der von H1- und H2-Rezeptoren übertragenen Wirkungen auf das Herz sehr streng reguliert sind, kann sich die Histaminempfindlichkeit bei erkranktem Gefäßsystem, erkranktem Myokard, evtl. begleitender Infektions- oder Entzündungsreaktion, Sauerstoffmangel etc. rasch ändern, indem sowohl bradykarde (Herzfrequenz <60/min) als auch tachykarde Rhythmusstörungen (Herzfrequenz >100/min) beobachtet wurden (Levi et al. 1981, Nault et al. 2002, Petrovay et al. 2007).

In diesem Zusammenhang ist nicht nur die Zunahme von Herzrhythmusstörungen in einer älter werdenden Bevölkerung von Bedeutung, sondern auch die Erforschung des Histaminstoffwechsels im Alter und die zunehmenden Zahlen an allergischen Reaktionen, von Histaminintoleranz (HIT) und der Mastozytose (Friberg et al., Le Heuzey 2004, Rueff et al. 2006). Nach Ergebnissen des Interdisziplinären Datenregisters für chronisch entzündliche und allergische Magen-Darm-Erkrankungen der Universität Erlangen-Nürnberg fiel auf, dass bei ca. 15% der registrierten Patienten mit verschiedenen immunologischen Hypersensitivitätsreaktionen eine oder mehrere Typen von kardialen Rhythmusstörungen auffielen und zur Abklärung führten. Teilweise waren dies Reaktionen in Zusammenhang mit einer Einnahme des Allergens im Rahmen von assoziierten Infektionen oder anderen noch unbekannten Einflussfaktoren (Petrovay et al. 2007). Enorme Bedeutung erhält diese Fragestellung vor dem Hintergrund einer deutlichen Zunahme an Krankenhauseinweisungen aufgrund von Vorhofflimmern in den letzten 20 Jahren (2,2 Millionen US-Bürger, 4,5 Millionen Europäer). Obwohl für den Anstieg des persistierenden oder paroxysmalen Vorhofflimmerns mit all seinen daraus resultierenden medizinischen Konsequenzen (Antikoagulation, Medikamente, Krankenhauseinweisungen, Berufsunfähigkeit) eine Vielzahl von Ursachen angegeben werden können (Überalterung, Zunahme Herzinsuffizienz, bessere Erfassung von Rhythmusstörungen etc. [Giotti et al. 1966, Le Heuzey et al. 2004]), ist es unter Berücksichtigung des extremen Kostenfaktors „Vorhofflimmern" für die Zukunft entscheidend wichtig, den Anteil von Patienten diagnostisch exakt zu erfassen und zu definieren, der durch eine Störung im Histaminstoffwechsel und durch eine verstärkte Histaminfreisetzung charakterisiert ist. Denn für diese Patienten erscheinen für die Zukunft prinzipiell andere Therapiemöglichkeiten (Allergenkarenz, histaminarme Diät, Antihistaminika etc.) effektiver zu sein als die beim idiopathischen Vorhofflimmern verwandten Therapieprinzipien.

Die folgenden Fallbeispiele zeigen, dass diese Problematik der histamininduzierten Rhythmusstörungen am Beispiel des plötzlich einsetzenden Vorhofflimmerns nicht nur bei der klassischen Allergie eine Rolle spielt. Eine bestimmte Aktivierung des Immunsystems im Rahmen einer Entzündung, einer diagnostischen Untersuchung (Kontrastmittelapplikation, Herzkatheter, Endoskopie) oder bei Mastozytose kann zu Herzrhythmusstörungen führen, wenn bestimmte Schwellenwerte des Histaminspiegels überschritten werden bzw. die Toleranz des Gewebes gegenüber Histamin vermindert ist (z. B. Begleiterkrankungen) (Petrovay et al. 2007, Schwab et al. 1999).

Allergieinduzierte Herzrhythmusstörung

Zur Notaufnahme wird eine 59-jährige Frau mit tachykardem Vorhofflimmern (138/min) eingewiesen, nachdem sie am Abend bei bekannter Hühnereiweißallergie versehentlich Hühnchen gegessen hatte. Die sequenzielle Gabe von Betablocker, Propafenon und Kalium führte über 3 Stunden zu keiner Frequenzrückbildung. Nach der Gabe des H1- und H2-Antihistaminikums (Ranitidin und Clemastin) zeigte sich 5 Minuten nach der Infusion ein Umschlagen des unregelmäßigen Vorhofflimmerns wieder in einen regelrechten Erregungsbildungsstatus mit stabilem Sinusrhythmus. Während der 6-stündigen Beobachtung war der Sinusrhythmus weiterhin vorhanden und die Patientin wurde mit einer oralen Antihistaminikamedikation für zu Hause entlassen.

In der Literatur sind ebenfalls anaphylaktische Reaktionen mit einhergehenden Arrhythmien beschrieben, die auf eine Histaminfreisetzung zurückgeführt werden (Booth u. Patterson 1970, Durie u. Peters 1970, Schwab et al. 1999). Leider gibt es, abgesehen von derartigen Einzelfällen, noch keine systematischen Daten darüber, wie häufig erhöhte Spiegel von Histamin zu (allergischem) Vorhofflimmern führen und vor allem bei welchen Patientengruppen dies auftritt.

> **Infektgetriggerte Herzrhythmusstörung**
>
> Ein anderes gravierendes Beispiel zeigt ein 48-jähriger Mann mit Mastozytose, der unter seiner Standardmedikation einen schweren viralen Infekt der oberen Luftwege bekam. Die Symptomatik der schweren Erkältung wurde durch eine Vielzahl von tachykarden Herzrhythmusstörungen, Rechtsherzbelastung und erniedrigtem Blutdruck begleitet. Die durchgeführten kardiologischen Abklärungen mittels Herzkatheter und Herz-CT konnten aber keine krankhaften Auffälligkeiten der Herzkranzgefäße oder eine Minderdurchblutung feststellen, sodass als Auslöser schließlich nur die durch die Mastozytose und den Infekt getriggerten Entzündungsstoffe und das Histamin infrage kamen. Infolgedessen wurde die Antihistaminikamedikation während der Infektphase bei dem Patienten verdoppelt, was zu einer langsamen Normalisierung der Herzfrequenz führte.

Literatur

[91] Barger G, Dale HH. The presence in ergot and physiological activity of beta-iminazolylethylamine. J Physiol (Lond) 1910; 40: xxxviii–xxxix

[92] Booth BH, Patterson R. Electrocardiographic changes during human anaphylaxis. JAMA 1970; 211: 627–31

[93] Durie BGM, Peters GA. Cardiac arrhythmia following a hornet sting. Ann Allergy 1970; 28: 569–72

[94] Friberg J, Buch P, Scharling H, Gadsbphioll N et al. Rising rates of hospital admissions for atrial fibrillation. Epidemiology 2003; 14: 666–72

[95] Giotti A, Guidotti A, Mannaioni PF, Zilletti L. The influences of adrenotropic drugs and noradrenaline on the histamine release in cardiac anaphylaxis in vitro. J Physiol 1966; 184: 924–41

[96] Le Heuzey JY, Paziaud O, Piot O et al. Cost of care distribution in atrial fibrillation patients: The COCAF study. Am Heart J 2004;147: 121–6

[97] Levi R, Malm JR, Bowman FO, Rosen MR. The arrhythmogenic actions of histamine on human atrial fibers. Circ Res 1981; 49: 545–50

[98] Nault MA, Milne B, Parlow JL. Effects of the selective H1 and H2 histamine receptor antagonists loratadine and ranitidine on autonomic control of heart. Anesthesiology 2002; 96: 336–41

[99] Petrovay F, Heltai K, Kis Z, Treso B, Gonczol E, Burian K, Endresz V, Valyi-Nagy I. Chronic infections and histamine, CRP and IL-6 levels after percutaneous transluminal coronary angioplasty. Inflamm Res 2007; 56: 362–7

[100] Rueff F, Dugas-Breit S, Bauer C, Placzek M, Przybilla B. Mastozytose – klinisches Bild und Diagnostik. Dtsch Med Wochenschr 2006; 131: 1616–21

[101] Schwab D, Ell C, Raithel M, Hahn EG. Severe shock under upper gastrointestinal endoscopy in a patient with systemic mastocytosis. Gastrointest Endoscop 1999; 50: 264–7

[102] Wang J et al. IgE stimulates human and mouse arterial cell apoptose and cytokine expression and promotes atherogenesis in Apo E-/- mice. J Clin Invest 2011; 121: 3564–77

[103] Wit AL, Rosen MR. Pathophysiologic mechanisms of cardiac arrhythmias. Am Heart J 1983; 106: 798–811

3.5 Magenbeschwerden
Martin Raithel

Für Magenbeschwerden bzw. Symptome, die der Bauch- bzw. Magenregion zugeordnet werden (Dyspepsie, Sodbrennen, Schmerzen), gibt es eine Vielzahl von Erkrankungsursachen. Viele dieser Symptome können durch Nahrungs- und Genussmittel (Alkohol, Nikotin), Stress, Medikamente (Kortison, Schmerzmittel) oder andere Grunderkrankungen (z.B. Magenschleimhautentzündung, Infektion, Säureüberproduktion, Tumor) verändert bzw. ausgelöst werden. Bis heute ist im Gegensatz zum Bakterium Helicobacter pylori (Abb. 3.4) die eindeutig krankmachende Wirkung eines Lebensmittels für die Entstehung von Magen- oder Dünndarmgeschwüren (sog. Ulkuskrankheit) und beim Reizmagen ohne Geschwür (sog. nicht ulzeröse Dyspepsie)

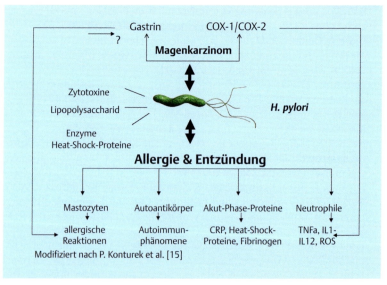

Abb. 3.4 Verschiedene Aspekte der Helicobacterinfektion am Magen bei Gastritis, Magenkarzinom, Nahrungsmittelallergie und Histaminintoleranz. Quelle: Konturek et al.

nicht exakt gesichert (Schlicker u. Göthert 2005). Nahrungsmittelallergien (NMA) oder die Histaminintoleranz (HIT) stellen hier eine Ausnahme dar, denn durch die immunologische Überempfindlichkeit auf ein bestimmtes Lebensmittel (Allergie) oder durch die Aufnahme eines histaminhaltigen Lebensmittels können bei empfindlichen Personen (HIT) Magenbeschwerden resultieren. Diese manifestieren sich isoliert „als alleinige Magenbeschwerden", aber auch gekoppelt „mit anderen gastrointestinalen Symptomen" von der Mundhöhle bis hin zum Enddarm oder treten zusammen mit Beschwerden „außerhalb des Magen-Darm-Trakts" (Auge, Atemwege, Nase Haut etc.) auf (Schlicker u. Göthert 2005, Zopf et al. 2009).

Abb. 3.**5** zeigt, dass Histamin stimulierend in den geregelten Prozess der Magensäureproduktion eingreift und dass auch hormonelle und nervale Faktoren die Säuresekretion beeinflussen. Bereits kleine Erhöhungen des Histamins über seinen normalen physiologischen Konzentrationsbereich hinaus führen als erste Veränderung zu einer Stimulation der Magensäure- und Schleimproduktion im Gastrointestinaltrakt (GIT), dann zu Kontraktion der glatten Muskulatur, Kopfschmerzen und Schwellung im Gewebe (Ödem) (Giera et al. 2008, Schlicker u. Göthert 2005). Dadurch erklärt sich, weshalb bei NMA oder HIT oft Reizmagen- oder Reizdarmbeschwerden auftreten, die ärztlicherseits oft als nicht ulzeröse Dyspepsie, immer wiederkehrende Übersäuerung des Magens und der Speiseröhre, funktionelle (Ober-)Bauchbeschwerden oder als psychosomatisch eingestuft werden, besonders wenn zahlreiche diagnostische Maßnahmen (Blut- und Stuhluntersuchungen, Ul-

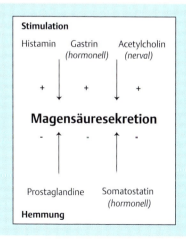

Histamin [ng/ml × m² KOF]	Biologische Aktivität
0,15 – 0,45	Normalwert physiologische Funktionen
0,5 – 1,5	erhöhte Magensäure- u. Schleimsekretion Kontraktion glatte Muskultur Kopfschmerz
1,0 – 5,0	Blutdruckabfall beschleunigter Puls Herzrhythmusstörung Hautreaktionen
2,0 – 12,5	Luftnot, Bronchienverengung, -spasmus
> 7,5	Schock, Herzstillstand

Abb. 3.**5** Physiologische Regulation der Magensäuresekretion und biologische Effekte des Histamins.

traschall Abdomen, Schilddrüse, Dünndarm, Endoskopien mit Biopsien etc.) keinen krankhaften organischen Befund ergeben.

Besonders gut ist dies auch bei Mastozytose belegt, denn hier weisen ca. 60 % aller Patienten aufgrund erhöhter Histaminspiegel pathologische Magenbefunde auf (Jensen 2000). In seltenen Fällen können sowohl bei HIT, NMA als auch Mastozytose schwere entzündliche Veränderungen bis hin zu Geschwüren, Eisen- und Blutmangel auftreten (Jensen 2000, Kokkonen et al. 2001). Die klassicherweise bei Magengeschwüren verordneten Medikamente (z. B. Protonenpumpenblocker, Antibiotika zur Beseitigung des Helicobacter pylori) sind in diesen Fällen nicht vollständig wirksam bzw. erzielen keinen dauerhaften Therapieerfolg.

Wenn am oberen GIT eine allergische Reaktion abläuft, dann können verschiedene spezifische Symptome auftreten, die von Übelkeit, Sodbrennen, Schluckstörungen, Erbrechen, Magen- und Darmschmerzen, Blähungen, Völlegefühl bis hin zu Durchfall reichen. Es war lange Zeit schwer vorstellbar, dass der typische Allergiestoff „Histamin", der oft nur mit Hautreaktionen, Asthma und Heuschnupfen in Verbindung gebracht wird, auch Übelkeit, Magenschmerz und Erbrechen im Magen-Darm-Trakt hervorrufen kann. Die Abgrenzung von HIT, NMA oder Mastozytose bei Personen mit wiederkehrenden oder chronischen Magenbeschwerden anderer Erkrankungsursachen erfordert eine differenzierte gastroenterologische, endoskopischhistologische und immunologische Abklärung (Iacono et al. 2007, Jarisch u. Hemmer 2001, Zopf et al. 2009). Denn unter dieser Gruppe von Personen mit „Reizmagen- oder Reizdarmproblematik" befinden sich auch solche mit Intoleranzen gegenüber anderen Substanzen (z. B. Salicylate in Lebensmittel oder Medikamenten; Kohlenhydrate), mit anderen Grunderkrankungen (z. B. Bauchspeicheldrüsenveränderungen; Morbus Crohn), seltenen neuroendokrinen Erkrankungen (z. B. Gastrinom), psychosomatischen und neurovegetativen Erkrankungen etc. Während mit der Gewebeuntersuchung histologisch eine verstärkte Ansammlung von Mastzellen und Eosinophilen im Magen lokal für das Vorliegen einer NMA oder Mastozytose etc. spricht, müssen bei Fehlen solcher histologischer Veränderungen die HIT, aber auch seltene andere Erkrankungen speziell gesucht werden. Beim Verdacht auf HIT bieten sich neben der Bestimmung des Plasmahistamins und des Urin-Methylhistamins die Immunhistochemie aus dem Gewebe zur semiquantitativen Detektion der Diaminoxidase (DAO), die quantitativ vergleichende Bestimmung der DAO im Serum und Gewebe sowie die Mediatordiagnostik aus Blut und Urin nach Einnahme einer Vollkost- und Kartoffel-Reis-Diät an (Giera et al. 2008, Jarisch u. Hemmer 2001, Wantke et al. 1993, Zopf et al. 2009). Da teilweise eine Kopplung mit anderen Erkrankungen und psychosomatischen Veränderungen vorliegt, besteht für den Patienten die Gefahr, dass die Magenbeschwerden nicht einer HIT zugeordnet werden, für die

Ärzte die Problematik, dass sie die Diagnostik so koordinieren müssen, dass auch bei einer HIT andere assoziierte Erkrankungen dennoch nicht übersehen werden (Giera et al. 2008, Hall et al. 2003, Jarisch u. Hemmer 2001, Jensen 2000, Kokkonen et al. 2001, Raithel et al. 1999, Stolze et al. 2008, Zopf et al. 2009). Erst danach sollte die definitive Diagnosesicherung durch eine Provokation mit Histamin erfolgen, wenn nicht schon die vorausgehenden diätetischen Veränderungen mit Reduktion des Histamingehalts bzw. der biogenen Amine in der Nahrung einen klaren Therapieerfolg gebracht haben (Giera et al. 2008, Stolze et al. 2008, Wantke et al. 1993).

Da die HIT auch zusammen gekoppelt mit einer lokalen gastrointestinal vermittelten Allergie auftreten kann (Giera et al. 2008, Raithel et al. 1999), wird zur sicheren Differenzierung einer lokalen Typ-I-Allergie (Soforttypreaktion) am Magen oder oberen Dünndarm eine endoskopisch gesteuerte segmentale Lavage (Spülung) durchgeführt, um die im Magen-Darm-Trakt gebildeten IgE-Antikörper zu identifizieren. Die weiteren immunologischen Diagnostikschritte mit oraler Provokation oder Biopsienaustestung (Mukosaoxygenation) sind im Kapitel 3.6 „Durchfälle" detailliert dargestellt (Giera et al. 2008, Zopf et al. 2009).

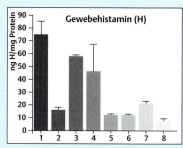 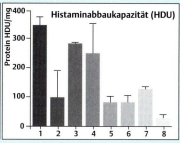

Lokalisation

1 Magen (Korpus bzw. Antrum
2 Zwölffingerdarm (Duodenum)
3 oberer Dickdarm (Jejunum)
4 unterer Dickdarm (Ileum)
5 Beginn Dickdarm (Zökum)
6 rechtsseitiger Dickdarm (Colon ascendens)
7 linksseitiger Dickdarm (Colon sigmoideum
8 Mastdarm (Rektum)

Physiologische Funktion von Histamin

Säureproduktion und Magenentleerung

Schleimsekretion, Transport Speisebrei
Schleimsekretion, Transport Speisebrei

Stimulation Dickdarmentleerung (Motilität)

Abb. 3.6 Physiologisches Gleichgewicht zwischen Gewebehistaminspiegel und Histaminabbaukapazität am Gastrointestinaltrakt.

Da im Magen Histamin bei der Salzsäuresekretion eine wichtige physiologische Rolle spielt, ist der Magen selbst sehr gut mit histaminabbauenden Enzymen (DAO und Histamin-N-Methyltransferase) ausgestattet. Abb. 3.**6** zeigt, dass normalerweise beim Gesunden an den anatomischen Lokalisationen mit relativ viel Gewebehistamin zur Regulation normaler Körperfunktionen auch viel Abbauenzyme vorhanden sind, damit eben kein Ungleichgewicht zwischen Histaminsynthese und -abbau entsteht. Dies erklärt, weshalb der Magen bei HIT im Vergleich zum unteren GIT (mittlerer bis tiefer Dünndarm und Dickdarm) seltener in die Symptomatik einer HIT einbezogen ist als die nachgeordneten und tieferen Darmabschnitte. Denn bei jungen histaminintoleranten Personen finden sich vorwiegend Beschwerden, die – bei genauerer Untersuchung – zunächst die mittleren und tieferen Darmabschnitte betreffen (diffuse Bauchbeschwerden, Blähungen, Flatulenz, Koliken, Diarrhö). Erst im späteren Alter, wenn im Magen bestimmte Schutzfunktionen verloren gehen (z.B. Schleimproduktion, schützende Gewebshormone Prostaglandine), manifestiert sich die HIT dann auch am oberen Magen-Darm-Trakt mit verschiedenartigsten Symptomen.

Während die Durchführung einer histaminfreien Diät bei Personen mit Reizmagen und funktioneller Dyspepsie eine billige und effektive Therapiemaßnahme darstellt, kann die Beseitigung des Helicobacter pylori beim Reizmagen, NMA und HIT eine Verschlechterung der Symptome der HIT oder der Allergie mit sich bringen (Hall et al. 2003, Konturek et al. 2008). Denn die verwendeten Antibiotika sind z.T. Hemmstoffe der DAO, können die Darmflora schädigen und induzieren ggf. selbst eine antibiotikaassoziierte Diarrhö. Da Helicobacter pylori sehr komplex in die Entwicklung von Magenkrebs, Allergie und Entzündung (Gastritis) eingebunden ist (Abb. 3.**4**), erfordert hier die Eradikationsbehandlung besondere Kenntnisse, mit z.B. gezielter Auswahl geeigneter Antibiotika, gleichzeitiger Antihistaminikagabe, Überprüfung der potenziellen Medikamenteninteraktionen und simultaner oder sequenzieller probiotischer Therapie. Obwohl einige Hinweise zeigen, dass Helicobacter pylori die Ausprägung einer NMA dämpfen kann (Konturek et al. 2008), sollte dieser Keim heute behandelt werden aufgrund des potenziellen Magenkrebsrisikos und auch weil bestimmte helicobactersensible Personen eine Verschlechterung bestimmter Erkrankungen erfahren (z.B. Urtikaria, Atopie). Für die Langzeittherapie der Magenbeschwerden ist zu berücksichtigen, dass die zur Hemmung der Säureproduktion eingesetzten Protonenpumpenblocker (z.B. Omeprazol, Esomeprazol, Pantoprazol) und Histamin-2-Rezeptorenblocker in bis zu 20% der Fälle eine Bildung von Allergieantikörpern (IgE) auslösen können. Daher sollte eine Therapie mit Magensäureblockern nicht unbegründet langfristig verabreicht werden.

Fallbeispiel

Bei einer Krankengymnastin (36 Jahre; 170 cm, 70 kg, gemäßigter Nikotin- und Alkoholkonsum, erhöhte Methylhistaminausscheidung im Urin), wurde das Phänomen der HIT am GIT sehr deutlich auf einer Reise nach Mittelfrankreich. Während die Patientin bei einfachen Biersorten (ca. 5% Alkoholgehalt) und deutschen Weißweinen (11–12% Alkoholgehalt) keinerlei Symptome bot, exazerbierte die latente HIT bei einer Tagesfahrt durch das Beaujolais-Weingut. Es wurden dabei auf mehreren Stationen verschiedene französische Käse- und Rotweinsorten (13% Alkoholgehalt) angeboten (mit unterschiedlich hohem Histamingehalt), was dazu führte, dass die Patientin zunächst über progrediente Blähungen und schneidende Bauchschmerzen klagte. Später kamen Tachykardie, Durchfälle und Hypotonie hinzu, sodass die Patientin schließlich das festliche französische Abendessen verlassen musste.

Da Alkohol den Abbau des Histamins hemmt, kam es während dieser Tagesfahrt durch den fortlaufenden Käsekonsum zu exzessiven Steigerungen der Histaminspiegel im Darm (Blähung, Schmerz, Diarrhö) mit relevanter Histaminresorption und schließlich auch zu erhöhten Plasmahistaminspiegeln (Tachykardie, Blutdruckabfall).

Ähnlich gefährliche Kombinationen können auch entstehen, wenn neben der exogenen Histaminzufuhr durch das Essen (z. B. Käse, Thunfisch, Essig etc.) gleichzeitig auch Antibiotika (z. B. Augmentan) oder andere Medikamente (z. B. Acetylcystein) eingenommen werden, die den Histaminabbau blockieren können (Jarisch et al. 2001, Raithel et al. 1999, Schlicker u. Göthert 2005). Eine weitere Gefahr zur Bildung derart erhöhter Histaminspiegel besteht bei Infektionen. Durch die Immunaktivierung kann über eine Interleukin-1-Wirkung eine verstärkte endogene Histaminsynthese eintreten oder über eine bakterielle Histaminproduktion (z. B. Haemophilus influencae).

Erst durch die oben geschilderte Symptomatik sah die Patientin einen Zusammenhang zwischen dem Auftreten dieser Symptome und den eingenommenen Lebens- und Genussmitteln. Nach einem Tag Alkohol- und Nahrungskarenz klang die geschilderte Symptomatik vollständig innerhalb von 24 Stunden ab. Der weitere Krankheitsverlauf der Patientin spiegelte das gesamte Spektrum der HIT wieder, denn es traten wiederkehrende Phasen von Blähungen, Müdigkeitsattacken und Durchfall auf, bis sich schließlich nach Jahren einer inkonsequenten Therapie nach Genuss von Thunfisch bei einem grippalen Infekt eine beginnende Schocksymptomatik (Präanaphylaxie: unregelmäßige Herzfrequenz 134/min, Blutdruckabfall 90/45 mm Hg), generalisierter Juckreiz und Apathie einstellte. Aufgrund der Vorgeschichte der Patientin mit der geschilderten HIT konnte durch eine hoch dosierte Therapie mit einem H1-Antihistaminikum (30 mg Loratadin innerhalb von 4 Stunden) und reichlicher Flüssigkeitsaufnahme (3,5 l Flüssigkeit) die drohende Notfalleinweisung gerade noch vermieden werden.

Literatur

[104] Giera B, Straube S, Konturek PC, Hahn EG, Raithel M. Plasma histamine levels and symptoms in double blind placebo controlled histamine provocation. Inflamm Res 2008; 57(1): 1–2

[105] Hall W, Buckley M, Crotty P, O'Morain CA. Gastric mucosal mast cells re-increased in helicobacter pylori – negative functional dyspepsia. Clin Gastroenterol Hepatol 2003; 1: 363–9

[106] Herold G und Mitarbeiter. Gastroösophageale Refluxerkrankung und Magen. In: Herold (Hrsg.). Lehrbuch Innere Medizin 2008; 398–418

[107] Iacono G, Ravelli A, Di Prima L, Scalici C, Bolognini S, Chiappa S et al. Colonic lymphoid nodular hyperplasia in children: Relationship to food hypersensitivity. Clin Gastroenterol Hepatol 2007;5: 361–6

[108] Jarisch R, Hemmer W. Nahrungsmittelallergien und -intoleranzen (State of the art). Öster. Ärztezeitung 2001; 17: 30–6

[109] Jarisch R, Wöhrl S, Focke M, Hemmer W. Anaphylaktische Reaktion bei spezifischer Immuntherapie durch Diaminoxidasehemmung nach Acetylcystein-Therapie. Allergologie 2001; 24: 112–5

[110] Jensen RT. Gastrointestinal abnormalities and involvement in systemic mastocytosis: Hematol Oncol Clin N Am 2000; 14: 579–623

[111] Kokkonen J, Ruuska T, Karttunen T, Niinimaki A. Mucosal pathology of the foregut associating with food allergy and recurrent abdominal pains in children. Acta Paediatr 2001; 90: 16–21

[112] Konturek PC, Rienecker H, Hahn EG, Raithel M. Helicobacter pylori as protective factor against food allergy. Med Science Mon 2008; 14(9): CR453–CR458

[113] Raithel M, Küfner M, Ulrich P, Hahn EG. The involvement of the histamine degradation pathway by diamine oxidase in manifest gastrointestinal allergy. Inflammation Research 1999: 48 S1: 75–6

[114] Raithel M, Zopf Y, Baenkler HW. Nahrungsmittelallergien und -unverträglichkeiten. In: Messmann H (Hrsg). Klinische Gastroenterologie. Thieme Verlag 2011; 1. Auflage: 465–72

[115] Schlicker E, Göthert M. Pharmakologie des Histamins. In: Aktories K, Förstermann U, Hofmann F, Starke K (eds). Allgemeine und spezielle Pharmakologie und Toxikologie, Urban & Fischer Verlag 2005, 9. Auflage: 223–30

[116] Stolze et al. Histaminintoleranz imitiert Anorexia nervosa. Allergo J 2008; 17: S56

3.6 Durchfälle und allergische Magen-Darm-Erkrankungen
Martin Raithel

Darmprobleme, wie immer wieder auftretende Blähungen, Flatulenz, weicher Stuhl bis hin zu Diarrhö werden von vielen Erwachsenen angegeben. Ähnlich wie beim Problem des Reizmagens (nicht ulzeröse Dyspepsie) beschrieben, gibt es hierfür eine Vielzahl von Erkrankungen. Oft wird aber trotz umfangreicher Routinediagnostik kein organpathologischer Befund erbracht. Die Beschwerden werden dann als psychosomatisch oder Reizdarm (Colon irritabile) klassifiziert (Kruis 2011). Eine entsprechende Sympto-

3.6 Durchfälle und allergische Magen-Darm-Erkrankungen

matik kann aber auch durch eine Nahrungsmittelallergie (NMA) im Gastrointestinaltrakt (GIT), Histaminintoleranz (HIT) oder Mastozytose ausgelöst werden. Gekoppelte Nahrungsmittelunverträglichkeiten, eingeschränkte Leistungsfähigkeit, Unklarheiten beim Essen oder Gewichtsverlust führen nicht nur zur psychischen Verunsicherung des Patienten, sondern oft auch zur endoskopischen Durchuntersuchung des GIT.

Dabei ist es die Aufgabe des betreuenden Arztes, die verschiedenen Abklärungen bei Fachärzten wie Internisten, Gastroenterologen, Allergologen, Dermatologen, Psychosomatikern und Ernährungsmedizinern je nach individuellem Krankheitsbild zu koordinieren und zu organisieren (Zopf et al. 2009). Schätzungsweise bei 10–25% aller Reizdarmpatienten liegen durch Histamin hervorgerufene Beschwerden vor (Zar et al. 2001). Einen wichtigen Überblick über die bei Durchfällen und weichem Stuhlgang erforderlichen Diagnostikschritte liefert Abb. 3.**7**. Sie berücksichtigt auch, die verschiedenen Ursachen des Durchfalls zu finden, wie Kohlenhydratunverträglichkeiten, Reizzustand nach Magendarminfektion, gastrointestinal vermittelte Allergie, parasitäre Besiedelung des Darms oder andere Unverträglichkeiten (z. B. Salizylate in Nahrungsmitteln) etc., bevor das Krankheitsbild als nicht erklärbar (idiopathisch), neurovegetativ oder psychosomatisch eingestuft wird (Zar et al. 2001, Zopf et al. 2009).

---

1. Kohlenhydratunverträglichkeit, H2-Atemtests (Laktose, Sorbit, FruKtose, Glukose)
2. Magen-Darm-Infektion-Stuhlkulturen (Bakterien, Viren, Parasiten)
3. Bauchspeicheldrüsenfunktion – fäkale Elastase 1
4. Blutuntersuchungen
   BKS, CRP, Diff-BB
   IgG, IgA, IgM, IgE, spez. IgE (Nahrungsmittel, Schimmelpilze, Gewürze, Umweltantigene
   Zöliakieserologie, Transglutaminase, Endomysium-AK
   Leber-, Gallenwerte, Bauchspeicheldrüsenenzyme, Eisen
   Alpha-1-saures Glykoprotein, Eiweißelektrophorese
   Vitamin D, Vitamin B12, Folsäure, Parathormon
5. Urintests 5-Hydroxyindolessigsäure, Methylhistamin, ggf. auch Katecholamine
6. funktionelle Testung peripherer Leukozyten (Eicosanoidproduktion bei V. a. NSAID-Intoleranz)

Suche nach organpathologischen Befunden	Suche nach Allergieen Typ I–IV, HIT und Immunstörungen

– Ultraschall Abdomen und Darmwanddicke
– Magen- und Dickdarmspiegelung zum Ausschluss oder Nachweis anderer Grunderkrankungen
  Kernspintomografie des Dünndarms oder Untersuchung (Endoskopie, Röntgen)
– ggf. Endosonografie Pankreas (Frühform chron. Bauchspeicheldrüsenentzündung)
– selten Spiegelung Gallenwege oder Bauchspeicheldrüse
– selten Ultraschall Bauchgefäße, Knochenmarkspunktion, Hautbiopsie
	– Hauttests (Prick 20 min., 24–48 h, ggf. Epikuntantest)
	– C1-Inaktivator, C3-,C4-Komplementfaktoren
	– Immunkomplexe (C1q, IgA-, IgM-, IgE-IK)
	– Mediatordiagnostik mit 2 Tagen Vollkost und 2 Tagen Kartoffel-Reis-Diät
	  Plasmahistamin, ECP und Tryptase im Serum, ggf. Zytokine, Methylhistamin im Urin
	– Endoskopie (z. B. Magen- und Dickdarmspiegelung) mit endoskopisch gesteuerter segmentaler Darmlavage und/oder funkt. Biopsieaustestung (Mukosaoxygenation, DAO-, Histaminabbaukapazität)
	– orale Provokationstestung mit Lebensmitteln, Histamin (Goldstandard doppelbliner, placebokontrollierter Test)

Abb. 3.**7** Übersicht zur Differenzialdiagnostik bei Reizdarmsymptomatik.

3.6.1 Mechanismen und Klassifizierung der Histaminintoleranz (HIT)

Die HIT kann durch verschiedene Mechanismen hervorgerufen werden (Tab. 3.**3**). Nicht immer ist dabei die Störung des Histaminstoffwechsels allein am Magen-Darm-Trakt lokalisiert. Da der Magen-Darm-Trakt aufgrund seiner Schleimhautoberfläche (ca. 250 m^2) aber eine große Menge an Histamin bilden kann und große Aktivitäten an histaminabbauenden Enzymen aufweist (siehe auch 3.5 Magenbeschwerden), findet sich oft eine Beteiligung des Magen-Darm-Trakts bei der HIT. An Lokalisationen mit hohem Histamingehalt findet sich normalerweise auch eine hohe Histaminabbaufähigkeit. Der Histaminspiegel korreliert im GIT signifikant positiv mit der Abbaukapazität für Histamin. Bei einer gegensätzlichen Veränderung einer dieser Größen resultiert ein Ungleichgewicht, d. h. bei hohen Histaminspiegeln und niedriger Abbaukapazität treten Beschwerden der HIT (z. B. Diarrhö) auf, bei niedrigen Histaminspiegeln und hoher Abbaukapazität kommt es zu Histaminmangelsymptomen (z. B. Verstopfung). Die Konzentration der Histaminabbauenzyme ist im Darmgewebe um ein Mehrfaches (> 500-fach)

Tabelle 3.**3** Klassifikation der zur Histaminintoleranz (HIT) führenden Störungen.

Ursache der Histaminintoleranz	Klasse	Pathologie
1. gesteigerte Verfügbarkeit von Histamin	1A	endogene und/oder genetisch verstärkte Histaminsynthese, z. B. Allergien, Mastozytose, Leukämie, Bakterien etc.
	1B	exogen verstärkte Histidin-, Putrescin- oder Histaminzufuhr, z. B. Lebensmittel, Wein, Essig etc.
2. empfindlichere Histaminrezeptoren	2A	genetisch bedingte Empfindlichkeitsänderung an Histaminrezeptoren
	2B	erworbene Empfindlichkeitsänderung an Histaminrezeptoren, z. B. Autoantikörper(?), Zytokine, Entzündung, Infektion etc.
3. gestörter enzymatischer Histaminabbau	3A	genetisch bedingte Enzymstörung auf Ebene der – Diaminoxidase – Histamin-N-Methyltransferase
	3B	erworbene Enzymstörung auf Ebene der – Diaminoxidase – Histamin-N-Methyltransferase
4. gestörte zelluläre Aufnahme (?)		

höher als der ins Blut freigesetzte Anteil dieser Enzyme (Kuefner et al. 2008, Raithel et al. 1998). Eine Korrelation zwischen Blut- und Gewebespiegeln im Darm besteht nicht.

Es gibt primäre (angeborene, genetisch fixierte) und sekundär erworbene Formen der HIT. Primäre und sekundäre Formen der HIT können entweder durch eine gesteigerte Verfügbarkeit von Histamin, durch das Vorhandensein empfindlicherer Rezeptoren, durch Störungen im Abbau des Histamins oder der zellulären Aufnahme hervorgerufen werden (Tab. 3.3). Kombinationen dieser genannten Mechanismen kommen ebenfalls vor, daher sollten die in Tab. 3.3, Tab. 3.4, Tab. 3.5 dargestellten Mechanismen und Erkrankungen diagnostisch überprüft werden.

Am häufigsten finden sich Störungen im enzymatischen Histaminstoffwechsel (Abbau des Histamins über die Diaminoxidase (DAO) oder die Histamin-N-Methyltransferase) als Folge bestimmter Grunderkrankungen außerhalb des Darms bzw. bei Erkrankungen im Darm (sekundäre Formen der erworbenen HIT, Tab. 3.4, Tab. 3.5). Die Darmveränderungen können oft

Tabelle 3.4 Erkrankungen außerhalb des Gastrointestinaltrakts mit Potenzial zur Entwicklung einer Histaminintoleranz.

Atopische Grunderkrankungen*	Nicht atopische Grunderkrankungen*
atopische Dermatitis (Neurodermitis)	Nahrungsmittelallergien (nicht IgE) – verzögerte Reaktionen – Malabsorptionssyndrome
Asthma bronchiale	chronische Urtikaria
allergische Rhinokonjunktivitis (Heuschnupfen, Pollinosis)	Polyposis nasi
Nahrungsmittelallergien (IgE) – orales Allergiesyndrom (Pollen) – gastrointestinale Allergie – Anaphylaxie	Mastozytose
Michschorf	Intoleranz gegenüber nicht steroidalen Antiphloqistika (NSAID-Intoleranz), Salicylaten etc.
Urtikaria	Intoleranz gegenüber Kontrastmitteln
	…**

*außerhalb des Gastrointestinaltrakts (extraintestinale atopische und nicht atopische Grunderkrankungen); **Ergänzungen s. a. Gastrointestinale Grunderkrankungen

Tabelle 3.5 Erkrankungen des Gastrointestinaltrakts mit Potenzial zur Entwicklung einer Histaminintoleranz.

Nicht erosive gastroenterologische Grunderkrankungen*	Erosive gastroenterologische Grunderkrankungen
Kohlenhydratunverträglichkeiten Milch-, Fruchtzucker, Sorbit	akute und chronische infektiöse Dünn- bzw. Dickdarmerkrankungen
Nahrungsmittelallergien** (gastrointestinal vermittelte Allergien 1-IV°)	chronisch entzündliche Darmerkrankungen – Morbus Crohn – Colitis ulcerosa – Colitis indeterminata
unspezifische oder postinfektiöse Dünn- bzw. Dickdarmveränderungen** – kollagene/lymphozytäre Kolitis – NSAID-Intoleranz – Reizdarm (Colon irritable)	seltene Dünn- und Dickdarmentzündungen (z. B. Morbus Behcet)
gehäuftes Vorkommen von Dickdarmpolypen bzw. -tumoren	...
persistierende Infektionen**	
Zöliakie (Sprue)**	
eosinophile Speiseröhren-, Magen- oder Darmerkrankungen**	
Mastozytose**, Lymphom**, Polyposisyndrome	
seltene Dünndarmerkrankungen	

*geordnet nach Häufigkeiten **Bei schweren Krankheitsfällen wurde auch ein Übergang zur erosivem Krankheitsverlauf beobachtet. NSAID = nicht steroidale Antiphlogistika.

klinisch inapparent sein (Permeabilitätsstörung, Epithelschädigung, geringe Entzündung).

Weitere Mechanismen der HIT sind eine Überlastung des Histaminabbaus durch eine allzu große Aufnahme an Histamin über die Nahrung (enterale Histaminose) und/oder eine Blockade dieser Abbauenzyme durch Alkohol, Medikamente oder andere Substanzen (Kuefner et al. 2008, Petersen et al. 2003, Raithel et al. 1998, Zopf et al. 2009). Im Schnitt sind die DAO-Spiegel bei NMA um ca. ein Drittel niedriger als bei Ge-

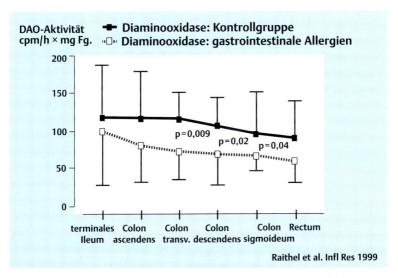

Abb. 3.**8** Darstellung der Diaminoxidaseaktivität am unteren Gastrointestinaltrakt als Basis für die Anwendung der histaminarmen Kost bzw. von Antihistaminika bei Nahrungsmittelallergikern und histaminintoleranten Personen.

sunden (Abb. 3.**8**), bei histaminintoleranten Personen sind teilweise noch stärkere Aktivitätserniedrigungen zu finden. Bei einigen Personen mit NMA, Neurodermitis, Asthma bronchiale oder HIT konnten Variationen im DAO-Gen (Polymorphismen) und/oder der Histamin-N-Methyltransferase festgestellt werden (Hagel et al. 2011, Kuefner et al. 2008, Maintz et al. 2011, Petersen et al. 2003, Preuss et al. 1998). Diese Genvarianten gehen nicht immer mit einer Funktionsstörung des entsprechenden Abbauenzyms oder der Manifestation einer HIT einher, sodass dazu noch andere Mechanismen beitragen (Kuefner et al. 2008, Maintz et al. 2011, Petersen et al. 2003).

Der Verlust der Histaminabbaukapazität im Darmepithel führt jedoch einerseits dazu, dass das endogen freigesetzte Histamin (Allergie, Entzündung, Darmbakterien etc.) nur verzögert abgebaut wird. Daraus resultieren konzentrationsabhängige histaminduzierte Symptome, nicht nur im Darm selbst (Durchfall, Bauchschmerz, Blähungen etc.), sondern auch außerhalb des Darmes (Kopfschmerz, Urtikaria, Asthma, Blutdruckabfall etc.). Der Mangel an Histaminabbaufähigkeit bewirkt aber andererseits auch, dass das in Nahrungsmitteln enthaltene exogene Histamin ebenso zu klinischen Symptomen mit Juckreiz, Diarrhö, Urtikaria oder Herzrhythmusstörungen führen kann (Maintz et al. 2011, Petersen et al. 2003, Preuss et al.

1998, Zopf et al. 2009). Oft bleibt dann unklar, ob die beobachtete Reaktion Folge einer echten allergischen Reaktion auf ein Nahrungsmittel war (Allergietyp I–IV), ob ein pseudoallergischer Mechanismus zur Histaminfreisetzung führte (z.B. Erdbeer-, Tomaten-, Zitrusfrüchteintoleranz etc.) oder ob (verdorbene) Lebensmittel schon mit toxischen Histaminmengen kontaminiert waren (>150 mg Histamin, Intoxikation).

Die Erkrankungen am GIT können in nicht erosive und erosive Grunderkrankungen aufgeteilt werden. Dies erfolgt nicht nur histologisch, sondern auch schon endoskopisch durch eine begleitende Endomikroskopie während der Magen- oder Darmspiegelung. So können erfahrene Endoskopiker bei der Fragestellung HIT, Nahrungsmittelunverträglichkeit oder gastrointestinale Allergie bereits anhand des Schleimhautbefunds und der endomikroskopischen Darstellung die Zuordnung zu einer der dargestellten Gruppen erreichen. Dies ist deshalb von Bedeutung, da bei der Gruppe der nicht erosiven Grunderkrankungen am häufigsten die HIT übersehen wird. Erst durch eine Kapselendoskopie konnte bei solchen Patienten mit NMA objektiv am gesamten Dünndarm festgestellt werden, dass in ca. 85% der Fälle entzündliche Schleimhautbefunde vorliegen, wo normalerweise die höchste DAO-Konzentration im Körper zu finden ist. Dies erklärt bei einem Teil der Patienten die Entstehung einer HIT (Hagel et al. 2011).

3.6.2 Gastrointestinal vermittelte Allergien und Histaminintoleranz

3.6.2.1 Diagnostik

Der Verdacht auf eine allergische Magen-Darm-Erkrankung ergibt sich immer dann, wenn bei Ausschluss obiger Erkrankungen rezidivierende oder chronische Beschwerden nach der Nahrungsaufnahme vorliegen, wenn unauffällige Schleimhautverhältnisse oder unspezifische Entzündungszeichen im Darm vorliegen oder (fakultativ) eine Eosinophilie im Blut oder Darmgewebe festgestellt wird. In solchen Situationen kann allein das „an eine Allergie oder HIT Denken" dem Patienten viel helfen, denn bereits mit einer kurzzeitigen (1 Woche) versuchsweise durchgeführten allergenarmen Kartoffel-Reis-Diät oder einer anschließenden histaminarmen Kost kann das Problem oft schon kostengünstig – global untersucht – und evtl. sogar verbessert werden (Jarisch 2008, Raithel u. Hahn 1998, Raithel et al. 1998, Zar et al. 2001, Zopf et al. 2009). Hier kann auch schon mit der Urinsammlung auf Methylhistamin und Histamin unter einer mindestens 2-tägigen Vollkost und einer 2-tägigen Kartoffel-Reis-Diät frühzeitig der objektive Hinweis auf eine erhöhte Histaminproduktion und- ausscheidung erbracht werden. Der GIT wird dabei über das Methylhistamin im Urin sehr gut erfasst, weil das im Darm endogen gebildete Histamin zu einem großen Teil (ca. 60%) über die Pfortader zur Leber gelangt und dort ins stabile Methylhistamin umgebaut wird (Raithel u. Hahn 1998, Winterkamp et al. 2003). Die DAO übernimmt den Abbau des restlichen freien Histamins an der Darmschleimhautoberfläche (exogenes Histamin) bzw. des in der Zelle methylierten Histamins (endogenes Histamin), wenn dieses aus der Zelle in Blut und Lymphe gelangt. Zur Erleichterung der Diagnostik gibt es vom Synlab Fachlabor Weiden (Weiden/Opf. Deutschland) eine Anleitung zur sachgerechten Durchführung (Raithel u. Hahn 1998, Winterkamp et al. 2003, Zopf et al. 2009). Dieser erste einfache Screeningtest hat den Vorteil, dass er das bei verschiedenen Allergietypen Typ I–IV freigesetzte Histamin misst (Abb. 3.**9**) und nicht nur als Indikator für IgE-vermittelte NMA gilt. Sein Nachteil besteht darin, dass er nicht spezifisch eine NMA anzeigt, sondern auch bei anderen histaminproduzierenden Erkrankungen positiv ausfällt (z. B. Mastozytose, Karzinoid, Knochenmarkerkrankung etc.).

Die weitere differenzierte diagnostische Abklärung hat das Ziel, herauszufinden, welche(s) Lebensmittel die Symptome hervorrufen(t) und zu sichern, welcher Allergiemechanismus dafür verantwortlich ist (Hagel et al. 2011, Zar et al. 2001, Zopf et al. 2009):
- spezifische IgE-Antikörper gegen ein Lebensmittel (Allergie Typ I)
- ein nahrungsmittelinduzierter Verbrauch an Komplementfaktoren (Allergie Typ II)
- eine nahrungsmittelinduzierte Bildung von Immunkomplexen (Allergie Typ III)

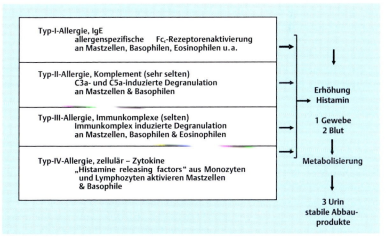

Abb. 3.**9** Beteiligung von Histaminfreisetzungsreaktionen an verschiedenen Allergietypen.

- spezifisch sensibilisierte Lymphozyten gegen das auslösende Lebensmittel (Allergie Typ IV)

Der Nachweis dieser Immunphänomene kann dabei entweder an der Haut, im Blut oder im Darm bzw. an anderen Organen erfolgen. Wichtig ist, dass der Nachweis nahrungsmittelspezifischer Immunphänomene überhaupt erbracht wird! Dabei wird oft vergessen, dass nicht nur im Blut, sondern auch an der Schleimhaut des Magen-Darm-Trakts nach lokal gebildeten Allergieantikörpern bzw. den genannten Allergiemechanismen gesucht werden muss (Lin et al. 2002, Raithel et al. 2006, Schwab et al. 2001, Winterkamp et al. 2003, Zopf et al. 2009). Es genügt heute nicht mehr, nur Hauttestungen mit kurzer Ablesezeit (sog. Pricktest, 20 Minuten) und/oder nach alleinigen IgE-Antikörpern im Blut zu suchen (Typ-I-Allergie), es sollte auch nach nicht IgE-vermittelten und verzögerten Allergietypen (Allergie Typ II–IV) gesucht werden. Denn am GIT kommen auch nicht IgE-vermittelte Allergien und lokale IgE-vermittelte Allergien (Entopie) vor, wobei Letztere im Blut unauffällig sind (Arslan et al. 2006, Hagel et al. 2011, Lin et al. 2002, Paajanen et al. 2005, Zopf et al. 2009).

Zur speziellen Diagnostik am Darm wurde die endoskopische Lavage entwickelt, bei der aus der Spülflüssigkeit des menschlichen Darmes wichtige Immunparameter wie Immunglobulin E, Proteine der Mastzellen und Eosinophilen, Tumornekrosefaktor etc. bestimmt werden (Raithel u. Hahn 1998, Schwab et al. 2001). Die moderne Endoskopie kann somit am Ort der Erkrankung (Magen, oberer oder tiefer Dünndarm, Dickdarm) die Allergie erkennen. Dieses Vorgehen wird durch die Gewebeuntersuchung (Histologie) und die Bildgebung ergänzt. Wenn sich aus der endoskopischen Lavage Hinweise auf bestehende Lebensmittelsensibilisierungen ergeben, kann aufgrund des Befundes entweder eine Diät verordnet werden (< 3 Lebensmittel) oder die klinische Relevanz des Allergens wird mit einer Exposition am Patienten (In-vivo-Provokation) bzw. an der bioptisch gewonnenen Darmschleimhaut (Ex-vivo-Provokation) überprüft (Arslan et al. 2006, Lin et al. 2002, Niggemann et al. 2006, Paajanen et al. 2005, Raithel u. Hahn 1998, Raithel et al. 2006, Schwab et al. 2001, Zopf et al. 2009). Bei der Provokation am Patienten wird beobachtet, ob eine reproduzierbare Reaktion auf das Allergen auftritt (Arslan et al. 2006, Niggemann et al. 2006), während bei der Provokation an der Darmbiopsie (Mukosaoxygenation) gemessen wird (Raithel u. Hahn 1998, Raithel et al. 2006), ob eine signifikante Freisetzung von spezifischen Allergiemediatoren stattfindet. Sofern die Testung am Patienten (Auftreten klinischer Symptome) oder der Test an der Biopsie (pathologische Freisetzung von Allergiestoffen) ein positives Ergebnis zeigt, wird eine strikte Allergendiät (Karenz) eingeleitet. Bei beiden Testformen können Nahrungsmittel, Schimmelpilze, Gewürze, Pollen und pollenkreuzreaktive Lebensmittel sowie Umweltantigene getestet werden. Welche Testform herangezogen wird, ist abhängig von dem Beschwerdemuster des Patienten, dem vermuteten Allergietyp, der möglichen Gefährdung durch eine Provokation, der verfügbaren Zeit des Patienten und der Finanzierung durch die Krankenkasse etc. Da viele Patienten mit Beschwerden des GIT aufgrund einer Allergie oder HIT endoskopiert werden, bietet sich die Untersuchung der Darmschleimhautproben (Mukosaoxygenation) an (Raithel et al. 2006). Diese wird jedoch in standardisierter Form nur an wenigen Zentren durchgeführt und erfordert eine Kostenzusage durch die Krankenkasse.

Wenn die oben aufgeführten und in Abb. 3.7 dargestellten Diagnostikschritte zur Identifikation der Allergietypen I–IV keinen Nachweis für eine gastrointestinale NMA erbringen, klinisch aber dennoch histaminvermittelte Symptome vorliegen, wird gezielt nach Störungen des Histaminstoffwechsels gesucht. Da hierzu ein alleiniger Bluttest zur Detektion der DAO nicht ausreichend ist, sollte die Standarddiagnostik über klinische Tests und die Darmbiopsie erfolgen (Jarisch 2008, Kuefner et al. 2008, Maintz et al. 2011, Petersen et al. 2003, Raithel et al. 1998). Die im interdisziplinären Erlanger Register für chronisch entzündliche und allergische Magen-Darm-Erkrankungen identifizierten Patienten mit HIT wurden durch eine Reihe von erforderlichen Tests bzw. Testkombinationen identifiziert.

Diagnostikmöglichkeiten der Histaminintoleranz
- Anamnese, körperliche Untersuchung
  – Mediatordiagnostik Blut (Einmalbestimmung):
- Plasmahistamin, ECT und Tryptase im Serum, ggf. Zytokine
  – funktionelle Mediatordiagnostik mit mindestens 2 Tagen Vollkost und 2–14 Tagen hypoallergener, histaminarmer Kartoffel-Reis-Diät
  – Kombinationsbestimmung unter Vollkost und nach Kartoffel-Reis-Diät jeweils zum Vergleich (Therapieeffekt)
- Plasmahistamin, Serum-DAO, ECP und Tryptase im Serum, ggf. Zytokine, Histamin und Methylhistamin im 12-h-Urin
  – Endoskopie mit Biopsieentnahme (Stickstoff)
  – histologische Beurteilung (Mastzelldichte), ggf. DAO-Immunhistochemie, Bestimmung Gewebehistamingehalt, ggf. weitere Mediatoren
  – Bestimmung der isolierten Enzymaktivitäten DAO, HNMT
- Bestimmung der biologisch verfügbaren Gesamthistaminabbaukapazität
  – orale Provokationstestung mit 50–150 mg Histamin bzw. Placebo
  – Notfallbereitschaft (ggf. intensivmedizinische Überwachung)
  – Beschwerdescore, Kreislaufmonitoring, Peak-Flow-Messung etc.
  – Mediatordiagnostik Plasmahistamin, ggf. DAO, andere Parameter

Obwohl die orale Provokation mit 75–150 mg Histamin den Goldstandard für den Nachweis der HIT darstellt, ist zu berücksichtigen, dass nicht bei allen Patienten unter standardisierten klinischen Testbedingungen die Symptomatik reproduzierbar ist. Dies kann am Fehlen bestimmter Verstärkungsfaktoren liegen, die z. B. im Alltag das Auftreten bestimmter histamininduzierter Symptome begünstigen (z. B. Lebensmittelkombinationen, Alkohol, psychischer Stress etc.). Daher kann die laborchemische Analyse der DAO oder Histamin-N-Methyltransferase-Aktivität die klinische Diagnostik mit der oralen Histaminprovokation gut ergänzen, um falsch negative Provokationstestungen zu erkennen (Kuefner et al. 2008, Maintz et al. 2011, Petersen et al. 2003, Raithel et al 1998).

3.6.2.2 Modifizierende Begleitfaktoren

Nachdem die klinische Manifestation einer Allergie oder einer HIT oft nicht allein, nur durch das Allergen bzw. aminhaltige Lebensmittel bedingt ist, sondern auch durch weitere konditionierende Faktoren begünstigt wird, wie z. B. bestimmte Grunderkrankungen (Abb. 3.**9**, Abb. 3.**10**), die Anwesenheit von Alkohol und Nikotin, permeabilitätssteigernde Medikamente (z. B. Schmerzmittel, nicht steroidale Antiphlogistika, Aspirin u. a.), Gewürze (z. B. Curry, Chili), Salicylate in Nahrungsmitteln (z. B. Ananas, Curry, Beeren), körperliche oder psychische Anstrengung sowie durch physikalische Faktoren, sollten solche Begleitfaktoren berücksichtigt werden.

Unspezifische supportive Therapiemaßnahmen bei Nahrungsmittelallergie und Histaminintoleranz:
- Vorstellung beim Ernährungstherapeuten, Erarbeitung individueller Diätpläne und Kostvorschläge mit normal proportionierter Nährstoffzusammenstellung
  - histaminarme Kost
  - Karenz gegenüber unspezifischen Histaminliberatoren (z. B. Tomate, Erdbeeren etc.)
  - ggf. Anwendung hypoallergener Flüssigkost
- ggf. Substitution von Pankreasenzymen
  - Begleitfaktoren der Allergiemanifestation (Augmentationsfaktoren) ausschalten
  - körperliche Anstrengung, psychische Erregung (Stress)
  - physikalische Einflüsse (Kälte, Hitze, Alkohol, Gewürze etc.)
- Behandlung anderer Grundkrankheiten
  - Begleitmedikation überprüfen auf
    - Inhaltsstoffe (Stärke, Soja, Maismehl etc.)
    - immunaktive Substanzen (ACE-Hemmer, Antiepileptika, NSAR etc.)
- Inhibitoren des Histaminkatabolismus (Antibiotika, Mukolytika etc.)

- Karenz gegenüber permeabilitätssteigernden Substanzen und Nikotin
- Alkohol, Gewürze, NSAR, Salicylate in Lebensmitteln etc.
  - Suche nach weiteren Intoleranzen
- Kohlenhydratmalabsorption, Salicylate etc.
- Ausschluss Gallensäureverlust, bakterielle Dünndarmüberwucherung und exokrine Pankreasinsuffizienz, ggf. Therapie
- psychosomatische Konsiliaruntersuchung und Begleitung, ggf. Therapie
- Behandlungsversuch mit Probiotika, normaler Kaffeegenuss

Zu den endogenen Faktoren, die die Manifestation einer NMA oder der HIT modulieren können, gehören genetische Faktoren (Erbanlagen), das vegetative Nervensystem (Stressverarbeitung und -modulation), aber auch Verdauungsfunktionen durch die Sekrete von Magen, Galle und Bauchspeicheldrüse. Dies zeigt sich z.B. daran, dass Personen mit gestörter Magensäureproduktion, Sprue (Weizen- bzw. Glutenüberempfindlichkeit), chronischer Bauchspeicheldrüsenentzündung (Pankreatitis) oder IgA-Antikörpermangel erhöhte IgE-Antikörperspiegel aufweisen können und damit ein höheres Allergierisiko tragen (Raithel et al. 2003, Schleimer 2000, Zar et al. 2001, Zopf

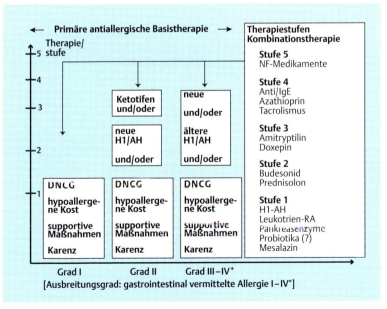

Abb. 3.10 Prinzipien der Stufentherapie bei Nahrungsmittelallergien und Histaminintoleranz.

et al. 2009). Gerade bei der chronischen Bauchspeicheldrüsenentzündung mit reduzierter Produktion von Verdauungsenzymen (sog. exogene Pankreasinsuffizienz) wurden fast 10-fach höhere IgE-Spiegel im Serum und im Stuhl als bei Gesunden festgestellt, weil das Fehlen der Bauchspeicheldrüsenenzyme die Allergene nicht mehr ausreichend zerstört (Raithel et al. 2003). Aufgrund dieser Erkenntnisse können Bauchspeicheldrüsenenzyme auch zur Therapie der NMA eingesetzt werden (Abb. 3.**10**).

Eine weitere Modulation der Allergieaktivität und der Schwere einer HIT kann durch die körpereigene hormonelle Antwort entstehen, z.b. durch das Östrogen-Progesteron-Verhältnis, die Antwort der Hypothalamus-Hypophysen-Nebennieren-Achse etc. Durch die tageszeitlichen Schwankungen des Kortisols kann die Ausprägung von Allergie- und Histaminsymptomen in der Weise moduliert werden, dass z.b. morgendliche allergische Asthmaattacken seltener auftreten, Provokationstestungen am frühen Morgen weniger schwer ausfallen als am Abend. Selbst die Zahl und Aktivität der Allergiezellen im Blut kann erheblich schwanken (Schleimer 2000).

3.6.2.3 Wichtige Aspekte zur Ernährung

Da viele Personen mit NMA eine veränderte Histaminempfindlichkeit aufgrund eines gestörten Histaminstoffwechsels aufweisen, wird bei schwerer Krankheitsmanifestation oder noch unklarem Krankheitsbild zunächst empfohlen, generell eine histaminarme Kost einzunehmen, d.h., Rotwein, Käse, Thunfisch, Essig, Sauerkraut und Schokolade und einige andere Lebensmittel und Getränke sollten gemieden werden (siehe auch Kapitel 3.7 und 3.8), um Unverträglichkeitsreaktionen vorzubeugen (Jarisch 2008, Kuefner et al. 2008, Maintz et al. 2011, Petersen et al. 2003, Raithel et al. 1998, Zopf et al. 2009). Am Anfang der Behandlung sollen auch unspezifische Histaminliberatoren wie Erdbeeren, Zitrusfrüchte oder Tomaten gemieden werden. Weitere wichtige Maßnahmen zur Senkung der Darmpermeabilität sind die Gabe von Zink, die Behandlung eines Gallensäureverlusts (Gallensäuren setzen Histamin frei), die ausreichende proportionierte Zufuhr von Fett (z.b. Quark 20–40%), die ausreichende Versorgung mit Vitamin B1, B12, C sowie Folsäure und Kupfer und ggf. die Einnahme von Bauchspeicheldrüsenenzymen. Da bei einigen Patienten mit HIT eine einseitige Ernährung mit erhöhtem Kohlenhydratanteil beobachtet wird, ist es enorm wichtig, die Ernährung wieder auf eine ausgewogene Mischkost (Kohlenhydrate 50%, Eiweiß 20%, Fett 30%) zurückzuführen.

Andere biogene Amine in der Ernährung können die Symptomatik einer NMA, HIT oder damit assoziierter Grunderkrankungen modulieren (Häberle 1987, Jarisch 2008, Kuefner et al. 2008, Maintz et al. 2011). Backhaus et al. zeigten an der lebenden Darmbiopsie, dass von den 3 wichtigen Polyaminvorläufern (Putrescin, Spermin, Spermidin) das Putrescin als ein signifikant histaminfreisetzendes Molekül gilt (Backhaus et al. 2003, Häberle 1987). Vermutlich fungiert das Putrescin als Histaminfreisetzungssignal, um die Darmperistaltik anzuregen; bei Personen mit gestörtem Histaminabbau kann dies jedoch leichter zu Beschwerden führen. Die klinische Schlussfolgerung ist, dass putrescinhaltige Lebensmittel (wie auch manche andere biogene Amine) bei schwerer Krankheitsaktivität gemieden werden sollten (Backhaus et al. 2003, Häberle 1987, Jarisch et al. 1993). Möglicherweise sind diese Zusammenhänge noch komplexer, denn auch Bakterien können Putrescin und Histamin produzieren. Damit stellt sich die Frage, inwieweit Bakterien bzw. die Darmflora an der Manifestation einer HIT beteiligt sein könnten. Zudem besteht zwischen Putrescin und anderen biogenen Aminen bzw. Histamin eine Art Wettbewerb um das Enzym DAO, sodass es bei hohen Putrescinkonzentrationen zu einer reduzierten Umsetzung von Histamin kommt.

3.6.2.4 Spezifische Therapie

Unter den spezifischen Therapieverfahren zur Behandlung der NMA oder der HIT hat sicherlich das Weglassen des auslösenden Lebensmittels (Allergen) bzw. die Karenz des (hist)aminhaltigen Lebensmittels den höchsten Stellenwert (Boyce et al. 2010, Zopf et al. 2009). Damit kann oft eine komplette Remission der Symptomatik erreicht werden. Die Karenzmaßnahmen sind jeder Form der pharmakologischen Therapie deutlich überlegen, kostengünstiger und am besten durchführbar, wenn sich die Allergie bzw. Intoleranz nur auf ein oder wenige Allergene bzw. Lebensmittel bezieht. Gerade über das Vorkommen des Allergens oder des (hist)aminhaltigen Lebensmittels sollte der Patient vom Ernährungstherapeuten geschult werden. Neben dem Verbot für bestimmte Lebensmittel sollten stets auch diätetische Alternativen angeboten werden, was anhand eines individuell erstellten Ernährungsplans unter Berücksichtigung einer proportionierten Nährstoffzusammensetzung mit ausreichendem Fettgehalt erfolgt.

Die immunologischen Veränderungen einer strikten Elimination des Allergens oder einer histaminhaltigen Kost führen zu einem Rückgang der allergischen Symptomatik, einem Abfall der IgE-Spiegel, der Methylhistaminausscheidung und auch zu einem Rückgang der Konzentrationen der wichtigsten Allergiestoffe im Darm (Histamin, Tryptase etc.) bzw. zur Verbesserung der Barrierefunktion des Darms, oft gekoppelt mit einem Anstieg der DAO, sodass sich eine sekundär erworbene HIT wieder zurückbilden kann.

Ergänzend zur Karenz sollte frühzeitig vom Spezialisten überprüft werden, ob bei bestehender Allergie eine spezifische orale, sublinguale oder subkutane Immuntherapie (Hyposensibilisierung) möglich ist (z.B. Pollenkreuzreaktive NMA) und ob eine Notfallmedikation für zu Hause bei Gefahr der Anaphylaxie erforderlich ist.

3.6.2.5 Unspezifische supportive Therapie

Die oben aufgeführte spezifische Therapie kann bei Nahrungsmittelallergikern oder histaminintoleranten Personen durch zahlreiche weitere supportive Therapiemaßnahmen optimiert werden (s. o. und Abb. 3.**10**), bevor eine Ernährungstherapie mit hypoallergenen Ersatzkostformen oder die Therapie mit Medikamenten angewandt wird.

3.6.2.6 Ergänzende Ernährungstherapie

Die Ernährungstherapie erfolgt wie bei der Therapie des Morbus Crohn mit nährstoffdefinierten Polymerdiäten (z. B. Modulen IBD), Elementardiäten mit Aminosäuren (z. B. E 028) oder Oligopeptidlösungen (z. B. Provide Extra) etc. Interessant ist, dass diese hypoallergenen Kostformen alle histaminfrei und auch bei assoziierten Grunderkrankungen wirksam sind (Jarisch et al. 1993, Schwab et al. 1998).

Diese werden entweder in adjuvanter Form mit ca. 500–1500 kcal/d zur tolerierten Kost oder zusammen mit einer Kartoffel-Reis-Diät (ggf. ergänzt mit hypoallergenen Lebensmitteln, z. B. Lamm, grüner Salat, Brokkoli etc.) eingenommen. Bei schweren Verlaufsformen mit mehreren Allergenen, im Kindesalter oder bei Malabsorptionssyndromen mit reduziertem Ernährungszustand werden sie vorübergehend auch zur ausschließlichen Ernährung (>1500–2500 kcal/d) verwandt (Schwab et al. 1998, Zopf et al. 2009).

3.6.2.7 Medikamentöse Stufentherapie

Ist mit den genannten Therapiemaßnahmen kein zufriedenstellender Rückgang der Beschwerden zu erreichen, kommen antiallergische Medikamente wie Dinatriumcromoglycat (DNCG-Mastzellstabilisator; in Deutschland als Colimune und Pentatop erhältlich), Histamin-1-Rezeptorantagonisten (neuere H1-Antihistaminika Desloratadin, Levocetirizin, Rupatadin etc.; ältere H1-Antihistaminika Ketotifen, Clemastin, Dimetinden, Doxepin etc.) allein oder in Kombination mit Histamin-2-Rezeptorantagonisten (z. B. Ranitidin, Famotidin etc.) zunächst zur Anwendung, (Paolieri et al. 1998). In Abbildung 4 sind die verschiedenen Prinzipien der Stufentherapie dargestellt, wobei die „primäre antiallergische Therapie" zunächst als Basistherapie von jedem Arzt verordnet werden kann und durch eine geringe Nebenwirkungsrate und hohe Effizienz gekennzeichnet ist. Die Therapiestufen der Kombinationstherapie werden bei stärkerer Krankheitsaktivität, hochgradiger Gefährdung (Anaphylaxie) oder chronischem Krankheitsverlauf nach einer fachärztlichen Konsultation gewählt.

3.6.2.8 Mastzellstabilisatoren und Antihistaminika

Zu den die allergischen Effektorzellen stabilisierenden Medikamenten gehören hauptsächlich die Cromoglycinsäure, Ketotifen (schwacher Mastzellstabilisator) und einige neuere H1-Antihistaminika. Bezüglich der Stabilisierung von Allergiezellen (Mastzellen, Eosinophile) dürfen gastrointestinale Allergie und HIT nicht gleichgesetzt werden. Denn während bei der Allergie die Überempfindlichkeit durch spezifische Immunmechanismen vermittelt wird, kommt die HIT entweder durch eine Histaminüberladung, verstärkt empfindliche Histaminrezeptoren oder eine Hemmung des Histaminabbaus zustande (siehe auch Tab. 3.3 Klassifikation der Histaminintoleranz). Bei der medikamentösen Behandlung der Allergie steht damit die Stabilisierung bzw. Hemmung der Allergiezellen und der verantwortlichen Immunmechanismen (z. B. IgE-Antikörperbildung) im Vordergrund, bei der HIT erfolgt die Therapie zur Blockade/Reduktion des verfügbaren Histamins selbst. Abb. 3.11 zeigt, dass bei NMA im Allgemeinen konsistent erhöhte Histaminspiegel aufgrund aktivierter Mastzellen am unteren GIT vorliegen und dies erklärt, weshalb Mastzellstabilisatoren und H1- sowie H2-Antihistaminika nach den Diätmaßnahmen die primären Therapieprinzipien darstellen (Raithel u. Hahn 1998, Raithel et al. 1998, Raithel et al. 2006, Raithel et al. 2007, Zar et al. 2001).

Dinatriumcromoglycat (DNCG) führt über eine Reduktion der zellulären Mediatorfreisetzung zu einer Blockade der allergischen Reaktion (Boyce et al. 2010, Zar et al. 2001) sowohl bei IgE-vermittelten Allergien als auch bei bestimmten Typen der nicht IgE-vermittelten Allergie. DNCG wird vom Darm nicht relevant resorbiert und wirkt daher nur topisch am Magen-Darm-Trakt; die Nebenwirkungsrate ist gering und der bevorzugte und häufigste Einsatzbereich ist die lokale gastrointestinal vermittelte Allergie (Grad I, nur Darmbefall) (Boyce et al. 2010, Marshall 2000, Raithel et al. 2007, Zar et al. 2001). Es wird jeweils vor den Mahlzeiten in 3–5 Dosen pro Tag verabreicht, wobei die Dosierung langsam ansteigend bis zu maximal 2 g/d oder 30–40 mg/kg Körpergewicht beim Erwachsenen gesteigert wird. Sind auch bei Dosen über 2g/d keine Therapieeffekte erkennbar, liegt ein für die Cromoglycinsäure nicht hemmbarer Allergiemechanismus vor (z. B. anderer Mastzellsubtyp? Typ-IV-Allergie?) oder die Diagnostik bezüglich anderer Intoleranzen und Mediatoren war unzureichend (z. B. Salicylatintoleranz). Das unterschiedlich gute Therapieansprechen der Cromoglicinsäure bei NMA ist in mehr als 50 Studien untersucht, wobei je nach Patientenkollektiv Remissionsraten von 40–90% angegeben werden (Boyce et al. 2010, Collins-Williams 1986, Marshall 2000, Raithel et al. 2007, Zar et al. 2001). Gastrointestinale Allergiesymptome wie Diarrhö, Bauchschmerzen oder Blähungen zeigen ein ca. 75%iges Therapieansprechen. Andere Symptome außerhalb des Darmes werden oft nur ungenügend durch DNCG behandelt (Migräne, atopische Dermatitis, chronische Urtikaria). Aufgrund der guten mastzellstabilisierenden Effekte am GIT wird DNCG auch schon bei Verdacht auf eine gastrointestinale Allergie diagnostisch eingesetzt. Ein derartiger Therapieversuch sollte mindestens über 4 Wochen mit ausreichend hoher Dosierung erfolgen, um die Wirksamkeit beurteilen zu können (Collins-Williams 1986, Raithel et al. 2007).

Aufgrund der chemischen Säurestruktur kann es beim DNCG zu seltenen Nebenwirkungen bei Personen kommen, die Zitrusfrüchte, organische Säuren und Salicylsäure (NSAID- oder Salicylatintoleranz) nicht vertragen. Dies kann selten zur Verschlechterung der gastrointestinalen Beschwerden führen. Wenn dies der Fall ist, sollte der Arzt dies diagnostisch nutzen, um eine Empfindlichkeit gegenüber Säuren und Salicylaten zu testen (Raithel et al. 2005). Denn bei einigen Personen, die die Cromoglicinsäure nicht vertragen, konnte eine Salicylatintoleranz -auch als Ursache der zugrunde liegenden gastrointestinalen Beschwerden erkannt werden. Dieses Krankheitsbild würde dann noch eine weitere Diätmaßnahme beinhalten, nämlich die Karenz von salicylsäurehaltigen Lebensmitteln, 5-Aminosalicylsäure (und

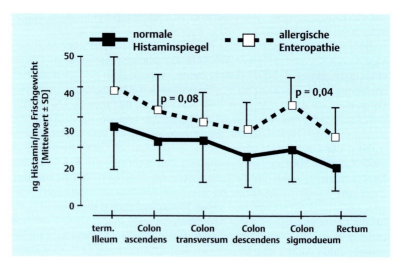

Abb. 3.11 Darstellung der Gewebehistaminspiegel am unteren Gastrointestinaltrakt als Basis für den Einsatz der histaminarmen Diät, von Mastzellstabilisatoren und Antihistaminika bei Nahrungsmittelallergikern.

nicht steroidale Medikamente) und Farbstoffen (z. B. Zitrusfrüchte, Curry, bestimmte Gewürze, Brombeeren, Kartoffel etc.) (Raithel et al. 2005).

3.6.2.9 Ketotifen und ältere Antihistaminika

Eine moderate Dämpfung der Allergiezellen erreicht auch das Ketotifen, das systemisch resorbiert wird und wie ältere Antihistaminika sedierende (Müdigkeit) und anticholinerge Effekte hat. Deshalb kommen Ketotifen oder ältere Antihistaminika erst nachgeordnet bei Unwirksamkeit der basalen Therapiemaßnahmen bzw. des DNCG zur Anwendung (Abb. 3.**10**). Aufgrund des Nebenwirkungsspektrums erfolgt die Behandlung mit Ketotifen in einschleichender Dosierung, vor allem beginnend mit der abendlichen Einnahme, z. B. bei extraintestinalen Symptomen wie Asthma, Urtikaria, Rhinokonjunktivitis etc. (Marshall 2000). Für das Ketotifen als H1-Rezeptorenblocker wurden auch günstige Effekte bei der Behandlung der eosinophilen Gastroenteritis, bei chronisch entzündlichen Darmerkrankungen und HIT berichtet (Boyce et al. 2010, Collins-Williams 1986, Raithel et al. 2007).

3.6.2.10 Neuere, nicht sedierende Antihistaminika

Neuere Antihistaminika (z. B. Fexofenadin, Levocetirizin, Desloratadin, Rupatadin) vermitteln auch eine gewisse Stabilisierung der Allergiezellen und eine sehr gute Blockade von Histamin an den peripheren Histaminrezeptoren. Sie kommen daher hauptsächlich zum Einsatz, wenn neben dem Darm weitere Organe (z. B. Haut, Lunge, Nase) bei NMA (Befall außerhalb des Darms Grad II-IV), HIT oder Mastozytose betroffen sind. Aber auch bei Magen-Darm-Befall können H1- und H2-Antihistaminika symptomlindernd auf die Bauchschmerzen, Diarrhö, Koliken und Dyspepsie einwirken, allerdings ist zu berücksichtigen, dass für den GIT wesentlich höhere Dosierungen (z. B. 2–4 × Tagesdosis, z. B. Desloratadin, Levocetirizin, Rupatadin etc.) als für die allergische Rhinokonjunktivitis erforderlich sind (Raithel et al. 2007), je nachdem, wie viel Histamin freigesetzt wird. Die neueren Antihistaminika haben deutlich niedrigere Nebenwirkungsraten im Vergleich zu den älteren Antihistaminika (Marshall 2000, Schwab et al. 2001). Sie vermitteln zusätzliche antientzündliche Effekte, was bei bestimmten Begleiterkrankungen von Vorteil ist (z. B. Colitis ulcerosa, mikroskopische Kolitiden). Sie können sowohl vor als auch nach dem Essen gegeben werden und haben bei der Akut- bzw. Schockbehandlung eine Bedeutung (Raithel et al. 2005).

Die älteren Antihistaminika mit dem beruhigenden, sedierenden Effekt sind dann von Vorteil, wenn komplizierend neben der NMA oder damit assoziiert Unruhezustände, Angststörung oder eine erhöhte psychomotorische Konstitution, somatoforme Störungen, Schlafstörungen oder begleitende depressive Episoden etc. vorliegen.

Wie hartnäckig über mehr als 20 Jahre eine schwere, primär idiopathische, intestinale (nicht immunologisch vermittelte) HIT ohne begleitende Lebensmittelallergie verlief, zeigt nachfolgender Fallbericht (Fall 1). Der zweite Fall zeigt dann, wie schwierig es sein kann, einer lokalen gastrointestinalen Allergie auf die Spur zu kommen, was manchmal sogar die Erklärung für die Entwicklung des gesamten Krankheitsbilds liefert.

3.6.2.11 Weitere medikamentöse Therapieoptionen

Wie aus Abb. 3.**10** ersichtlich ist, kann die moderne Stufentherapie in schwierigen Fällen durch erfahrene Zentren mit zahlreichen weiteren Therapieoptionen ergänzt werden, z. B. durch relativ nebenwirkungsarme Leukotrienrezeptorantagonisten (z. B. Montelukast).

Weitere wirksame Therapiealternativen sind konventionell (Prednisolon) oder nur topisch (Budesonid) wirksame Kortisonpräparate, der Einsatz von Anti-IgE-Antikörpern (Omalizumab) oder von Immunsuppressiva. Ob eine Veränderung der Darmflora durch Probiotika langfristig eine wirksame Besserung der NMA oder HIT erreicht, wird derzeit erforscht.

Fallbericht 1

Bei 2 männlichen Patienten bestand eine chronische Diarrhö länger als 20 bzw. 30 Jahre. Zahlreich durchgeführte Untersuchungen konnten aber zu keinem Zeitpunkt einen krankhaften Befund am Magen-Darm-Trakt oder an anderen Organsystemen feststellen, sodass alle Behandlungsversuche erfolglos blieben. Erst der Nachweis einer HIT durch eine erhöhte Ausscheidung von Methylhistamin und Histamin im Urin brachte den entscheidenden diagnostischen Hinweis. Es erfolgte eine Kartoffel-Reis-Diät, später das Einhalten einer histaminarmen Diät und die kurzfristige Gabe eines H1-Rezeptorblockers. Diese Maßnahmen führten in beiden Fällen zu einer Beendigung der Diarrhö. Den Patienten wurde dadurch ein völlig neues Lebensgefühl wiedergegeben. Eine orale Provokation mit Histamin zur Bestätigung der Diagnose erübrigte sich aufgrund des sofortigen und eindrucksvollen Therapieansprechens.

Der lange Leidensweg dieser Patienten erklärt sich dadurch, dass sich die HIT nur am Magen-Darm-Trakt als Durchfallerkrankung manifestierte, nicht aber an anderen Organen (z. B. Hautausschlag, niedriger Blutdruck etc.). Dadurch konzentrierten sich alle behandelnden Ärzte zunächst auf den GIT. Es wurden alle Durchfallsachen ausgeschlossen und zuletzt blieb der Gedanke einer Intoleranz übrig. Diese Fälle belegen, dass sich Intoleranzreaktionen (z. B. HIT, Salicylat- oder Sulfitintoleranz) manchmal nur isoliert, atypisch oder oligosymptomatisch an einem Organsystem äußern können. In der Literatur sind einige Erkrankungen beschrieben, die in derartiger Form (maskiert) verlaufen können (z. B. NMA, postprandial vermittelte Rhinitis, Zöliakie, chronische Polyarthritis etc. (Arslan et al. 2006, Lin et al. 2002, Paajanen et al. 2005, Raithel et al. 2005, Zar et al. 2001), sodass im Einzelfall bei unergiebiger Routinediagnostik auch konsequent an solche selteneren Erkrankungsmöglichkeiten gedacht werden sollte.

Fallbericht 2

Ein anderes Fallbeispiel einer 60-jährigen Patientin mit chronischer Dickdarmentzündung (sog. kollagene Kolitis) zeigt die gesamte Problematik der lokalen NMA am GIT. Bei der Patientin bestanden seit mehr als 10 Jahren 8–12 Durchfälle pro Tag im Rahmen der kollagenen Colitis. Viele Therapieversuche mit Prednisolon, Imodium, Probiotika, 5-Aminosaliclysäure und Budesonid wurden mehr oder weniger erfolglos durchgeführt. Wegen eines Verschlusses der Gefäße am Augenhintergrund erhielt die Patientin eine Aspirintherapie. Unter 9 mg Budesonid (topisches Steroid) bestand weiterhin eine Stuhlfrequenz von 5 Stühlen pro Tag.

Die Bestimmung des Methylhistamins im Urin ergab unter Vollkost und Kartoffel-Reis-Diät mehrfach konstant erhöhte Werte (12–15 µg Methylhistamin/mmol Kreatinin × m^2 Körperoberfläche). Es erfolgte eine gastroenterologische Abklärung mit spezialisierter Allergiediagnostik, die nicht nur den Nachweis einer Laktosemalabsorption (Milchzuckerunverträglichkeit) erbrachte, sondern auch den Nachweis von Allergieantikörpern (IgE, lokale Typ-I-Allergie) im Dickdarm.

Nachdem die Methylhistaminwerte im Urin unter der Kartoffel-Reis-Diät nicht abfielen, wurde zunächst eine seltene Kartoffel- oder Reisallergie vermutet. Entsprechende Antikörper konnten weder im Blut noch im Darm gefunden werden. Da die Kartoffel Salicylsäure enthält, wurde an den peripheren Blutzellen eine Testung auf Salicylatintoleranz durchgeführt (Raithel et al. 2005), die den Befund einer deutlich nachweisbaren Salicylatintoleranz erbrachte, obwohl die Patientin ständig Salicylsäure in Form von Aspirin einnahm. Anscheinend äußerte sich bei dieser Patientin die Salicylatintoleranz nur mit einem Symptom, der Dickdarmentzündung am Darm. Aufgrund dieses Befunds wurde die Medikation mit Aspirin gegen ein anderes blutplättchenhemmendes Medikament (Plavix) ausgetauscht. Daraufhin kam es erstmals zum Rückgang des Durchfalls; Budesonid konnte abgesetzt werden und ein Antihistaminikum wurde verabreicht.

Während der Aufbaukost (beginnend mit Reis) stellt die Patientin dann fest, dass sie immer bei Genuss von Bananen schmerzhafte Blähungen und weiche, z. T. schleimige Stühle bekam. Dies veranlasste die Ärzte nach speziellen Antikörpern gegen Banane und andere kreuzreagierende Oststorten zu suchen. Dabei konnten dann IgE-Antikörper gegen Ananas festgestellt werden, welche Ausdruck einer sog. Kreuzreaktion zwischen Latex, Banane und Ananas sind. Nach Meiden von Banane, Ananas und anderen kreuzreagierenden Oststorten (Kiwi, Melone etc.) verlor die Patientin ihre Durchfallerkrankung und benötigt jetzt außer der einmal abendlichen Einnahme eines Antihistaminikums keine weitere Medikation.

Die abschließende Diagnose lautete damit gastrointestinal vermittelte Allergie mit assoziierter NSAID-Intoleranz (Salicylatintoleranz). Mittlerweile wurden bereits mehrere Patienten mit diesem Krankheitsbild der kollagenen oder mikroskopischen Kolitis beobachtet unter Einnahme von Medikamenten (Aspirin). Anscheinend wird dadurch eine Störung der Darmpermeabilität hervorgerufen, die es zulässt, dass sich die Person dann im Laufe des weiteren Lebens gegen Lebensmittel sensibilisiert und eine gastrointestinal vermittelte Allergie entwickelt (Raithel et al. 2005).

Literatur

[117] Arslan G, Lillestol K, Mulahasanovic A, Florvaag E, Berstad A. Food hypersensitivity reactions visualised by ultrasonography and magnetic reso-

nance imaging in a patient lacking systemic food specific IgE. Digestion 2006; 73: 111–5

[118] Backhaus B, Weidenhiller M, Bijlmsa P, Muehldorfer St, Hahn EG, Raithel M. Evaluation of histamine release (HR) from normal colorectal mucosa in response to putrescine, spermidine and spermine. XXXII Annual Meeting of the European Histamine Research Society 2003; Abstracts book: 63

[119] Boyce JA, Assa'ad A, Burks AW, Jones SM, Sampson HA, Wood RA et al. Guidelines for the Diagnosis and Management of food allergy in the United States: Summary of the NIAID-sponsored expert panel report. J Allergy Clin Immunol 2010; 126(6): S1–S58

[120] Collins-Williams C. The role of pharmacologic agents in the prevention or treatment of allergic food disorders. Ann Allergy 1986; 57: 53–60

[121] Häberle M. Biogene Amine – klinische und lebensmittelchemische Aspekte. Zbl Haut 1987; 153: 157–68

[122] Hagel AF, de Rossi TM, Zopf Y, Lindner AS, Dauth W, Neurath MF, Raithel M. Small bowel capsule endoscopy in patients with gastrointestinal food allergy. Allergy 2011 (in press)

[123] Jarisch R. Histaminintoleranz. Allergopinion 03/2008

[124] Jarisch R, Wantke F, Götz M. Histamine free diet in atopics. J Allergy Clin Immunol 1993; 91: 152

[125] Kruis W. Reizdarmsyndrom. In: Messmann H. Klinische Gastroenterologie. Thieme Verlag 2011: 476–82

[126] Kuefner MA, Schwelberger HG, Hahn EG, Raithel M. Decreased histamine catabolism in the colonic mucosa of patients with colonic adenoma. Dig Dis Sci 2008; 53(2): 436–42

[127] Lin XP, Magnussen J, Ahlstedt S, Dahlmann-Hoglund A, Hanson LA, Magnusson O, Bengtssen U, Telemo E. Local allergic reaction in food-hypersensitive adults despite a lack of systemic food-specific IgE. J Allergy Clin Immunol 2002; 109(5): 879–87

[128] Maintz L, Yu CF, Rodriguez E, Baurecht H, Bieber T, Illig T, Weidinger S, Novak N. Association of single nucleotide polymorphisms in the diamine oxidase gene with diamine oxidase serum activities. Allergy 2011; 66: 893–902

[129] Marshall GD. Therapeutic options in allergic disease: Antihistamines as systemic antiallergic agents. J Allergy Clin Immunol 2000; 106: S303–S309

[130] Niggemann B, Erdmann St, Fuchs Th, Henzgen M, Jäger L, Kleine-Tebbe J, Lepp U, Raithel M, Reese I, Saloga J, Vieluf I, Vieths St, Zuberbier Th. Standardisierung von oralen Provokationstests bei NMA. Leitlinie der Deutschen Gesellschaft für Allergie und klin. Immunologie (DGAKI), ÄDA & GPA. Allergo J 2006; 15: 262–270 und Allergologie 2006; 29(9): 370–80

[131] Paajanen L, Vaarala O, Karttunnen R, Tuure T, Korpela R, Kokkonen J. Increased g-IFN secretion from duodenal biopsy samples in delayed-type cow's milk allergy. Pediatr Allergy Immunol 2005; 16: 439–44

[132] Paolieri F, Battifora M, Riccio M, Bertolini C, Cutolo M, Bloom M, Ciprandi G, Canonica GW, Bagnasco M. Terfenadine and fexofenadine reduce in vitro ICAM-1 expression on human continuous cell lines. Ann Allergy Asthma Immunol 1998; 81: 601–7

[133] Petersen J, Drasche A, Raithel M, Schwelberger HG. Analysis of genetic polymorphisms of enzymes involved in histamine metabolism. Infl Res 2003; 52: S69–S70

[134] Preuss CV, Wood TC, Szumlanski CL, Raftogianis RB, Otterness DM, Girard B et al. Human histamine N-methyltransferase pharmacogenetics: common genetic polymorphisms that alter activity. Mol Pharmacol 1998; 53: 707–17

[135] Raithel M, Baenkler HW, Naegel A, Buchwald F, Schultis HW, Backhaus B, Kimpel S, Koch H, Mach K, Hahn EG, Konturek PC. Significance of salicylate intolerance in diseases of the lower gastrointestinal tract. J Physiol Pharmacol 2005; 56(5): 89–102

[136] Raithel M, Dormann H, Schwab D, Winterkamp S, Weidenhiller M, Fischer B, Hahn EG, Schneider Th. Immunoglobulin E production in chronic pancreatitis. Eur J Gastroenterol Hepatol 2003; 15: 1–7

[137] Raithel M, Hahn EG. Funktionsdiagnostische Tests zur Objektivierung von gastrointestinal vermittelten Allergieformen. Allergologie 1998; 21: 51–64

[138] Raithel M, Ulrich P, Keymling J, Hahn EG. Analysis and topographical distribution of gut diamine oxidase activity in patients with food allergy. Ann NY Acad Sci 1998; 859: 258–61

[139] Raithel M, Weidenhiller M, Abel R, Baenkler HW, Hahn EG. Colorectal mucosal histamine release by mucosa oxygenation in comparison with other established clinical tests in patients with gastrointestinally mediated allergy (GMA). W J Gastroenterol 2006, Aug 7; 12(29): 4699–705

[140] Raithel M, Winterkamp S, Weidenhiller M, Müller S, Hahn EG. Combination therapy using fexofenadine, disodium cromoglycate, and a hypoallergenic amino acid-based formula induced remission in a patient with steroid-dependent, chronically active ulcerative colitis. Int J Colorectal Dis 2007; 22(7): 833–9

[141] Schleimer RP. Interactions between the hypothalamic-pituitary-adrenal-axis and allergic inflammation. J Allergy Clin Immunol 2000; 106: 270–4

[142] Schwab D, Raithel M, Hahn E.G. Enterale Ernährungstherapie bei Morbus Crohn. Z Gastroenterol 1998; 36: 983–95

[143] Schwab D, Raithel M, Klein P, Winterkamp S, Weidenhiller M, Radespiel-Troeger M, Hochberger J, Hahn EG. Immunoglobulin E and eosinophilic cationic protein in segmental lavage fluid of the small and large bowel identifies patients with food allergy. Am J Gastroenterol 2001; 96: 508–14

[144] Winterkamp S, Weidenhiller M, Wilken V, Donhauser N, Schultis HW, Buchholz F, Hahn EG, Raithel M. Standardised evaluation of urinary excretion of N-tele-methylhistamine in different periods of age in a healthy population. Infl Res 2003; 52: S57–S5

[145] Zar S, Kumar D, Benson MJ. Review article: Food hypersensitivity and irritable bowel syndrome. Aliment Pharmacol Ther 2001; 15: 439–49

[146] Zopf Y, Baenkler HW, Silbermann A, Hahn EG, Raithel M. Differenzialdiagnose von Nahrungsmittelunverträglichkeiten mit CME-Zertifizierung. Dtsch Ärztebl Int 2009; 106(21): 359–70

3.7 Reizdarmsyndrom
Reinhart Jarisch

Das Reizdarmsyndrom ist ein Krankheitsbild, das vornehmlich von Durchfällen geprägt ist. Meist werden psychovegetative Ursachen als Auslöser vermutet. Jedem bekannt sind Bauchweh und Durchfälle vor Schularbeiten, die nach der Schularbeit, wenn der Stress vorbei ist, sofort wieder verschwinden. Wir gingen der Frage nach, ob das Reizdarmsyndrom nicht möglicherweise durch eine Laktoseintoleranz (LIT) und/oder eine intestinale Fruktoseintoleranz (FIT) ausgelöst sein kann.

In einer placebokontrollierten doppelblinden Studie erhielten 230 Patienten, die die ROM-II-Kriterien für Reizdarmsyndrom erfüllten, entweder eine laktosefreie oder eine fruktosefreie Diät für 3 Wochen. Erst dann wurden sie auf Laktose- und intestinale Fruktoseintoleranz mittels H²-Atemtest untersucht. Zu erwarten waren 4 Gruppen: FIT positiv, LIT positiv, FIT und LIT positiv und FIT und LIT negativ. Die Diäten wurden bei Studienbeginn randomisiert zugeteilt, sodass rein zufällig, den Patienten die richtige oder die falsche Diät zugeteilt wurde.

Patienten, die die richtige Diät durchführten, waren nach 3 Wochen signifikant gebessert. Dies war ja zu erwarten. Mehr als überraschend war aber, dass sich auch die Patienten, die sich an die „falsche" Diät hielten (also z.B. fruktosefreie Diät bei Laktoseintoleranz) hoch signifikant ($p<0{,}001$) gebessert fühlten. Selbst die Patienten, bei denen weder eine FIT noch LIT nachgewiesen werden konnte, überraschten mit einer wesentlichen Besserung durch eine der beiden Diäten.

Wie ist das zu erklären? Es muss daher für dieses Krankheitsbild eine andere „übermächtige" Ursache vorliegen, so wie z. B. oben beschrieben, Stress vor Prüfungen. Möglicherweise ist für manche Menschen das „ganze Leben" ein Stress. Andererseits hat dieses „negative" Ergebnis auch eine „positive" Seite: Es könnte ganz leicht erklären, warum sog. „alternativmedizinische Verfahren" bei diesem Krankheitsbild wirksam sind, da es völlig egal ist, welche Diät die Patienten verordnet bekommen, es hilft immer. Der Arzt, das Arztgespräch und das Gefühl, Hilfe zu bekommen, ist bereits die Therapie. Also doch eine psychische Ursache?

3.8 Niedriger Blutdruck (Hypotonie)
Reinhart Jarisch

Die physiologische (normale) Funktion des Histamins ist die einer Gefäßerweiterung. Es ist daher durchaus verständlich, dass Personen, die an einer Histaminabbaustörung und somit an einem erhöhten Histaminspiegel im Blut leiden, auch einen niedrigen Blutdruck (Hypotonie) haben können. Dabei ist interessant, dass der niedrige Blutdruck, den die Patienten oft schon seit Jahren kennen, von den Patienten als quasi „gottgewollt" akzeptiert wird und auch von den Ärzten nur der hohe Blutdruck als Krankheit angesehen wird. Die bisherigen therapeutischen Maßnahmen gegen niedrigen Blutdruck sind bescheiden, reichen von Flüssigkeitszufuhr in der Früh „noch im Bett" bis zu sportlichen Aktivitäten und der Gabe von sog. Kreislaufmitteln. All diese Maßnahmen sind meist nicht sehr effizient.

Bei niedrigem Blutdruck lohnt es sich daher durchaus, an eine Histaminintoleranz mit den entsprechend bereits beschriebenen Maßnahmen zu denken. Allerdings kann möglicherweise auch das Gegenteil, nämlich eine Hypertonie auftreten.

> **Fallbericht**
> Ich kenne eine Ärztin, die wiederholt nach Einnahme von Hartkäsen über therapeutisch nicht in den Griff zu bekommende Hochblutdruckkrisen gelitten hat. Seit Weglassen des Käses sind diese nicht mehr aufgetreten. Da Histamin nicht nur die peripheren Gefäße erweitert und somit in den meisten Fällen zu einer Hypotonie führt, sondern auch die zentralen Gefäße verengt, wäre es durchaus möglich, dass im Einzelfall statt einer zu erwartenden Hypotonie eine Hypertonie auftreten könnte.

3.9 Urtikaria
Reinhart Jarisch

Über Urtikaria zu schreiben würde ein eigenes Lehrbuch füllen, diesbezüglich ist daher in der entsprechenden Fachliteratur nachzulesen.

Um der Ursache der Urtikaria auf den Grund zu gehen, ist es am einfachsten, nach kürzlich eingenommenen Medikamenten und deren möglicher Unverträglichkeit zu fahnden. Manchmal ist auch eine NSAID-Intoleranz (Unverträglichkeit nicht steroidaler antientzündlicher Medikamente wie z. B. Aspirin) mit chronischer Urtikaria kombiniert (Asero et al. 2001).

Darüber hinaus können Wurminfektionen, die sich unter anderem durch einen hohen Gesamt-IgE-Spiegel ausweisen, Ursache für eine Urtikaria sein.

Ersteres ist nicht selten, Letzteres kommt in unseren Breiten kaum vor. Falls die Ursache doch eine Wurminfektion ist, dann sollte nach einer Therapie mit Pantelmintabletten, 2×1 über 3 Tage, der Gesamt-IgE-Spiegel nach 14 Tagen um eine Zehnerpotenz gesunken sein, da die Halbwertszeit von IgE nur 2–3 Tage dauert.

Gegen die α-Kette des FcεRI-Rezeptors gerichtete Serum-IgG-Autoantikörper wurden als Marker und pathogenetischer Faktor bei etwa einem Drittel der Patienten mit chronischer Urtikaria gefunden (Fiebiger et al. 1995).

Als Ursache der Urtikaria wird meist eine Nahrungsmittelallergie angenommen. Die echte Nahrungsmittelallergie als Ursache der Urtikaria ist jedoch extrem selten. Insgesamt fanden wir bei knapp 400 untersuchten Urtikariapatienten in etwa 10 % der Fälle einen Zusammenhang zwischen der Urtikaria und nicht vertragenen Nahrungsmitteln, der geringste Teil davon betraf eine echte Nahrungsmittelallergie. Viel häufiger sind Patienten, die eine Unverträglichkeit von biogenen Aminen zeigten. Aber auch diese Gruppe umfasst in der Summe gesehen nur knapp 10 % (Jarisch et al. 1999, Pollock et al. 1991).

Bei der Urtikaria, dem Paradebeispiel einer histaminbedingten Erkrankung, ist es sinnvoll, alle Maßnahmen, die den Histaminspiegel senken können, zu setzen. Es ergibt sich daher, diesen Patienten Nahrungsmittel zu verbieten, die Histamin und andere biogene Amine enthalten. Dies führt zu einer raschen Senkung des Histaminspiegels und, sofern damit die Toleranzschwelle unterschritten wird, auch zu einer Besserung bzw. Abheilung des Krankheitsbilds.

Zur Therapie der chronischen Urtikaria werden im letzten Positionspapier bis zu 4 Tabletten eines Antihistaminikums empfohlen (Zuberbier et al. 2009). Unter der Annahme, dass Histamin eine ursächliche Rolle spielt, sollte auch an die histaminfreie Diät gedacht werden.

Sollten Antihistaminika nicht wirken, könnten auch/oder Leukotriene ursächlich verantwortlich sein. Dann wäre ein Therapieversuch mit Leukotrienantagonisten (Montelukast®) angezeigt (Pacor et al. 2001).

Literatur

[147] Asero R, Lorini M, Suli C, Tedeschi A. NSAID intolerance in chronic idiopathic urticaria: a study of its relationship with histamine-releasing activity of patients' sera. Allergol Immunopathol 2001; 29: 119–22

[148] Fiebiger E, Maurer D, Holub H, Reininger B, Hartmann G, Woisetschläger M, Kinet JP, Stingl G. Serum IgG autoantibodies directed against the a chain of FceRI: a selective marker and pathogenetic factor for a distinct subset of chronic urticaria patients? J Clin Invest 1995; 96: 2606–12

[149] Jarisch R, Beringer K, Hemmer W. Role of food allergy and food intolerance in recurrent urticaria. In: Wüthrich B (ed.). The Atopy Syndrome in the Third Millenium. Curr Probl Dermatol, Basel: Karger; 1999; 28: 64–73

[150] Pollock I, Murdoch RD, Lessof MH. Plasma histamine and clinical tolerance to infused histamine in normal, atopic and urticarial subjects. Agents Actions 1991; 32: 359–65

[151] Zuberbier T, Asero R, Binslev-Jensen C et al. EAACI/GA(2)LEN/EDF/WAO guideline: Management of urticaria. Allergy 2009; 64: 1427–43

[152] Pacor ML, Di Lorenzo G, Corrocher R. Efficacy of leukotriene receptor antagonist in chronic urticaria: a double-blind, placebo-controlled comparison of treatment with montelukast and cetirizine in patients with chronic urticaria with intolerance to food additive and/or acetylsalicylic acid. Clin Exp Allergy 2001; 31: 1607–14

3.10 Mastozytose und Mastzellüberaktivitätssyndrom
Martin Raithel

3.10.1 Definition

Die Symptomatik der Mastozytose gilt als Paradebeispiel einer systemischen Histaminintoleranz (HIT). Unter dem Begriff Mastozytose fasst man eine heterogene Reihe von Erkrankungen zusammen, die durch eine Proliferation und Ansammlung von Mastzellen in verschiedenen Geweben charakterisiert sind (Ellis 1949). Alle verschiedenen Mastzellsubtypen enthalten Histamin und können je nach Gewebeart durch verschiedene Stimuli zur Sekretion von Histamin und ca. 40 weiteren Entzündungsstoffen (u.a. Tryptase, Eicosanoide) aktiviert werden. Stress, psychische Belastung und Östrogene können den Effekt klassischer Mastzellstimuli verstärken oder modulieren (Akin 2005, Ellis 1949, Molderings et al. 2006).

Wichtige **Stimuli von Mastzellen** bei Mastozytose sind:
- Nahrungs- und Genussmittel (Alkohol, Meerestiere)
- Anstrengung, körperliche und psychische Belastung

- physikalische Faktoren (Hitze, Kälte, Sonnenlicht, Druck, Reibung)
- Bakterientoxine
- Insektengifte (v. a. Bienen- und Wespenstiche)
- Arzneimittel (Acetylsalicylsäure, Kodein, Morphin, Polymyxin B, Dextrane, Amphotericin B, Heparin, jodhaltige Kontrastmittel)

Mastozytosen entstehen als Folge von funktionell aktivierenden Mutationen in verschiedenen Zellproteinen (z. B. Tyrosinkinasen c-Kit), was zu einer Daueraktivierung der betroffenen Mastzellen führt (Akin 2005, Molderings et al. 2006). Bei der Mastozytose sind die Mastzellen zahlenmäßig vermehrt, aktiviert, oft auch unreif und gehen nicht in den normalen Zelltod.

Die HIT steht deshalb im Vordergrund, weil Mastzellen als Hauptmediator viel Histamin enthalten, weil Histamin physiologischerweise nur einen sehr geringen Konzentrationsbereich im Körper einnimmt und sich bei Überschreiten dieser Schwelle (z. B. Plasma >0,35 ng/ml × m^2 Körperoberfläche; s. Kapitel 3.5 Magenbeschwerden) rasch Symptome einstellen. Die Histaminwirkungen werden durch 4 verschiedene Histaminrezeptoren auf das Gewebe übertragen. Entsprechend der Klassifikation zur HIT (s. Kapitel 3.6 Durchfälle) begründet sich die HIT bei Mastozytose hauptsächlich auf eine im Stoffwechsel gesteigerte Verfügbarkeit von endogen gebildetem Histamin (Molderings et al. 2006, Raithel et al. 2011). Ob neben diesem dominierenden Mechanismus noch weitere Störungen eine Rolle spielen (z. B. nach Aufnahme von exogenem Histamin), muss anhand spezieller Untersuchungen geklärt werden (z. B. Suche nach intestinalen IgE-Antikörpern, Bestimmung Diaminoxidase (DAO) und Histamin-N-Methyltransferase aus dem Gewebe etc.). Neben Histamin können auch die oben genannten Mastzellmediatoren bestimmte Symptome verursachen (Akin 2005, Molderings et al. 2006, Raithel et al. 2011). Da sich in der Regel bei fast allen Patienten mit systemischer Mastozytose ein erhöhtes Histamin findet, ist die Behandlung mit Antihistaminika und histaminarmer Diät bei mehr als 75–80 % aller Patienten erfolgreich.

3.10.2 Einteilung der verschiedenen Mastozytoseformen

Die Mastozytose kann eingeteilt werden in Formen, die nur die Haut betreffen (Urticaria pigmentosa) und in solche, bei der auch ein oder mehrere innere Organe (systemische Mastozytose) betroffen sind (Tab. 3.6). Wenn bereits ein Organ betroffen ist, können erste Symptome der HIT auftreten, mit zunehmendem Organbefall nimmt die Schwere und Häufigkeit der histaminverursachten Symptome zu. Von den in Tab. 3.6 dargestellten Mastozytoseformen sind die reaktive Mastzellansammlung und das Mastzellaktivierungssyndrom abzugrenzen (Akin 2005, Molderings et al. 2006, Raithel et al. 2011).

3.10.3 Symptomatik der Mastozytose

Die Symptome können individuell stark unterschiedlich sein, je nachdem, welche Einflussfaktoren auf Histaminstoffwechsel, Immunsystem, vegetatives Nervensystem etc. bestehen. Weitere Variablen sind andere Mediatoren, die neben Histamin sezerniert werden (Raithel et al. 2011), Begleitfaktoren (z. B. Medikamente, Ernährung, Darmflora etc.) und bestehende oder erworbene Grunderkrankungen (z. B. Bienen-Wespengift-Allergie, Osteoporose etc.).

Die Symptome reichen von einfacher Ermüdung, leichtem Krankheitsgefühl bis hin zu einem anaphylaktischen Schock (z. B. nach Bienen- oder Wespenstich) oder sehr selten zu leukämischen Verlauf. Im Laufe der Zeit können sich Symptome verstärken und immer öfter auftreten. Es kann aber auch zu einer lang anhaltenden Verbesserung der Krankheitserscheinungen kommen. Die Art und Schwere der Symptome kann von einer Episode zur Nächsten variieren. Die wichtigsten Symptome bei Urticaria pigmentosa sind vorübergehende Rötung, Prickeln und Brennen der Haut, Juckreiz, Urtikaria (Nesselsucht). Patienten mit systemischer Mastozytose können zusätzlich noch Übelkeit, Erbrechen, Bauchkrämpfe, Durchfälle, übermäßige Magensäureproduktion bis hin zu Magen- und Zwölffingerdarmgeschwüren entwickeln (Akin 2005, Molderings et al. 2006, Raithel et al. 2011). Außerdem können Knochenschwund (Osteoporose), Gelenk- oder Muskelschmerzen, Leber- und/oder Milzvergrößerung, Blasenschmerzen, Herzstolpern oder -rasen, niedriger Blutdruck, Kurzatmigkeit, Benommenheit, Müdigkeit, Schwäche, Gewichtsverlust und Atemstörungen bis hin zu Asthma bronchiale vorkommen. Die Krankheit kann auch durch Depression, Gedächtnis- und Konzentrationsstörungen, Kopfschmerzen, Intoleranz gegenüber Hitze, Kälte oder Temperaturänderungen und Ohnmachtsanfälle in Erscheinung treten.

3.10.4 Diagnostik der Mastozytose

Bei der klinischen Schilderung entsprechender oben aufgeführter Befundkonstellationen kann eine Checkliste zur Abschätzung bezüglich des Vorliegens einer Mastozytose helfen (s. Details www.uni-bonn.de/~umv701, Molderings et al. 2006). Zudem wird untersucht, ob als Ausdruck einer abnormen Mastzellentspeicherung typische Mastzellmediatoren wie Tryptase,

Tabelle 3.6 Klassifikation der verschiedenen Erkrankungsformen bei Mastozytose

Stadium	Ausprägung
I	**Kutane Mastozytose (nur die Haut ist betroffen)**
	1. Urticaria pigmentosa (typischer Hautausschlag der Mastozytose)
	2. Mastozytom solitär bzw. multipel (Mastzellansammlung auf einen kleinen Bereich der Haut beschränkt)
	3. diffuse kutane Mastozytose (Hautbeteiligung ohne Urticaria pigmentosa; bei massiver Infiltration der Haut Freisetzung großer Mengen von Mastzellprodukten mit systemischen Symptomen)
II	**Systemische Mastozytose mit und ohne Hautbeteiligung**
	(Mastzellinfiltration in mindestens einem inneren Organ, meist Knochenmark, Magen-Darm-Trakt, Leber oder Milz)
III	**Mastozytose mit begleitender Bluterkrankung**
	(z. B. Leukämie)
IV	**Lymphadenopathische Mastozytose mit Eosinophilie**
	ggf. weitere Blutbild- und Knochenmarkveränderungen (vergrößerte Milz- und Lymphknoten mit Mastzellinfiltraten und ein erhöhter Gehalt an Eosinophilen im Blut)

Chromogranin A etc. im Blut pathologisch erhöht sind, ob eine erhöhte Ausscheidung der Histaminmetaboliten wie Methylhistamin im Urin vorliegt und ob eine IgE-Erhöhung bzw. Eosinophilie im Blut (Atopie) zu verzeichnen ist (Akin 2005, Ellis 1949, Molderings et al. 2006, Raithel et al. 2011). Pathologische Erhöhungen dieser Mastzellbotenstoffe erfordern in Zusammenhang mit dem klinischen Bild eine fundierte Differenzialdiagnostik, die von diagnostischer, therapeutischer und prognostischer Relevanz ist, denn Nahrungsmittelallergien (NMA), NSAID-Intoleranz, Medikamenten- oder Insektengiftallergien und weitere Erkrankungen können ebenso wie ein sog. Mastzellmediatorsyndrom zu einer ähnlichen Symptomatik führen.

Die klinische Diagnose bzw. der Mastozytoseverdacht wird schließlich durch eine Gewebebiopsie (z. B. Haut, Leber, Darm, Knochenmark) und/oder Mutationsanalyse (z. B. c-kit-Mutationen) definitiv bestätigt. Abb. 3.**12** zeigt einen schweren Mastozytosebefall im Darm bei einem Patienten mit Koliken, Durchfall und Gewichtsverlust. Zum Nachweis einer systemischen Mastozytose muss man in mindestens einem extrakutanen Organ Mastzellinfiltrate nachweisen (Akin 2005, Molderings et al. 2006). Dazu bieten sich eine Ultraschalluntersuchung des Bauchraums (ggf. mit Leberpunktion), Biopsien aus dem Gastrointestinaltrakt (GIT) im Rahmen einer Magen- und Darmspiegelung und auch eine Knochenmarkbiopsie (Beckenkamm) an (Akin et al. 2010, Perbellini et al. 2008, Raithel et al. 2011, Valent et al 2007).

3.10.5 Behandlung der Mastozytose

Bis jetzt gibt es noch keine Heilung für die Mastozytose. Die Behandlung zielt darauf ab, die Freisetzung von Mastzellprodukten zu reduzieren und/oder die Mastzellaktivität zu hemmen (Butterfield 1998, Escribano et al. 2006, Molderings et al. 2006, Raithel et al. 2011). Die wichtigste Maßnahme ist daher das Vermeiden von Faktoren, die bekannt dafür sind, bei einem individuellen Patienten eine Reaktion auszulösen, wie z.B. Medikamente, Nahrungs- und Genussmittel, Histaminliberatoren oder Situationen, die das Immunsystem aktivieren (z.B. Infekte, Insektengifte, Impfungen etc.), aber auch bestimmte physikalische und psychische Belastungen (s.o.).

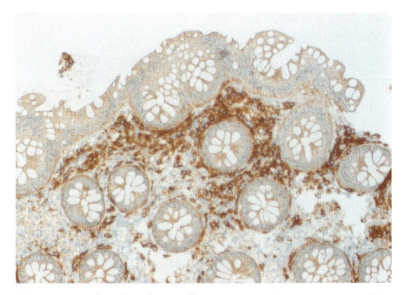

Abb. 3.**12** Immunhistochemische Darstellung einer systemischen Mastozytose im Dünndarm mit multifokalen Anhäufungen pathologisch veränderter Mastzellen (>15 zusammenliegende braun gefärbte Mastzellen/Blickfeld).

Gerade Abb. 3.**13** zeigt, dass individuelle Mastozytosepatienten aufgrund ihrer oft noch unreifen Mastzellen auch auf psychische Reize (Stress, Aufregung) mit einer Histaminfreisetzung reagieren können. Denn im Gegensatz zu Gesunden und Personen mit NMA fanden sich bei Mastozytose unter standardisierten Histaminprovokationen auf Intensivstation mit Placebo (Pfefferminztee) nicht nur eine erhöhte Rate an objektiv sichtbaren Symptomen (Flush, Unruhe, Tachykardie), sondern auch objektiv messbare Erhöhungen des Plasmahistamins. Anscheinend werden durch die Testsituation bei der Mastozytose solche Neurotransmitter freigesetzt, die aus den proliferierenden unreifen Mastzellen verstärkt Histamin freisetzen können (Giera et al. 2008). Als mögliche Therapie gelten hier Stressregulation, regelmäßige Entspannungspausen, die Gabe von (älteren, beruhigend wirkenden) Antihistaminika (z. B. Doxepin, Clemastin) oder die 1–2 × wöchentliche Einnahme von niedrig dosierten Schlafmitteln (sog. Benzodiazepine, z. B. abends 1,5–5 mg Bromazepam, Oxazepam). Denn Mastzellen tragen auch solche Rezeptoren für diese Schlafmittel (Benzodiazepinrezeptoren). Dadurch kann der auf die Mastzellen einfließende nervliche Stimulus z. T. blockiert werden, ohne dass bei diesen Dosierungen schon schlafmittelähnliche Wirkungen überwiegen.

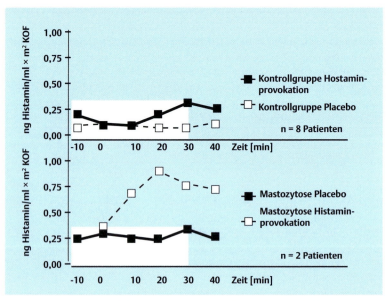

Abb. 3.**13** Verlauf der standardisierten Histaminprovokation (75 mg oral) bei Personen mit Mastozytose und Kontrollen.

Als Primärtherapie gelten bei Mastozytose die sog. H1-Rezeptorenblocker (z. B. Diphenhydramin, Fexofenadine, Desloratadin, Rupatadin etc.), um die belastenden Symptome (z. B. die Hautrötung, Durchfall etc.) zu vermindern. Säurebedingte Magen- und Bauchbeschwerden sprechen dagegen gut auf H2-Rezeptorenblocker (z. B. Ranitidin, Famotidin) oder Protonenpumpenblocker (z. B. Pantoprazol) an. Die H1- und H2-Rezeptorenblocker müssen oft kombiniert und/oder höher dosiert werden, denn die Menge des freigesetzten Histamins übersteigt oft ein Vielfaches von normalen Gewebs- und Blutspiegeln (Escribano et al. 2006, Molderings et al. 2006, Raithel et al. 2011). Eine weitere wichtige Substanz ist das Dinatriumcromoglycat (DNCG, z. B. in Deutschland Colimune, Pentatop). Dabei handelt es sich wie beim Ketotifen um einen Mastzellstabilisator, der oft sehr effektiv die Magen-Darm-Mastzellen blockiert. Die exakten Richtlinien zu diesen Mastzellstabilisatoren, Antihistaminika sowie ergänzende und supportive Therapiemaßnahmen sind im Kapitel 3.6 Durchfälle beschrieben (Butterfield 1998, Escribano et al. 2006, Molderings et al. 2006).

Besonders schwierig sind Patienten, die auf die in den Arzneizubereitungen enthaltenen Hilfsstoffe (im Wesentlichen Laktose, Maisstärke, Konservierungs- und Farbstoffe, Ethanol) mit einer verstärkten Mastzellsekretion (Histamin, Eicosanoide etc.) reagieren (Molderings et al. 2006, Raithel et al. 2011). Falls die notwendigen Wirkstoffe nicht ohne die unverträglichen Hilfsstoffe als Fertigarzneimittel verfügbar sind, kann angestrebt werden, ein verträgliches hilfsstofffreies Medikament durch den Apotheker herstellen zu lassen. Zudem müssen assoziierte Erkrankungen gesucht werden (z. B. Laktosemalabsorption, NSAID-Intoleranz, seltene Allergie auf Konservierungsstoffe). Denn bei einigen Patienten können neben dem Histamin aus dem Zellstoffwechsel gebildete sog. Eicosanoide (Prostaglandine, Leukotriene, PAF, Thromboxane) zu Beschwerden führen (z. B. nach Salicylataufnahme, Konservierungsstoffe), obwohl der Patient ausreichend Antihistaminika einnimmt (Raithel et al. 2011). Hier bieten sich Leukotrienrezeptorantagonisten (z. B. Singulair) oder der H1- und PAF-Rezeptorenblocker Rupatadin an (Raithel et al. 2011). Da Acetylsalicylsäure, nicht steroidale Antiphlogistika und auch Salicylate in Nahrungsmitteln auch schwere Reaktionen durch diese Leukotrienbildung hervorrufen können (Atemnot, Flush, Darmentzündung, Schock), empfiehlt es sich, zur Frage einer Salicylatverträglichkeit (NSAID-Intoleranz) vorher einen Test auf Salicylatintoleranz durchführen zu lassen (Schäfer et al. 1999) und dann bei negativem Testausfall ggf. niedrigst dosiert und unter ärztlicher Überwachung, liegender Infusion und vorbereiteten Notfallmedikamenten die Acetylsalicylsäure auszutesten. Im Gegensatz zu diesen Leukotrienbildnern unter den Mastozytosepatienten sind seltenere individuelle Fälle beschrieben, in denen Mastozytosepatienten verstärkt Prostaglandine bilden (Flush, Benommenheit) und in denen paradoxerweise die Acetylsalicylsäure (z.B. ASS, Aspirin) hilfreich war.

Bei Hautsymptomen kann auch eine PUVA-Therapie gute Erfolge bringen. Dabei bekommt der Patient eine Substanz (Psoralen) zum Schlucken oder Einreiben, welche die Haut lichtempfindlicher macht. Danach wird die Haut mit UVA bestrahlt, welches die Entspeicherung der Mastzellen in der Haut günstig beeinflusst (Godt et al. 1997). Bei schweren Symptomen, die auf die oben genannten Maßnahmen nicht ansprechen, oder bei anaphylaktischen Reaktionen kann der Einsatz von systemischen Steroiden, anti-IgE-Antikörpern (Omalizumab), Cyclosporin oder Interferon sinnvoll sein (Gerhard et al. 2011, Godt et al. 1997).

Mastozytosepatienten sollten immer über die potenzielle Möglichkeit auftretender Schocks und deren Notfalltherapie mittels Schulung aufgeklärt werden. Bei hoher Krankheitsaktivität, bestehender Insektengiftallergie oder deutlich erhöhter Serumtryptase ist immer ein sog. Notfallset erforderlich, bestehend aus H1- und H2-Antihistaminikum, flüssigem Kortisonpräparat und Epinephrin als Notfallinjektor (Butterfield 1998, Escribano et al. 2006).

Literatur

[153] Akin C. Clonality and molecular pathogenesis of mastocytosis. Acta Haematol 2005; 114: 61–9

[154] Akin C, Valent P, Metcalfe DD. Mast cell activation syndrome: Proposed diagnostic criteria. J Allergy Clin Immunol 2010

[155] Butterfield, JH. Response of severe systemic mastocytosis to interferon alpha. Br J Dermatol 1998; 138: 489

[156] Ellis JM. Urticaria pigmentosa: a report of a case with autopsy. Arch Pathol 1949; 48: 426–35

[157] Escribano L, Akin C, Castells M, Schwartz LB. Current options in the treatment of mast cell mediator-related symptoms in mastocytosis. Inflamm Allergy – Drug Targets 2006; 5: 61–77

[158] Molderings GJ, Raithel M, Kratz F, Azemar M, Haenisch B, Harzer S, Homann J. Omalizumab treatment of systemic mast cell activation disease: Experiences from four cases. Internal Med 2011; 50: 611–5

[159] Giera B, Straube S, Konturek PC, Hahn EG, Raithel M. Plasma histamine levels and symptoms in double blind placebo-controlled histamine provocation. Inflamm Res 2008; 57(1): 1–2

[160] Godt O, Proksch E, Streit V, Christophers E. Short- and long-term effectiveness of oral and bath PUVA therapy in urticaria pigmentosa and systemic mastocytosis. Dermatology 1997; 195: 35

[161] Molderings GJ, Kolck U, Scheurlen C, Brüss M, Frieling T, Raithel M, Homann J. Die systemische Mastzellerkrankung mit gastrointestinal betonter Symptomatik – eine Checkliste als Diagnoseinstrument. Dtsch Med Wochenschr 2006; 131: 2095–100

[162] Perbellini O, Bonadonna P, Vencenzi C, Colarossi S, Caruso B, Mosna F, Frattini F, Dal Fior D, Zampieri F, Radon F, Chilosi M, Martinelli G, Pizzolo G, Zanotti R. Immunophenotypic characterization of neoplastic mast cell in patients with mastocytosis: comparison between flow and cytometry and bone marrow histology. Haematologica 2008; 93 (s2): S69

[163] Raithel M, Zopf Y, Kimpel S, Naegel A, Molderings GJ, Buchwald F, Schultis HW, Kressel J, Hahn EG, Konturek P. The measurement of leukotrienes in urine as diagnostic option in systemic mastocytosis. J Physiol Pharmacol 2011; 62(4): (in press)

[164] Schäfer D, Schmid M, Gode UC, Baenkler HW. Dynamics of eicosanoids in peripheral blood cells during bronchial provocation in aspirin-intolerant asthmatics. Eur Respir J 1999; 13(3): 638–46

[165] Valent P, Akin C, Escribano L et al. Standards and standardization in mastocytosis: consensus statements on diagnostics, treatment recommendations and response criteria. Eur J Clin Invest 2007; 37:435–53

3.11 Histaminstoffwechsel bei chronisch entzündlichen Darmerkrankungen
Martin Raithel

Bei der Erforschung der chronisch entzündlichen Darmerkrankungen (CED) wurden in den letzten Jahrzehnten zahlreiche Fortschritte erreicht. Die exakten Auslöser dieser Art der Darmentzündung sind aber immer noch unklar (Sánchez-Fayos et al. 2009). Die Einbindung des Immunsystems wird durch die therapeutischen Effekte der im Wesentlichen antientzündlich und antihistaminerg wirkenden 5-Aminosalicylsäure (Mesalazin), der immunsuppressiv wirkenden Kortisonpräparate und der biologischen Zytokinantagonisten (Anti-TNF-Antikörper) unterstrichen. Nach heutiger Kenntnis liegt eine abnorme überschießende Immunantwort bzw. eine gestörte Immunregulation vor mit der Folge einer verstärkten Bildung von entzündungsfördernden Immunbotenstoffen (Sánchez-Fayos et al. 2009). Ähnlich wie bei Nahrungsmittelallergien (NMA) wird auch bei CED oder Reizdarm zunächst ein Verlust bestimmter Schutzfaktoren (Toleranz) vermutet, der im Zusammenwirken mit bestimmten genetischen Faktoren, Umwelteinflüssen (Ernährung, Nikotin) und lokaler komplexer Immundysregulation (z.B. Interleukin 6, Darmflora) zu verschiedenen Erkrankungsmustern führen kann (Abb. 3.**14**) (Eigenmann 2009, Krauss et al. 2010, Sánchez-Fayos et al. 2009).

Durch die fehlgesteuerte Regulation des Immunsystems kommt es bei den CED u. a. auch zu einer Aktivierung von Allergiezellen, der Histaminsynthese und Veränderungen der Histaminabbauenzyme. Daher wurde schon seit Erstbeschreibung der CED nach der Bedeutung von NMA und der Histaminintoleranz (HIT) gefragt. Die klinischen Charakteristika dieser Patienten zeigen, dass atopische Erkrankungen bei CED gehäuft vorkommen und 27–50 % der Patienten bereits im Remissionsstadium erhöhte Plasmahistaminspiegel aufweisen (Tab. 3.**7**). Die Frequenz klinisch nachweisbarer NMA ist bei CED erhöht und klassische IgE-Antikörper im Darm finden sich bei Morbus Crohn, Colitis ulcerosa oder bei den mikroskopischen Kolitiden in 10–30 % der Fälle (Tab. 3.**7**, Abb. 3.**15**). Außer in den wenigen publizierten Fällen, in denen eine Allergenkarenz zur dauerhaften Rückbildung der Darmentzündung führte (Raithel et al. 2007, Weidenhiller et al. 2005), blieb es allerdings bis heute unklar, ob diese lokalen Allergieantikörper evtl. als Auslöser der CED gelten oder lediglich im Verlauf der Entzündung entstanden sind (Moneret-Vautrin et al. 2001, Raithel et al. 1999, Van den Bogaerde et al. 2002). Unabhängig davon ist es wichtig, derartige lokale IgE-Antikörper im Darm zu finden, denn sie können neben den Symptomen durch die CED auch selbst zu zusätzlichen allergischen Beschwerden führen, die Verlauf und Ernährung bei CED erheblich erschweren können (Moneret-Vautrin et al. 2001, Raithel et al. 1999, Raithel et al. 2007, Van den Bogaerde et al. 2002, Weidenhiller et al. 2005).

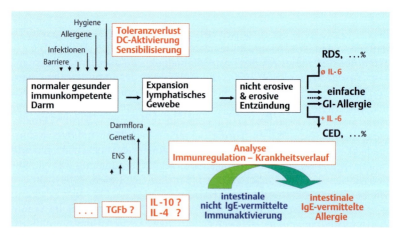

Abb. 3.**14** Immunpathogenese bei gastrointestinaler Allergie, chronisch entzündlicher Darmerkrankung und Reizdarmsyndrom.

3.11 Histaminstoffwechsel bei chronisch entzündlichen Darmerkrankungen

Eine prinzipielle Aktivierung von Immunzellen im Darm kann nicht nur durch allergieabhängige Mechanismen (IgE-Antikörper oder nicht IgE-vermittelte Allergie) erfolgen (Eigenmann 2009, Krauss et al. 2010, Moneret-Vautrin et al. 2001, Raithel et al. 1999, Raithel et al. 2007, Weidenhiller et al. 2005), sondern auch durch zahlreiche nicht allergische Mechanismen, da z. B. Mastzellen auf eine Vielzahl von Stimuli reagieren können (z. B. bakterielle Antigene, Neurotransmitter, Zytokine etc., Raithel et al. 1995, Raithel et al. 2007, Sánchez-Fayos et al. 2009). Mastzellen sind im Akutstadium der CED im Darm aktiviert, zeigen Degranulationszeichen und setzen verstärkt Histamin frei, während im Blutplasma nicht immer erhöhte Histaminspiegel gefunden werden (Raithel et al. 1995, Raithel et al. 2010). Das verstärkt im Darm freigesetzte Histamin führt zu Wasser- und Elektrolytsekretion, Schmerzen und Kontraktion der glatten Muskulatur. Neben dem Histamin finden sich weitere aggressive Proteine aus den Immunzellen, die zu einer Zerstörung der Darmschleimhaut und des Epithels (Geschwüre, Fisteln etc.) führen, was den Verlust der Histaminabbauenzyme Diaminoxidase (DAO) und Histamin-N-Methyltransferase erklärt. Dies führt zusammen mit aktivierten Mastzellen, erhöhten Histaminspiegeln im Gewebe und verstärkter Histaminsekretion an der Darmoberfläche zur sekundär erworbenen HIT, welche zusätzliche klinische Probleme hervorruft (Raithel et al. 1995, Raithel et al. 2010, Schmidt et al. 1990, Wantke et al. 1994).

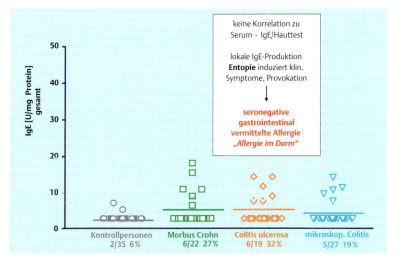

Abb. 3.**15** Nachweis lokaler IgE-Antikörper am Gastrointestinaltrakt mittels endoskopisch gesteuerter segmentaler Darmlavage bei chronisch entzündlichen Darmerkrankungen und mikroskopischen Kolitiden.

Da die Verluste der DAO beim Morbus Crohn im Wesentlichen von der Entzündung im Darm hervorgerufen werden, bildet sich die Unverträglichkeit des Histamins wieder zurück, wenn die CED effektiv behandelt wurde (Raithel et al. 1995, Raithel et al. 2010). Im akuten Schub stellt daher die Anwendung einer (hist)amin- und putrescinreduzierten bzw. -freien Kost neben der medikamentösen Therapie eine wichtige Maßnahme dar (Schmidt et al. 1990, Wantke et al. 1994). Dies spiegelt sich auch bei der sog. enteralen Ernährungstherapie wider, wo im Akutstadium oder zur Vorbeugung vor neuen Schüben hypoallergene und histaminfreie Präparate verwendet werden (z.B. E028, Modulen IBD, ProvideExtra).

Beim Vergleich Morbus Crohn zu Colitis ulcerosa fällt auf, dass die Colitis ulcerosa ein höheres Risiko für Allergien beinhaltet, was sich z.T. aus der sog. Th2-Immunpathogenese und der häufigen Kombination mit Pollenallergien, Neurodermitis und Asthma bronchiale erklärt. Die Histaminspiegel sind im akuten Entzündungsstadium bei der Colitis ulcerosa höher als beim Morbus Crohn [9] und die DAO-Aktivität oft dauerhaft er-

Tab. 3.7 Klinische und immunologische Charakteristika von deutschen Patienten mit chronisch entzündlichen Darmerkrankungen.

Charakteristikum	Morbus Crohn* n=29	Colitis ulcerosa* n=15	Alters-, geschlechts- u. berufsgleiche Kontrollen n=44
atopische Erkrankung	18 (62%)	10 (67%)	22 (50%)
positiver Hauttest (Pricktest)	10 (34,5%)	8 (53,3%)	15 (34,1%)
Plasmahistamin (>0,35 ng/ml × m² KOF	8 (27,6%)	8 (53,3%)	3 (6,8%)
Nahrungsmittelallergie (jegliche Form)	7 (24%)	3 (20%)	7 (16%)
orales Allergiesyndrom	4 (13,7%)	3 (20%)	5 (11,3%)
gastrointestinale Allergie ± extraintestinale Symptome	3 (10,3%)	2 (13,3%)	2 (4,5%)
Allergie bei Verwandten	14 (48%)	5 (33%)	30 (68%)
CED bei Verwandten	8 (28%)**	0 (0%)	1 (2,2%)

*alle Patienten ohne akute Entzündung (Remission); **p=0,032. KOF = Körperoberfläche niedrigt. Hierfür könnten die höhere atopische Disposition und die Unreife bzw. ständige Regeneration des Darmepithels verantwortlich sein. Möglicherweise drückt hier die reduzierte DAO die bei der schlecht therapierten Colitis ulcerosa bekannte Gefahr der malignen Entartung aus (Raithel et al. 1998, Schmidt et al. 1990).

Diese pathophysiologischen Histaminbefunde führten bei der Behandlung der CED zum Einsatz des Dinatriumcromoglycats, von Antihistaminika und der 5-Aminosalicylsäure (Mesalazin), welche u. a. die Histaminfreisetzung blockieren können. Wie neue Untersuchungen zeigen, kann der niedrig dosierte Einsatz von 10 mg Loratadin zu einer Standardtherapie bei CED zwar nicht wesentlich den Plasmahistaminspiegel beeinflussen, aber es konnten die klinischen Beschwerden der Patienten reduziert werden und ca. 5–15 mg Kortison pro Tag eingespart werden (Raithel et al. 2010, Wantke et al. 1994). Dieses Ergebnis deutet an, dass eine weitere Verbesserung der CED-Therapie möglich scheint, wenn die Antihistaminikadosis ausreichend hoch auf ca. 30–5mg/d gesteigert wird.

Literatur

[166] Eigenmann PhA. Mechanisms of food allergy. Pediatr Alergy Immunol 2009; 20: 5–11

[167] Krauss E, Konturek P, Maiss J, Kressel J, Schulz U, Hahn EG, Neurath M, Raithel M. Clinical significance of lymphoid hyperplasia of the lower gastrointestinal tract. Endoscopy 2010; 42: 334–7

[168] Moneret-Vautrin DA et al. Ulcerative colitis possibly due to hypersensitivity to wheat and egg. Allergy 2001; 56: 458–9

[169] Raithel M, Matek M, Baenkler HW, Jorde W, Hahn EG. Mucosal Histamine Content and Histamine Secretion in Crohn's Disease, Ulcerative Colitis and Allergic Enteropathy. Int Arch Allergy Immunol 1995; 108: 127–33

[170] Raithel M, Nägel A, Zopf Y, deRossi Th, Stengel Ch, Hagel A, Kressel J, Hahn EG, Konturek P. Plasma histamine levels (H) during adjunctive H1-receptor antagonist treatment with loratadine in patients with active Inflammatory Bowel Disease (IBD). Inflamm Res 2010; 59 (Suppl 2): S257–S258

[171] Raithel M, Ulrich P, Hochberger J, Hahn EG. Measurement of gut diamine oxidase activity: Diamine oxidase as a new biologic marker of colorectal proliferation? Ann NY Acad Sci 1998; 859: 262–6

[172] Raithel M, Weidenhiller M, Winterkamp S, Schwab D, Hahn EG. Is inflammatory bowel disease (IBD) always an idiopathic condition? Identification of IBD patients with hypersensitivity to specific antigens. Gastroenterology 1999, 116: G 3475

[173] Raithel M, Winterkamp S, Weidenhiller M, Müller S, Hahn EG. Combination therapy using fexofenadine, disodium cromoglycate, and a hypoallergenic amino acid-based formula induced remission in a patient with steroid-dependent, chronically active ulcerative colitis. Int J Colorectal Dis 2007; 22(7): 833–9

[174] Sánchez-Fayos Calabuig P, Martín Relloso MJ, Porres Cubero JC. Multifactorial etiology and pathogenic factors in inflammatory bowel disease. Gastroenterol Hepatol 2009; 32(9): 633–52

[175] Schmidt WU, Sattler J, Hesterberg R, Röher HD, Zoedler T, Sitter H, Lorenz W. Human intestinal diamine oxidase (DAO) activity in Crohn's Disease: A new marker for disease assessment. Agents Actions 1990; 30: 267–70

[176] Van den Bogaerde J, Cahill J, Emmanuel AV, Vaizey CJ, Talbot IC, Knight SC, Kamm MA. Gut mucosal response to food antigens in Crohn's Disease. Aliment Pharmacol Ther 2002; 16: 1903–15

[177] Wantke F, Götz M, Jarisch R. Dietary treatment of Crohn's Disease by histamine-free diet. Lancet 1994; 343: 113

[178] Weidenhiller M, Müller S, Schwab D, Hahn EG, Raithel M, Winterkamp S. Microscopic (collagenous and lymphocytic) colitis triggered by food allergy. Gut 2005; 54: 312-3

4 Medikamentenunverträglichkeit

4.1 Medikamentenallergie
Reinhart Jarisch

Unverträglichkeitsreaktionen von Medikamenten äußern sich meistens in Hautausschlägen. Diese Hautausschläge können ein mannigfaltiges Bild zeigen und sind nur vom Dermatologen (Hautarzt) eindeutig zu diagnostizieren.

Bei Auftreten von Nesselausschlägen nach Medikamenteneinnahmen wird meist an eine sog. Typ-I-Allergie gedacht. In manchen Fällen zeigt jedoch die nachfolgende Testung, dass weder im Blut- noch im Hauttest der Nachweis einer IgE-Antikörper-mediierten Allergie geführt werden kann. In diesen Fällen sollte an eine Histaminwirkung gedacht werden.

Darüber hinaus besteht naturgemäß auch die Möglichkeit, dass neben der Allergie gleichzeitig auch eine Histaminabbaustörung vorliegt. Dies ist insbesondere zu bedenken, wenn die allergische Reaktion nach der Einnahme eines Medikaments dramatische Ausmaße angenommen hat. In diesem Zusammenhang ist von besonderer Bedeutung, dass es Medikamente gibt, die Hemmer der Diaminoxidase sind, d.h., die Einnahme dieser Medikamente kann zu einem späteren Zeitpunkt allergische oder allergieähnliche Symptomen auslösen, wobei paradoxerweise manche dieser Medikamente für Erkrankungen eingesetzt werden, die sie eigentlich bekämpfen sollten.

So gibt es eine Reihe von Medikamenten, die im Rahmen einer obstruktiven Bronchitis oder eines Asthmas eingesetzt werden, die eigentlich ein Hemmer der Diaminoxidase sein können und somit eine allfällige Histaminbelastung und Verschlechterung der Symptome zulassen. Außerdem gibt es Medikamente, die gegen Herzrhythmusstörungen eingesetzt werden, die Hemmer der Diaminoxidase sein können und somit, falls die Herzrhythmusstörungen durch Histamin ausgelöst sind, das Krankheitsbild nur verschlimmern können. Die stärksten Hemmer der Diaminoxidase sind in der Tab. 4.1 angeführt.

Tabelle **4.1** Top 11 der meistverkauften Medikamente, die das histaminabbauende Enzym Diaminoxidase (DAO) blockieren. Patienten, die mit den angeführten Medikamenten behandelt werden, sollten histaminhaltige Speisen meiden, da Histamin aufgrund der DAO-Hemmung nicht genügend abgebaut werden kann. Alimentäres Histamin könnte deshalb Kopfschmerzen, Rhinitis, Urtikaria, Diarrhö, Hypotension, kardiale Arrhythmie oder Asthma bronchiale auslösen.

Wirkstoff	Beispiele
Acetylcystein	z. B. Aeromuc, Pulmovent
Ambroxol	z. B. Ambrobene, Ambroxol, Broxol, Mucosolvan, Mucospas
Aminophyllin	z. B. Euphyllin, Mundiphyllin, Myocardon
Amitriptylin	z. B. Saroten, Tryptizol, Limbritol
Chloroquin	z. B. Resochin
Clavulansäure	z. B. Augmentin
Isoniazid	Isoniazid (INH) – Mono- und Kombinationspräparate
Metamizol	z. B. Buscopan comp., Inalgon, Novalgin
Metoclopramid	z. B. Ceolat comp., Paspertase, Paspertin
Propafenon	z. B. Rhythmocor, Rytmonorma
Verapamil	z. B. Isoptin

Fallbericht

Ein Patient bekam wegen Herzrhythmusstörungen Antiarrhythmika, die seine Problematik nicht nur nicht verbesserten, sondern eher verschlechterten. Nach Absetzen dieses Medikaments, das ein Hemmer der DAO ist, und gleichzeitigem Meiden von histaminhaltigen Speisen bzw. Lebensmitteln, die andere biogene Amine enthalten, wurde der Patient beschwerdefrei.

Literatur

[179] Sattler J, Lorenz W. Intestinal diamine oxidases and enteral-induced histaminosis: studies on three prognostic variables in an epidemiological model. J Neural Transm 1990; 32(Suppl): 291–314

4.2 Unverträglichkeit von entzündungs- und schmerzhemmenden Medikamenten

Reinhart Jarisch

Sogenannte Antirheumatika, also entzündungs- und schmerzhemmende Medikamente, können bei allergischen Personen zusätzlich Histamin freisetzen, sodass es zu einer verstärkten Histaminwirkung kommen kann (Tab. 4.**2**) (Wojnar et al. 1980). Besonders bei Patienten mit Heuschnupfen, aber auch allergischem Asthma bronchiale ist diese Reaktion zu bedenken, sodass einerseits die Medikamente entweder nicht gegeben werden sollten oder nur unter gleichzeitiger Gabe von H¹-Rezeptorenblockern. Allerdings

Tabelle 4.2 Antiinflammatorische bzw. analgetische Medikamente, die die allergenspezifische Histaminfreisetzung bei Allergikern steigern.

Wirksubstanz	Beispiele
Meclofenaminsäure	Meclomen
Mefenaminsäure	Parkeme
Diclofenac	Dedolor, Deflamat, Diclo B, Diclobene, Diclomelan, Diclostad, Diclovit, Dolo-Neurobion, Fenaren, Magluphen, Neodolpasse, Neurofenac, Tratul, Voltaren
Indometacin	Flexidin, Indobene, Indocid, Indohexal, Indomelan, Indometacin, Indoptol, Luiflex, Ralicid
Flurbiprofen	Froben
Naproxen	Naprobene, Nycopren, Proxen
Ketoprofen	Keprodol, Profenid
Acetylsalicylsäure	Aspirin

Tabelle 4.**3** Antiinflammatorische Medikamente, die die allergenspezifische Histaminfreisetzung bei Allergikern hemmen.

Wirksubstanz	Beispiele
Fenbufen	Lederfen
Levamisol	Ergamisol
Ibuprofen	Avallone, Brufen, Dismenol Neu, Dolgit, Ibudol, Ibupron, Kratalgin, Nurofen, Tabcin, Ubumetin, Urem

gibt es auch antiinflammatorische Medikamente, die die allergenspezifische Histaminfreisetzung bei Allergikern hemmen und somit speziell für Allergiker geeignet sind (Tab. 4.**3**).

Literatur

[180] Wojnar RJ, Hearn MS, Starkweather MS. Augmentation of allergic histamine release from human leukocytes by nonsteroidal anti-inflammatory analgesic agents. J Allergy Clin Immunol 1980; 66: 37–45

4.3 Röntgenkontrastmittelüberempfindlichkeit
Knut Brockow

Röntgenkontrastmittel (RKM) sind hoch konzentrierte jodhaltige Lösungen von Benzolverbindungen und werden in der Röntgendiagnostik eingesetzt, um Organe und Körperstrukturen (z.B. Gefäße) besser darzustellen (Brockow et al. 2005). Unerwünschte Wirkungen nach Anwendung von RKM sind nicht selten.

4.3.1 Klinisches Bild

Nur ein Teil der unerwünschten Wirkungen nach RKM-Exposition ist allergisch bedingt und benötigt eine Austestung (Brockow u. Ring 2010). Manche Symptome, wie das Wärmegefühl nach Injektion, Unwohlsein, Verschlechterung der Nierenfunktionen oder Kopfschmerzen, können durch die normale „Giftigkeit" der hoch konzentrierten Lösungen erklärt werden und sind nicht bedenklich. Unabhängige unspezifische Reaktionen kommen auch vor. Abklärungsbedürftig sind hingegen typische Überempfindlichkeiten auf RKM, die sich sowohl als Symptome der Anaphylaxie als auch als verzögerte Körperausschläge (Exantheme) (Tab. 4.**4**) zeigen (Brockow u. Ring 2010). Solche Reaktionen treten bei bis zu 3% der RKM-Gaben auf. Der Schweregrad ist zumeist gering. Die meisten Patienten mit sofortiger Reaktion innerhalb von 60 Minuten nach Gabe von RKM entwickeln Juckreiz und Quaddelsucht (Urtikaria, gelegentlich auch Angioödeme) (Tab. 4.**4**) (Brockow et al. 2005). Nur selten (ca. 0,03% d.F.) wird über schwere Reaktionen mit Atemnot oder Kreislaufreaktion und in Einzelfällen sogar über Todesfälle berichtet. Die meisten Patienten mit verspäteter Reaktion auf RKM entwickeln einige Stunden bis mehrere Tage nach der RKM-Gabe makulopapulöse Exantheme (juckende Hautausschläge mit Rötungen) (Abb. 4.**1**).

Tabelle 4.4 Symptome von Überempfindlichkeitsreaktionen auf Röntgenkontrastmittel.

	Sofortreaktionen (meist innerhalb 1 Stunde)	Spätreaktionen (meist nach >1 Stunde)
Haut	Juckreiz Nesselsucht (Urtikaria, Angioödem) Rötungen	Juckreiz makulopapulöses Arzneimittelexanthem (Ausschlag mit erhabenen Rötungen) in Einzelfällen: – Nesselsucht, Rötungen – spezielle Hautausschläge (u. a. fixes Arzneimittelexanthem, Erythema exsudativum multiforme, Stevens-Johnson-Syndrom, toxische epidermale Nekrolyse, pustulöse Ausschläge, Überempfindlichkeitssyndrome)
Magen-Darm-Trakt	Bauchschmerzen, Übelkeit, Durchfall Erbrechen, Stuhlabgang	
Atemwege	Heiserkeit, Husten Atemnot (Asthmaanfall, Atemwegsschwellung) Niesreiz, Naselaufen	
Herz-Kreislauf	Blutdruckabfall, schneller Herzschlag Kreislaufschock (ggf. mit Bewusstseinsverlust) Atem- oder Herzstillstand	

Der einzige sichere Risikofaktor für solche Überempfindlichkeitsreaktionen sind vorangegangene Reaktionen in der Vorgeschichte. Die RKM-Überempfindlichkeit ist zumeist unabhängig von einer Jodallergie, obwohl RKM Jod in gebundener Form enthalten. In einer Studie bei 19 Patienten mit RKM-Überempfindlichkeit wurden nur bei 3 Patienten nach Gabe von hohen Dosierungen Jod Symptome ausgelöst (Scherer et al. 2010). Insofern scheint die Überempfindlichkeit bei der großen Mehrzahl der Patienten gegen die Benzolstruktur oder Seitenketten, nicht aber gegen das Jod gerichtet zu sein.

4.3.2 Diagnostik

Eine allergologische Austestung von RKM-Überempfindlichkeitsreaktionen ist sinnvoll (Brockow et al. 2005). Der Nachweis von Histamin oder Tryptase während einer sofortigen Reaktion gibt einen Hinweis auf eine mögliche allergische Reaktion.

Die weitere Testung sollte möglichst innerhalb von 6 Monaten nach der Reaktion durchgeführt werden (Brockow et al. 2009). Hauttestungen werden bei sofortigen Reaktionen (Anaphylaxie) mit Haut-Prick- und Intrakutantest durchgeführt und nach 20 Minuten abgelesen, bei verzögerten Reaktionen (Exantheme) zusätzlich mit dem Epikutantest und Ablesungen nach 2 und 3 Tagen. Der Prick- und der Epikutantest können mit unverdünnten Lösungen erfolgen, der Intrakutantest sollte mit 10-fachen Verdünnungen erfolgen, weil sonst unspezifische Reaktionen an der Haut auftreten können (Brockow et al. 2009). Weil Kreuzreaktionen zwischen verschiedenen RKM vorkommen, ist es manchmal sinnvoll, eine Reihe von RKM zu testen, um ein im Hauttest negatives Präparat zu finden, welches möglicherweise bei zukünftigen RKM-Untersuchungen toleriert wird (Abb. 4.2).

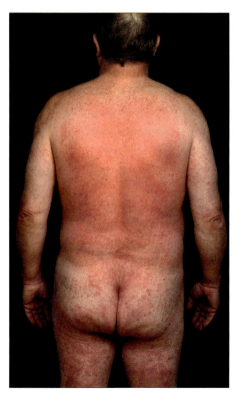

Abb. 4.1 Makulopapulöses stammbetontes Exanthem bei Kontrastmittelallergie 7 Tage nach Gabe von Iomeprol.

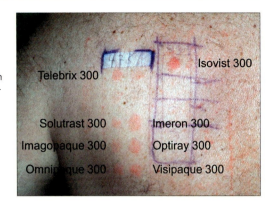

Abb. 4.2 Epikutantestablesung nach 72 Stunden mit positiven Hauttestreaktionen nicht nur auf das verantwortliche Iomeprol (Imeron 300®), sondern auch auf andere Röntgenkontrastmittel.

Labortests sind bei RKM-Überempfindlichkeit schlechter untersucht. Manche Labortests (z. B. Messung der In-vitro-CD63-Expression im Basophilenaktivierungstest bei sofortigen Reaktionen bzw. dem Lymphozytentransformationstest oder dem Lymphozytenaktivierungstest bei verzögerten Reaktionen) können jedoch bei einzelnen Patienten experimentell hilfreich sein (Brockow u. Ring 2010).

Nur bei einem Teil der Patienten mit RKM-Überempfindlichkeit kann durch Haut- oder Labortests eine Allergie nachgewiesen werden. Ein negatives Testergebnis schließt eine Überempfindlichkeit nicht mit Sicherheit aus. Ein positives Ergebnis hilft jedoch bei der Suche nach Präparaten, die in Zukunft gemieden werden müssen. Bei verzögerten Reaktionen ist eine Provokationstestung mit einem hauttestnegativen Präparat möglich, um die Verträglichkeit zu beweisen.

4.3.3 Prophylaxe und weiteres Vorgehen

Bei Patienten mit einer vorhergehenden Überempfindlichkeitsreaktion und Notwendigkeit für weitere RKM-Untersuchungen sollte eine Hauttestung, ggf. auch eine Labortestung erfolgen. Wenn die Hauttestung auf RKM positive Reaktionen aufzeigt, können die negativ getesteten Präparate zumeist problemlos gegeben werden. Wenn die Testung inklusive dem auslösenden RKM negativ bleibt, ist die Aussagekraft der Testung geringer und ein negativer Test auf ein bestimmtes RKM kann keine Toleranz garantieren. Bei verzögerten Reaktionen ist eine abgestufte Provokationstestung möglich (Caimmi et al. 2010). Bei sofortigen Reaktionen wird zumeist eine vorbeugende Prämedikation durchgeführt (Tramer et al. 2006). Hierzu werden antiallergische Medikamente, Kortikosteroide (z. B. 50 mg Prednison 13 h, 7 h und 1 h vorher) und H1-/H2-Antihistaminika (z. B. 1 Ampulle Dimetinden ± Ranitidin 1 h vorher) vor der Untersuchung gegeben, die das Risiko einer erneuten Reaktion weiter absenken. In ähnlicher Weise wird bei Patienten mit vorhergehenden exanthemischen Spätreaktionen der Haut gegen RKM vorgegangen.

Literatur

[181] Brockow K, Christiansen C, Kanny G et al. Management of hypersensitivity reactions to iodinated contrast media. Allergy 2005; 60: 150–8

[182] Brockow K, Ring J. Classification and pathophysiology of radiocontrast media hypersensitivity. Chem Immunol Allergy 2010; 95: 157–69

[183] Brockow K, Romano A, Aberer W et al. Skin testing in patients with hypersensitivity reactions to iodinated contrast media: a European multicenter study. Allergy 2009; 64: 234–1

[184] Caimmi S, Benyahia B, Suau D et al. Clinical value of negative skin tests to iodinated contrast media. Clin Exp Allergy 2010; 40: 805–10

[185] Scherer K, Harr T, Bach S, Bircher AJ. The role of iodine in hypersensitivity reactions to radio contrast media. Clin Exp Allergy 2010; 40: 468–75

[186] Tramer MR, von Elm E, Loubeyre P, Hauser C. Pharmacological prevention of serious anaphylactic reactions due to iodinated contrast media: systematic review. BMJ 2006; 333: 675

4.4 Histamin und Drogen, Anaphylaxie
Reinhart Jarisch

Allein in Österreich sterben über 200 Drogensüchtige pro Jahr. Meist wird eine zu große Dosis oder Wechselwirkungen mit anderen Medikamenten als Todesursache angenommen.

Tatsächlich fanden aber Chemiker der Gerichtsmedizin der Universität Wien wiederholt zu geringe Mengen von Heroin im Blut, sodass zusätzliche Faktoren den Tod ausgelöst haben müssen. Heroin und ähnliche Drogen sind aber als Histaminliberatoren bekannt. Es war daher zu vermuten, dass Histamin zum Ableben wesentlich beigetragen hat.

Diese Hypothese wird durch Studien untermauert, die post mortem deutlich erhöhte Tryptasewerte gefunden haben. Auch in Tierversuchen konnten nach Drogenzufuhr erhöhte Histaminwerte im Blut gefunden werden.

Wir untersuchten daher Drogensüchtige auf Substitution mit Substitol und fanden fast 4-fach (!) erhöhte Basishistaminwerte. Auch war die Diaminoxidase im Vergleich zu Normalpersonen signifikant erniedrigt, die Tryptase signifikant erhöht und ebenso Lp-PLA$_2$ erhöht (Lp-PLA$_2$ = Lipoproteinassoziierte Phospholipase A$_2$). Lp-PLA ist ein Synonym für PAF (PAF = plättchenaktivierender Faktor), der bei Anaphylaxien vermehrt gefunden wird (Tab. 4.**5**).

Tabelle 4.**5** Relevante Blutparameter (Mittelwert + Standardabweichung) bei Drogenabhängigen unter Substitutionstherapie, Insektengiftallergikern und gesunden Kontrollpersonen. Lp-PLA$_2$: lipoproteinassoziierte Phospholipase A$_2$.

	Drogenabhängige (n=34)	Insektengiftallergiker (n=48)	Kontrollpersonen (n=80)
Histamin (ng/ml)	0,61 ± 0,35	0,23 ± 0,06	0,13 ± 0,06
Diaminoxidase (U/ml)	12,3 ± 4,90	17,2 ± 9,00	16,7 ± 7,32
Tryptase (µg/l)	5,98 ± 0,8	4,04 ± 1,86	4,15 ± 2,08
Lp-PLA$_2$ (ng/ml)	348,9 ± 72,7	334,6 ± 73,2	314,4 ± 42,3

Diese Befunde sprechen für ein erhöhtes Anaphylaxierisiko. Bildlich gesprochen heißt das, dass nur mehr ein geringer Stimulus notwendig ist, um einen allergischen Schock (Anaphylaxie) auszulösen.

Diese Erkenntnisse können helfen, Drogentote zu vermeiden. Andererseits sind diese Erkenntnisse für alle Menschen wichtig, da allergische Schocks nach Wespen- und Bienenstichen, aber auch nach Medikamenteneinnahme und in der Einleitungsphase von Operationen, nicht so selten sind.

Das heißt aber auch, dass es schon im Vorfeld möglich ist, anaphylaxiegefährdete Personen zu identifizieren. Oft geht dem anaphylaktischen Schock schon eine überschießende Reaktion voraus, die aber meist von den Patienten ignoriert werden und somit nicht zu einer Abklärung führen. Der anaphylaktische Schock ist nach wie vor eine wenig erforschte und durch sein plötzliches Auftreten unheimliche Erkrankung, die fast immer, auch bei dem medizinischen Personal, zu Panik führt.

5 Chirurgische und zahnärztliche Operationen

5.1 Kollaps beim Zahnarzt
Reinhart Jarisch

Niemand geht gern zum Zahnarzt, nicht nur aus Zeitgründen, sondern weil der Zahnarzt meistens Schmerzen verursacht. Um dies zu verhindern, wird großzügig eine Schmerzbetäubung durch Lokalanästhetika durchgeführt. Nun kommt es immer wieder vor, dass Patienten nach dieser Injektion einen Kreislaufkollaps erleiden und ohnmächtig werden. Als Ursache wird das Lokalanästhetikum vermutet. Eine allergische Reaktion auf Lokalanästhetika ist zwar grundsätzlich möglich, aber selten.

Viel häufiger ist eine Histaminwirkung im Rahmen der Zahnbehandlung. Früher saßen die Patienten im Zahnarztstuhl wie in einem normalen Stuhl, d.h., der Kopf war oben und die Beine waren unten. Bei Angst wird Histamin freigesetzt, insbesondere wenn zur Angst auch Schmerzen kommen. Handelt es sich bei dem behandelten Patienten nun um einen Histaminintoleranten, so wird das freigesetzte Histamin nicht genügend abgebaut. Es kommt zu einer Gefäßerweiterung, die wiederum zu Blutdruckabfall und Kollaps führt.

Die modernen Zahnärzte haben diesem Umstand daher Rechnung getragen und behandeln ihre Patienten meist liegend, manchmal ist sogar der Kopf tiefer als die Beine. Bei diesen Ärzten treten Kollapszustände daher selten oder nie auf.

In diesem Zusammenhang ist auch festzuhalten, dass nicht nur operative Eingriffe beim Zahnarzt, sondern operative Eingriffe ganz allgemein zu einer Histaminfreisetzung führen. Das heißt, in dem Augenblick, in dem der Chirurg das Skalpell einsetzt, kommt es zu einer Histaminfreisetzung.

Aus dem Gesagten lässt sich für den Patienten bzw. den Zahnarzt folgende Schlussfolgerung formulieren: Angst und Schmerz führen zu einer vermehrten Histaminfreisetzung und somit Kollapsgefahr. Angst lässt sich z.B. durch autogenes Training in den Griff bekommen. Manchen Menschen gelingt es auch, das Problem rational so zu verarbeiten, dass keine Angst entsteht (Klassisches Beispiel: Nicki Lauda. Er versteht es immer wieder, Probleme so lange zu analysieren, bis alle Fakten so klar vorliegen, dass durch die Kenntnis aller Details keine Angst mehr aufkommt.). Angst entsteht meistens dann, wenn man nicht weiß, was auf einen zukommt.

Darüber hinaus kann der Patient in einem Gespräch mit dem Zahnarzt frühzeitig darauf hinweisen, dass bei Auftreten von Schmerzen die Gabe eines Lokalanästhetikums erwünscht wird. Sollte der Patient wissen, dass er histaminintolerant ist, so soll er dieses einerseits dem Zahnarzt sagen, andererseits durch eine entsprechende Prämedikation mit einem H^1-Rezeptorenblocker selbst dafür sorgen, dass Histaminwirkungen blockiert werden.

Es versteht sich von selbst, dass die Einnahme von Speisen, die biogene Amine enthalten, 24 Stunden vor einem Zahnarztbesuch zu meiden ist.

Aus der Sicht des Zahnarztes bedeutet die Möglichkeit, den Patienten liegend oder mit Kopftieflage zu behandeln, das Risiko eines hypovolämischen Schocks zu minimieren. Darüber hinaus sollte der Zahnarzt, speziell wenn es sich um einen weiblichen Patienten im Alter von etwa 40 Jahren handelt, darauf vorbereitet sein, dass ein erhöhtes Risiko für Histaminintoleranz besteht und durch gezielte Fragen versuchen, eine Bestätigung seiner Verdachtsdiagnose zu bekommen. Hier könnte der Zahnarzt von sich aus tätig werden, indem er dem Patienten einen H^1-Rezeptorenblocker vor der Behandlung verabreicht. Da die modernen H^1-Rezeptorenblocker auch oral sehr schnell wirksam sind, sollte dies somit kein Problem darstellen. Bei anamnestisch unklaren Zwischenfällen nach Lokalanästhetikabehandlungen wäre auf jeden Fall der allergologisch tätige Facharzt heranzuziehen, der dann das fragliche Lokalanästhetikum im Hauttest ermitteln kann oder aber ein anderes Lokalanästhetikum vortesten kann, um dessen Sicherheit vor dem zahnärztlichen Eingriff festzustellen.

5.2 Histamin und Parodontose
Reinhart Jarisch

Histamin spielt auch bei der Parodontose eine Rolle. Bakterien in den Zahntaschen (z. B. Tannerella forsythensis und Prevotella intermedia) produzieren Histamin. Je mehr verschiedene Bakterien gefunden werden, umso größer ist die Wahrscheinlichkeit eines Myokardinfarktes (Odds Ratio bis 2,0) (Andriankaja et al. 2011). Die Histaminspiegel im Blut und im Speichel sind im Äquilibrium (Gleichgewicht). Durch Bestimmung des Histaminspiegels im Speichel kann man die Diagnose der Parodontose erhärten. Die Durchführung ist ganz einfach, es gibt Testkits der Firma Greiner Bio-One.

Bei Vorliegen einer Parodontose fanden wir Werte über dem 10-Fachen des Blutes. Speziell Diabetespatienten sind gefährdet (Venza et al. 2006). Die Bestimmung des Histaminspiegels im Speichel kann auch nach einer Behandlung der Zahntaschen zur Therapiekontrolle eingesetzt werden.

Literatur

[187] Andriankaja O, Trevisan M, Falkner K et al. Association between periodontal pathogens and risk of nonfatal myocardial infarction. Community Dent Oral Epidemiol 2011; 3: 177–85

[188] Venza M, Visalli M, Cucinotta M et al. Salivary histamine level as a predictor of periodontal disease in type 2 diabetic and non-diabetic subjects. J Periodontol 2006; 77: 1564–71

5.3 Chirurgische Operationen
Reinhart Jarisch

Im Rahmen von chirurgischen Operationen ist der Anästhesist immer wieder mit Blutdruckabfall und Atemproblemen konfrontiert. Oft trifft es den Anästhesisten unvorbereitet, weil anamnestisch über diesbezügliche Erkrankungen nichts bekannt war.

Nun muss man wissen, dass Histamin durch dramatische Ereignisse vermehrt freigesetzt wird, d.h., jeder Schlag auf den Körper, jeder Unfall, jede Unfallverletzung, aber auch das Ansetzen des Skalpells am Beginn eines operativen Eingriffes führt zu einer erhöhten Histaminfreisetzung.

Ist der Patient nun histaminintolerant, so kann das vermehrt freigesetzte Histamin zu Blutdruckabfall und/oder Atemstörungen führen. Es ist daher die Antihistaminika-Prämedikation (Gabe von H^1-Rezeptorenblockern) vor der Operation absolut zu empfehlen. Zu diesem Thema gibt es eine Studie im Lancet, die ganz deutlich nachweist, dass das perioperative Risiko (also das Risiko während einer Operation) mit einer Antihistaminika-Prämedikation deutlich reduziert wird (Lorenz et al. 1994).

Aus dem Gesagten geht hervor, dass nicht nur die allgemeine Frage des Anästhesisten bzw. Internisten vor der Operation nach einer stattgehabten Allergie letztlich von Bedeutung ist, sondern die Frage nach einer Histaminintoleranz. Leider wird insbesondere die letzte Frage fast immer vergessen, obwohl sie von enormer Wichtigkeit sein kann. Der zu operierende Patient im Operationssaal ist weder Hausstaubmilben noch Pollen noch Tierhaaren ausgesetzt; die Histaminintoleranz hingegen „trägt er immer mit sich" und reagiert jederzeit auf entsprechende Histaminbelastungen entsprechend.

Der Rat für den untersuchenden Arzt ist daher, nicht nur die Frage nach einer eventuellen Allergie, sondern auch nach einer Histaminabbaustörung zu stellen.

Der Rat für den zu behandelnden Patienten vor einer Operation ist daher eine Prämedikation mittels H^1-Rezeptorenblocker, idealerweise abgesprochen mit dem Operateur.

Literatur

[189] Lorenz W, Duda D, Junginger T et al. Incidence and clinical importance of perioperative histamine release: randomised study of volume loading and antihistamines after induction of anaesthesia. Lancet 1994; 343: 933

6 Histaminintoleranz bei Frauen

6.1 Dysmenorrhö (Regelbeschwerden)
Reinhart Jarisch

Es gibt Frauen, die am ersten Tag der Regel über starke krampfartige Schmerzen klagen (Dysmenorrhö), welche durch übliche schmerzunterdrückende Medikamente nicht beeinflussbar sind.

Der Uterus (Gebärmutter) hat Histaminrezeptoren (Bindungsstellen). Mit Einsetzen der Menses (Regel) kontrahiert sich der Uterus. Bei maximaler Histaminwirkung ist es durchaus plausibel, dass die Auslösung dieses Uteruskrampfs histaminbedingt sein könnte. Diese Hypothese (Vermutung) wird durch die klinische Beobachtung untermauert, dass die Gabe eines H1-Rezeptorenblockers am ersten Tag der Regel die Schmerzen verhindern kann. Schmerzen, die an den folgenden Tagen bei Regelbeschwerden auftreten, sollten allerdings wieder mit normalen Schmerzmitteln behandelt werden.

Die Dysmenorrhö betrifft über 50 % aller menstruierenden Frauen und führt in 10–15 % der Fälle zu schwerer körperlicher Beeinträchtigung (Dysmenorrhö Grad 3 mit stark eingeschränkter Aktivität, schlechtem Ansprechen auf analgetische Therapie und begleitenden Symptomen wie Kopfschmerzen, Müdigkeit, Erbrechen und Diarrhö).

Als Ursache der primären Dysmenorrhö wird eine gesteigerte oder abnorme uterine Aktivität und verminderte uterine Durchblutung angenommen, welche durch vermehrte Konzentrationen von Prostaglandin F2α und Vasopressin verursacht wird (Dawood 1985, Sessa et al. 1990). Die sekundäre Dysmenorrhö hingegen wird durch verschiedene pathologische Veränderungen des kleinen Beckens verursacht, wie Endometriose, Adenomyome, Polyposis, Pelvic inflammatory Disease, Stenosen der Cervix uteri, Ovarialzysten, Adhäsionen und uterine Malformationen.

Das Charakteristikum der primären Dysmenorrhö ist das Fehlen ursächlicher pathologischer Veränderungen des kleinen Beckens und der Beginn mit oder kurz nach Einsetzen der Menarche. Der menstruelle Schmerz setzt am ersten Tag der Menses ein und kann 48–72 Stunden dauern. Als Ursache der primären Dysmenorrhö wurde bisher ein erhöhter Prostaglandin-F2α- und Vasopressinspiegel angenommen. Wir vermuten jedoch, dass Histamin durch Aktivierung uteriner H1-Rezeptoren wesentlich an der gesteigerten Uteruskontraktilität bei Dysmenorrhö beteiligt ist.

Vasopressin sowie Prostaglandin F2α gelten als effektive uterine Stimulanzien, die eine gesteigerte Uteruskontraktilität und damit reduzierten Blutfluss und Schmerzen hervorrufen können (Prostaglandinbestimmungen im Endometrium, im Menstruationsblut und im Plasma von Dysmenorrhöpatientinnen zeigten deutlich erhöhte Werte).

Epidemiologische Studien untersuchten Ernährungs-, Trink- und Rauchgewohnheiten sowie Zyklusfaktoren als mögliche Risikofaktoren der Dysmenorrhö:

- In der Literatur findet sich ein erhöhtes Risiko für Dysmenorrhö bei Konsum von Ei und Käse, bei Raucherinnen, früher Menarche, starker langer Regelblutung und Benutzung von Intrauterinpessaren.
- Ein vermindertes Risiko für Dysmenorrhö findet sich beim Konsum mehrfach ungesättigter Fettsäuren, überraschenderweise bei starkem Alkoholkonsum, bekannterweise bei oralen Kontrazeptiva (die auch als Therapie der Dysmenorrhö verwendet werden) und nach Geburten.

Die stark kontraktile Wirkung von Histamin auf das Myometrium wurde zwar schon oftmals diskutiert (Bergant et al. 1993, Cruz et al. 1989, Martinez-Mir et al. 1992), aber nie in einen möglichen Zusammenhang mit der Pathogenese der Dysmenorrhö gebracht. Auch die zyklusbedingte Reagibilität von Mastzellen und deren Histamin-Release wurde schon in einigen Studien untersucht. Anhand von Tierversuchen mit Ratten zeigte sich eine durch östradiolmediierte Vermehrung des uterinen Histamingehalts und Steigerung der Uteruskontraktilität, was auf eine Modulation myometraler Histaminrezeptoren durch ovarielle Steroide hinweisen könnte (Rubio et al. 1992).

Im menschlichen Harn konnte eine erhöhte Exkretion von Histaminmetaboliten zur Zeit der Ovulation festgestellt werden, wobei man auch hier eine Wirkung von Östrogenen (im speziellen Östradiol) auf Histaminliberation oder -synthese vermutet. Kalogeromitros zeigte deutlich den Einfluss des Menstruationszyklus auf Skin-Prick-Testungen, indem er die höchste Reagibilität (Quaddelgröße) zur Zeit der Ovulation (Tag 12–16) und des höchsten Plasmaostrogenspiegels feststellte (Holinka u. Gurpide 1984).

Bedenkt man aber, dass bei Dysmenorrhöpatientinnen prämenstruell signifikant häufiger höhere Östradiolkonzentrationen diagnostiziert wurden als bei beschwerdefreien Vergleichsgruppen (Sessa et al. 1990, Viggiano et al. 1988), könnte man auch hier einen möglichen Einfluss auf die Mastzelldegranulation und damit vermehrten Histamin-Release vermuten.

Weiterhin wurde auch die hormonale Regulation der Diaminoxidase untersucht. Am Tiermodell (Ratte) zeigte sich eine durch 17β-Östradiol induzierte Steigerung uteriner DAO-Aktivität, hingegen eine signifikante Verminderung hepatischer Diaminoxidasekonzentrationen (Sessa et al.

1990). Bei Versuchen an humanen Uteruspräparaten konnte jedoch keine Änderung der Enzymaktivität festgestellt werden (Holinka u. Gurpide 1984).

Um die Hypothese, dass die Dysmenorrhö primär histaminbedingt sein könnte, zu untermauern, haben wir bei einer Patientin kurz vor, während und nach der Regel Histamin- und DAO-Werte bestimmt und dabei festgestellt, dass es bei einigen Frauen zu einem Abfall der Diaminoxidase und somit zu einer verstärkten Wirkung von Histamin am Beginn der Regel kommt. Aus dem Gesagten ergibt sich auch, dass bei Schwangeren, bei denen frühzeitige Wehenbewegungen einsetzen, durchaus auch an eine Histaminwirkung gedacht werden sollte, sodass in diesem konkreten Fall eine histaminfreie Diät absolut sinnvoll ist.

Literatur

[190] Bergant A, Lechner W, Sölder E, Huter O, Kölle D. Steigerung der uterinen Aktivität durch Histamin. Zentralbl Gynakol 1993; 115: 454–7

[191] Cruz MA, Gonzales C, Acevedo CG, Sepulveda WH, Rudolph MI. Effects of histamine and serotonine on the contractility of isolated pregnant and nonpregnant human myometrium. Gynecol Obstet Invest 1989; 28: 1–4

[192] Dawood MY. Dysmenorrhea. J Reprod Med 1985; 30: 154–67

[193] Holinka CF, Gurpide E. Diamine oxidase activity in human decidua and endometrium. Am J Obstet Gynecol 1984; 150: 359–63

[194] Martinez-Mir I, Estan L, Morales-Olivas F, Rubio E. Effect of histamine and histamine analogues on human isolated myometral strips. Br J Pharmacol 1992; 107: 528–31

[195] Rubio E, Estan L, Morales-Olivas F, Martinez-Mir I. Influence of hormonal treatment on the response of the rat isolated uterus to histamine and histamine receptor agonists. Eur J Pharmacol 1992; 212: 31–6

[196] Sessa A, Desidero MA, Perin A. Estrogenic regulation of diamine oxidase activity in rat uterus. Agents and Actions 1990; 29: 162–6

[197] Viggiano M, Franchi AM, Faletti A, Gimeno MAF, Gimeno AL. Histamine alters output from diestrous rat uteri. Involvement of H2-receptors and 9-ketoreductase. Prostaglandins 1988; 36: 317–28

6.2 Schwangerschaft und Allergie
Reinhart Jarisch

Es ist ein viel diskutiertes Problem, ob man eine spezifische Immuntherapie während der Schwangerschaft beginnen oder fortsetzen soll. Die gegenwärtige Empfehlung ist, dass man bei gegen Insektengift allergischen Patienten auch während der Schwangerschaft unter entsprechenden Vorsichtsmaßnahmen die Immuntherapie fortsetzen soll, dass aber bei gegen Pollen- und Hausstaubmilben allergischen Patienten die Immuntherapie zu unterbrechen und erst nach der Geburt des Kindes wieder zu beginnen sei. Dabei wird meist vergessen, dass es viele Frauen gibt, die berichten, dass es ihnen während der Schwangerschaft bezüglich ihrer Allergie sehr gut gegangen sei und dass sie ihren Heuschnupfen und sogar ihr Asthma völlig verloren haben und erst nach der Geburt ihres Kindes die Beschwerden wieder aufgetreten seien.

Um diesem Phänomen nachzugehen, muss man wissen, dass in der Plazenta (Mutterkuchen) ein Übermaß an Diaminoxidase (DAO) produziert wird. Der Hintergrund dafür dürfte sein, dass sich das werdende Baby vor einer Kontraktion des Uterus (Gebärmutter) schützen möchte, denn der Uterus ist histaminsensibel und schon der Genuss von Emmentaler Käse oder anderen histaminhaltigen Speisen würde zu einem Abort des Babys führen. Damit also Babys auf die Welt kommen können, ist die Überproduktion an DAO aus Sicherheitsgründen für das Werden und Überleben des Babys notwendig. Die im Übermaß produzierte DAO kommt auch der Mutter zugute, wodurch eine eventuelle Allergie (= Histaminfreisetzung) vom Baby mitbehandelt wird. Diese klinische Erfahrung lehrt uns auch, dass die Menge an DAO für die Beurteilung des Schweregrads einer allergischen Reaktion durchaus von Bedeutung ist. Es ist durchaus verständlich, dass es Patienten gibt, die eine sog. Typ-I-Allergie (wie Heuschnupfen oder allergisches Asthma bronchiale) haben können, die im Hauttest und im Bluttest (RAST) positiv sind, ohne dass sie Beschwerden haben, weil eben offensichtlich durch eine erhöhte Menge von DAO das Auftreten einer allergischen Reaktion weitgehend oder ganz verhindert werden kann.

Um das oben Gesagte zu untermauern, haben wir bei 83 schwangeren Patientinnen Plasmahistaminspiegel sowie Serum-DAO zu verschiedenen Zeiten der Schwangerschaft untersucht und feststellen können, dass es im Verlauf der Schwangerschaft zu einem deutlichen Abfall des Histaminspiegels sowie einem massiven Anstieg der DAO kommt. Ab der 12. Schwangerschaftswoche lässt sich in allen von uns untersuchten Fällen ein erhöhter DAO-Wert feststellen (Abb. 6.1), ab der 17. Schwangerschaftswoche lagen in allen unseren Fällen normale Histaminspiegel vor. Der Abfall der DAO zwischen vorletztem und letztem Wert ist bemerkenswert. Zehn Tage vor der letzten Bestimmung erfolgte die Geburt des Kindes, sodass man hier sehr deutlich sehen kann, dass mit Abgang der Plazenta die Überproduktion an DAO verschwunden ist und der abfallende DAO-Spiegel durch die Halbwertszeit der vorhandenen DAO zu erklären ist.

Fallbericht

Die Patientin, hat 2 Kinder geboren und große Schwierigkeiten während der Schwangerschaft gehabt. Wegen drohenden Aborts bzw. vorzeitiger Beendigung der Schwangerschaft musste sie monatelang im Krankenhaus verweilen. Sie erzählte mir, dass sie einerseits zwar wehenhemmende Mittel bekam, andererseits aber sehr viele Speisen Histamin enthielten. Die Patientin war eine der wenigen, die praktisch sämtliche Symptome zeigte, die bei der Histaminintoleranz vorkommen können, und meinte, dass sie sich wahrscheinlich wochenlange Aufenthalte im Krankenhaus hätte ersparen können, wenn sie damals gewusst hätte, dass histaminhaltige Speisen ihre Schwangerschaft negativ beeinflussen können. Sie ist übrigens später Hebamme geworden!

Nach meinem Verständnis folgert daraus, dass sich Patientinnen mit Problemen in der Schwangerschaft bezüglich einer Histaminintoleranz untersuchen lassen und auf jeden Fall die Aufnahme von biogenen Aminen über die Nahrung vermeiden sollten.

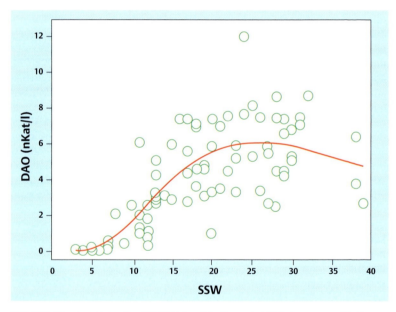

Abb. 6.1 Diaminoxidasespiegel (DAO-Spiegel) im Serum bei 83 Schwangeren. Die Enzymaktivität steigt ab Mitte des ersten Trimenons an und erreicht im 2. und 3. Trimenon das etwa 100-Fache des Normalspiegels. SSW: Schwangerschaftswoche.

6.3 Übelkeit und Erbrechen in der Schwangerschaft

Reinhart Jarisch

Besonders belastend sind Übelkeit und Erbrechen in den ersten 3 Monaten der Schwangerschaft, die nicht bei jeder Frau, aber bei vielen mehr oder weniger stark auftreten. Zur Therapie werden in einer kürzlich erschienenen Publikation im New England Journal of Medicine, einem der renommiertesten medizinischen Journale, als Mittel der Wahl Antihistaminika aufgelistet (Niebyl 2010).

Wenn Antihistaminika bei Übelkeit und Erbrechen in der Schwangerschaft wirksam sind, dann bedeutet das im Umkehrschluss, dass Histamin als Auslöser für die Übelkeit angenommen wird.

Im gleichen Artikel wird aber ein Hormon, das humane Choriongonadotropin (hCG), als Ursache ausgemacht. Anstieg und Abfall des hCG-Spiegels korrelieren „genau" mit dem Auftreten und Sistieren der Übelkeit. Allerdings nur fast, denn die beiden Kurven sind zeitlich verschoben, sodass zum Zeitpunkt, an dem die Übelkeit aufhört, noch 50 % des hCG im Blut vorhanden sind. Da aber Antihistaminika gegen die Übelkeit wirksam sind und keinen Einfluss auf Hormone haben, dürfte die Theorie, dass hCG der Auslöser der Übelkeit sei, wohl widerlegt sein!

Nun wissen wir aber, dass Antihistaminika bei der Seekrankheit als Mittel der Wahl gegen Übelkeit und Erbrechen empfohlen werden. In einer Studie mit der Deutschen Marine (siehe Kapitel 10 Histamin und Seekrankheit) konnten wir zeigen, dass Kautabletten mit 500 mg Vitamin C gegen Übelkeit und Erbrechen wirksam sind. Es liegt daher auf der Hand, an Vitamin-C-Kautabletten (Cevitol® Kautabletten) als Therapie gegen Übelkeit in der Schwangerschaft zu denken. Eine diesbezügliche Studie steht vorerst noch aus.

Allerdings hat eine schwangere Mitarbeiterin (und 2 weitere schwangere Damen) ihre Übelkeit durch die Vitamin-C-Kautabletten verloren und konnte ihr erstes Kind wieder versorgen und arbeiten gehen. Eine Schwalbe macht noch keinen Sommer, der Versuch hätte auch negativ ausgehen können. Die Einnahme von Vitamin-C-Kautabletten ist aber allemal einen Versuch wert, wenn Übelkeit und Erbrechen in der Schwangerschaft auftreten.

Literatur

[198] Niebyl JR. Nausea and vomiting in pregnancy. N Engl J Med 2010; 363: 1544–50

6.4 Histamin und Übergewicht (Adipositas)
Reinhart Jarisch

Wenn adipöse Menschen eine Allergieambulanz aufsuchen, dann immer deshalb, weil sie glauben, dass eine Allergie Ursache ihres Übergewichts sein muss. Dieser Glaube entsteht aus Verzweiflung und aus dem Wunsch, dass irgendetwas anderes als die Essenslust an den vielen Kilos schuld sein muss. Dieser Wunsch wird von Ernährungsberaterinnen gefördert, die Allergien für Adipositas verantwortlich machen, was die Betroffenen natürlich gern hören.

Fakt ist, Adipöse haben keine Allergien.

Fakt ist, Histamin macht schlank.

Die Begründung dafür ist die Tatsache, dass Histamin das Körpergewicht nach unten reguliert: Patienten mit Neurodermitis sind immer extrem schlank, egal wie viel sie essen, und Allergiker sind nie dick. Nur ganz selten gibt es Ausnahmen. Medikamente, die das histaminerge System stimulieren (H3-Rezeptorantagonisten) sind die am meisten versprechenden Medikamente in der Antiadipositastherapie (Jørgensen et al. 2007, Barak et al. 2008). Umgekehrt führen Antihistaminika der älteren Generation zu Gewichtszunahme, wie auch im Beipacktext vermerkt war. Am stärksten ausgeprägt ist diese Wirkung bei Astemizol (Hismanal®), das auch wegen möglicher Herzrhythmusstörungen vom Markt genommen wurde. Histamindefiziente Mäuse (sog. Histidindecarboxylase-Knock-out-Mäuse, Mäuse, bei denen das Enzym blockiert ist, das Histamin aus Histidin bilden kann) können leicht durch fettreiche Diät übergewichtig werden (Fülöp et al. 2003, Jørgensen et al. 2006).

Leider muss man daher übergewichtigen Patienten sagen, dass bei ihnen Allergien nicht ursächlich im Spiel sind (die oft dennoch durchgeführten Tests mit Nahrungsmittelallergenen waren durchwegs negativ).

Allerdings denke ich, dass es sehr wohl eine Lösung für übergewichtige Menschen gibt:

Wenn zu wenig Histamin zu Fettleibigkeit führt, dann müsste mehr Histamin das Gegenteil, also Gewichtsabnahme, bewirken. Ich meine daher, dass die histaminarme Diät für Histaminintolerante wichtig und Grundlage der Therapie ist, aber auch das Gegenteil, dass nämlich eine histaminreiche Diät zu Gewichtsabnahme führen müsste (Malmlöf et al. 2006). Das bedeutet praktisch z. B. täglich Thunfisch (enthält viel Histidin, die Vorstufe von Histamin) etc. essen (Kasaoka et al. 2004)! Frauen dürften von dieser Methode am meisten profitieren (Kasaoka et al. 2005). Eine diesbezügliche

Studie bei Menschen gibt es zwar noch nicht, es scheint mir aber sehr logisch und einen Versuch wert zu sein.

Literatur

[199] Barak N, Greenway FL, Fujioka K et al. Effect of histaminergic manipulation on weight in obese adults: a randomized placebo-controlled trial. Int J Obes 2008; 32: 1559–65

[200] Fülöp AK, Földes A, Buzàs E et al. Hyperleptinemia, visceral adiposity and decreased glucose tolerance in mice with a targeted disruption of the histidine decarboxylase gene. Endocrinology 2003; 144: 4306–14

[201] Jørgensen EA, Vogelsang TW, Knigge U et al. Increased susceptibility to diet-induced obesity in histamine-deficient mice. Neuroendocrinology 2006; 83: 289–94

[202] Jørgensen EA, Knigge U, Warberg J et al. Histamine and the regulation of body weight. Neuroendocrinology 2007; 86: 210–4

[203] Kasaoka S, Tsuboyama-Kasaoka N, Kawahara Y et al. Histidine supplementation suppresses food intake and fat accumulation in rats. Nutrition 2004; 20: 991–6

[204] Kasaoka S, Kawahara Y, Inoue S et al. Gender effects in dietary histidine-induced anorexia. Nutrition 2005; 21: 855–8

[205] Malmlöf K, Golozoubova V, Peschke B et al. Increase of neuronal histamine in obese rats is associated with decreases in body weight and plasma triglycerides. Obesity 2006; 14: 2154–62

7 Neurodermitis

Reinhart Jarisch

Die Diagnose Neurodermitis ist der Schrecken vieler Eltern kleiner Kinder, weil damit meistens ein unheilbares, chronisches Leiden angenommen wird. Tatsache ist, dass die Neurodermitis, auch als atopisches Ekzem bezeichnet, eine genetisch bedingte Erkrankung ist, die zu trockener Haut und Ekzemen neigt. Nicht selten wird auch quälender Juckreiz angegeben. In etwa einem Viertel der Fälle kommt es im Kleinkindalter zu Nahrungsmittelallergien, ab dem 6. Lebensjahr dann zu inhalativen Allergien wie allergischer Rhinitis und Asthma bronchiale (Borkowski et al. 1998, Isolauri et al. 1997).

Ähnlich häufig findet sich auch eine Histaminintoleranz (Maintz et al. 2006, Worm et al. 2009). Klinisch kann der Verdacht auf HIT durch die anamnestische Beschreibung einer perioralen (rund um den Mund) Rötung nach dem Genuss von Ketchup oder Tomaten geäußert werden. Durch Bestimmung von Histamin und DAO im Blut und histaminfreie Diät durch 14 Tage sowie neuerliche Blutbestimmung von Histamin und DAO kann der Verdacht untermauert werden, wenn sich nach der Diät die Blutwerte normalisieren und es dem Kind bezüglich der Haut besser geht.

Prof. Paul Bergstresser aus Houston/Texas hat einmal anlässlich eines Vortrags in Wien über Klima und Hauterkrankungen erwähnt, dass es in Florida keine Neurodermitis gibt. Ich konnte mich selbst im Gespräch mit einem Dermatologen in Miami von der Richtigkeit dieser Bemerkung überzeugen. Aus dieser Beobachtung geht nun eindeutig hervor, dass das Klima in Florida, nämlich ständige Sonnenbestrahlung und feuchte warme Luft, bedingt durch die Verdunstung des Meerwassers, der primär wichtigste therapeutische Faktor für die Neurodermitis ist.

Das heißt auf Europa übertragen, dass es auch in Südspanien, Süditalien und Südgriechenland so gut wie keine Neurodermitisfälle gibt und dass die meisten Neurodermitisfälle in Skandinavien und Nordengland (Prävalenz 24%) vorkommen. Entsprechend stammen die meisten wissenschaftlichen Publikationen über dieses Thema aus Skandinavien. Rein geografisch gesehen liegt nun Österreich zwischen Skandinavien und Sizilien. Daraus geht hervor, dass Österreich im Sommer der „Süden" und im Winter der „Norden" ist. Dies deckt sich mit der Beobachtung der Eltern atopischer Kinder.

Die Neurodermitis heilt auch in Österreich im Sommer weitgehend ab und wird im Winter schlechter. Aus dieser Beobachtung folgt, da die Nahrungsaufnahme in Italien, Österreich und Schweden nicht wesentlich unterschiedlich ist, dass auch in Europa der Beweis geführt werden kann, dass die Neurodermitis keine primäre Nahrungsmittelallergie ist. In diesem Zusammenhang ist auch eine kürzlich erschienene Studie interessant, die zeigt, dass die Prävalenz (das Vorkommen) von Neurodermitis in Italien in Norditalien bei 7% und in Süditalien bei 0–2% liegt. Da nun die Kost in Europa im Wesentlichen dieselbe ist und die Italiener genauso oft Spaghetti, Schnitzel und Pizza essen, wie dies die Österreicher oder Schweden tun, kann man davon ausgehen, dass den Nahrungsmitteln bei der Neurodermitis nur ein begrenzter Einfluss zukommt (Borkowski et al. 1998, Businco et al. 1998).

Aus diesen Beobachtungen ergeben sich auch die wichtigsten therapeutischen Ansätze:
- der Gebrauch eines Luftbefeuchters, auf 50% Luftfeuchtigkeit eingestellt, für die kalte (trockene) Jahreszeit von Oktober bis April
- UVA-Bestrahlungen während der lichtarmen Jahreszeit (Winter)

Neuerdings wird auch vermehrt der Vitamin-D^3-Spiegel gemessen und bei erniedrigten Werten Vitamin D^3 substituiert.

Bei der Kleidung sollte Schafwolle vermieden werden, da diese üblicherweise von atopischen Kindern schlecht vertragen wird.

Die Wirksamkeit der sog. Mayo-Klinikverbände dürfte auf dem Prinzip der Feuchtigkeitszufuhr beruhen: Der Patient wird zur Gänze mit Salben eingefettet, über die Haut werden dann dicke Watteverbände gelegt und der Patient wie eine Mumie eingewickelt. Die gute Wirkung dürfte einerseits darauf basieren, dass Okklusionsverbände eine erhöhte Penetration der Salbe bewirken; andererseits liegt der Patient in einer feuchten Klimakammer (bedingt durch seinen eigenen Schweiß).

Der Nichtatopiker mit normal fetter Haut bemerkt im Winter bei Minusgraden, z. B. während des Skifahrens, eine massive Austrocknung der Haut mit leichter Juckreizbildung und gesprungenen Lippen, sodass leicht verständlich wird, dass sich beim Atopiker diese Klinik potenziert. Auch bei atopischen Babys, die Windeln tragen, fällt auf, dass sich die Neurodermitis nicht im Windelbereich, im übrigen Bereich aber schon manifestiert. Dies dürfte mit der durch den Harn erzeugten Feuchtigkeit unter den dicht abschließenden Windeln zusammenhängen.

Erschwerend kommt hinzu, dass der sog. transepidermale Wasserverlust beim Atopiker doppelt so hoch ist wie beim Nichtatopiker und im Schub der Neurodermitis sogar den vierfachen Wert erreichen kann. Viele Eltern beobachten, dass das Salbenschmieren allein wenig wirksam ist und dass Salben nur helfen, wenn die Kinder auch in einem entsprechend feuchten (50% Luftfeuchtigkeit) Klima gehalten werden. Therapeutisch heißt dies wiederum, dass der Gebrauch von Ölbädern (z. B. pH 5 Eucerin® Ölbad) eminent wichtig ist. Dazu kommt, dass die Produktion der Oberflächenlipide bei Normalpersonen durch Ultraviolettbestrahlung verstärkt wird, sodass wir im Sommer über eine normal fette Haut verfügen und auch der Gesunde im Winter eine trockene Haut zeigt, weil die UV-Bestrahlung fehlt.

Die Neurodermitiker leiden am meisten unter Juckreiz. Dieser ist unter anderem durch Histamin bedingt. Es erklärt sich daher zwanglos, dass als weitere therapeutische Maßnahme der Einsatz von H¹-Rezeptorenblockern sinnvoll ist, wie z. B. Desloratadin in beispielsweise Aerius®, aber auch Levocetericin in beispielsweise Xyzall® in Österreich. Meist aber werden von Dermatologen sedierende Antihistaminika der älteren Generation empfohlen.

Die Angst vor Kortison ist unberechtigt. Steroidsalben sind von den meisten Neurodermitikern verpönt und haben, bedingt durch eine Überanwendung, auch einen schlechten Ruf.

Studien zum Thema Neurodermitis zeigen jedoch, dass der Neurodermitiker offensichtlich nicht in der Lage ist, auf Entzündungsreize mit ausreichend körpereigenem Kortison zu reagieren, sodass die kurzfristige Gabe von Steroidsalben nicht eine Überdosierung ist, sondern ein Ersatz für das vom Körper nicht bereitgestellte Kortison. Daher ist bei akuter Entzündung der kurzfristige Einsatz (eine Woche) von Steroiden in Salbenform absolut indiziert. Nach dieser Woche sollte jedoch sofort zu steroidfreien Pflegecremen übergegangen werden. In der Langzeittherapie haben sich Calcineurininhibitoren, wie Picrolimussalben, 2 × wöchentlich, bewährt.

Die Neurodermitis könnte somit durchaus als Kortisonmangelkrankheit bezeichnet werden. In eigenen Studien konnten wir zeigen, dass Neurodermitiker oft einen verminderten ACTH-Spiegel aufweisen. ACTH ist das Steuerungshormon für die körpereigene Kortisolproduktion. Gleichzeitig ist es ein Stresshormon, was leicht erklärt, warum atopische Kinder oft hektisch nervös sind und von ihren Eltern als Zappelphilipp bezeichnet werden. Nun wissen wir aus eigenen Studien, dass Vitamin B_6 geeignet ist, einen erniedrigten ACTH-Spiegel zu normalisieren und somit die Kinder ruhiger werden zu lassen. Darüber hinaus kommt es bei Vitamin-B_6-Gabe (½ mg pro kg Körpergewicht pro Tag) über eine Woche zu einer weitgehenden bis vollständigen Abheilung der ekzematösen Veränderungen. Da dem Vitamin B_6 bei vorliegendem Mangel ein therapeutischer Effekt bei der Neurodermitis zuzuordnen ist, haben viele Patienten gefragt, ob sie denn das Vitamin B_6 nicht auch durch die Nahrung zuführen können. Unserer Erfahrung nach ist zur Behebung des Mangels die medikamentöse Zufuhr von Vitamin B_6 sinnvoller, aber eine Vitamin-B_6-Diät ist auch möglich.

Die Zufuhr von Vitamin-B_6-haltigen Nahrungsmitteln führt nicht direkt zu einem Vitamin B_6-Anstieg, sondern der Quotient aus Protein und

Tabelle 7.1 Vitamin-B_6-reiche Ernährung. Vitamin B_6 wird als Coenzym im Zuge des Eiweißabbaus verbraucht, weshalb bei eiweißreicher Ernährung eine höhere Vitamin-B_6-Aufnahme empfohlen wird. Die Tabelle orientiert sich nicht direkt am Vitamin-B_6-Gehalt der Nahrungsmittel, sondern berücksichtigt das Verhältnis zwischen B_6 und dem Eiweißgehalt des jeweiligen Nahrungsmittels (B_6-Bilanz). Speisen mit negativer Bilanz („B_6-Zehrer") sollten bei Atopie und Histaminintoleranz gemieden werden. Die Deutsche Gesellschaft für Ernährung empfiehlt für Erwachsene eine tägliche Vitamin-B_6-Aufnahme von 1,6–2,0 mg.

++   **B_6-Bilanz ≥ 0,20 mg/100 g**

Avocado, Bananen, Holunder
Sojabohnen?, Paprika, Süßkartoffel, grüne Bohnen, Lauch
Weizenkeime, Weizenkleie, Hirse, unpolierter Reis
Weizenvollkornbrot, Mehle hoher Typennummer
Walnüsse, Maroni, Haselnüsse
Leber, Gänsefleisch
Lachs, Sardine, Forelle, Makrele, Hummer
B6-angereicherte Nahrungsmittel (z. B. Obstsäfte, Kakaogetränke, Cornflakes)

+   **B_6-Bilanz +0,05 bis +0,20 mg/100 g**

Trockenfrüchte, Ananas, Weintrauben, Melonen
die meisten Gemüsesorten
Grahambrot
Hühnerfleisch, Schweinefleisch
Hering, Thunfisch
Honig

±   **B_6-Bilanz +0,05 bis −0,05 mg/100 g**

sonstiges Obst
polierter Reis, Mehle niedriger Typennummer, Mischbrote
Pilze
Eidotter
Milchprodukte außer Käse
Rind-, Kalb-, Truthahnfleisch, hochwertige Wurstwaren
Heilbutt, Aal

−   **B_6-Bilanz −0,05 bis −0,20 mg/100g**

Bohnen
Maismehl, Weißbrot, Nudeln
Quark, Weißschimmelkäse
Kaninchen, Lammfleisch
Scholle, Kabeljau (Dorsch), Karpfen, Miesmuschel, Shrimps
Schokolade

−   **B_6-Bilanz > −0,20 mg/100 g**

Erdnüsse, Mandeln
Eiklar
sonstige Käse
minderwertige Wurstwaren
Gelatine

Vitamin B_6 ist wichtig. Zum Abbau von Proteinen wird nämlich Vitamin B_6 gebraucht. Wenn man nun z.B. ein Ei isst, das sowohl Proteine als auch Vitamin B_6 enthält, so führt man zwar dem Körper Vitamin B_6 zu, zum Abbau des Proteins wird aber mehr Vitamin B_6 gebraucht, als im Ei enthalten ist, weshalb in der Summe dem Körper Vitamin B_6 entzogen wird. Aus der beigefügten Liste (Tab 7.**1**) geht hervor, dass Patienten, die ständig Nahrungsmittel zu sich nehmen, die mit Minus oder 2 Minus etikettiert sind, zu einem Vitamin B_6-Mangel kommen könnten.

Manchmal kommt es zu einer massiven Exazerbation (Verschlechterung) der Neurodermitis. Dies geschieht meist im Zuge von Virusinfekten, aber auch bedingt durch sog. Superinfektionen. Dazu zählt an erster Stelle eine Infektion mit Staphylococcus aureus. Bei einem massiven atopischen Ekzem sollte daher an eine staphylokokkenbedingte Superinfektion gedacht werden und als Therapie ein staphylokokkenwirksames Antibiotikum verordnet werden. In diesen Fällen sind, wie die klinische Erfahrung zeigt, Steroidsalben wirkungslos.

Eine weitere negative Beeinflussung der Neurodermitis kann durch eine Pilzinfektion, bedingt durch Pityrosporum ovale, dem Erreger der Pityriasis versicolor, stattfinden, weshalb nach Staphylokokken-Superinfektion auch eine entsprechende Behandlung mit z.B. Fungoral-Shampoo sinnvoll erscheint.

Naturgemäß ist es wichtig, einen Allergietest durchzuführen, um Sensibilisierungen gegen inhalative und/oder nutritive Allergene feststellen zu können. Liegen inhalative Allergien gegen Hausstaubmilben vor, sind Sanierungsmaßnahmen angezeigt, bei gleichzeitigen inhalativen Beschwerden auch eine niedrig dosierte spezifische Immuntherapie. Allerdings kann es in der Anfangsphase der Immuntherapie zur Verschlechterung des Hautzustands kommen, die eine Limitierung der Erhaltungsdosis erfordert.

Liegt eine Allergie gegen Pollen vor, bei denen eine pollenassoziierte Nahrungsmittelallergie vorkommen kann, wie z.B. bei Birken- und Beifußpollen, so sind die entsprechenden Nahrungsmittel zu meiden. Birkenpollenallergiker vertragen meistens Äpfel, Karotten und Nüsse, aber auch Sojaprodukte, Kiwi und Feigen in roher Form nicht. Beifußpollenallergiker vertragen meistens Sellerie sowie Absinth, Kamille, Sonnenblume, Sonnenblumenhonig, Anis, Dill, Fenchel, Koriander, Kümmel und Petersilie nicht.

Darüber hinaus ist zu bedenken, dass auch Sensibilisierungen gegen das Pan-Allergen Profilin vorkommen können. Hier ist eine weiter reichende Überempfindlichkeit gegen diverse Pollen im Sinne einer Kreuzreaktion bzw. auch gegen Nahrungsmittel durchaus vorstellbar. Diese Probleme zu lösen ist dann Aufgabe des Allergietests bzw. die Interpretation der Befunde Aufgabe des Allergologen.

Weiterhin kann es zu einer kutanen Sensibilisierung im Sinne eines allergischen Kontaktekzems kommen, sodass auch die Durchführung des Epikutantests, aber auch „Atopy Patchtest" sinnvoll sein können.

Nicht zu vergessen ist die Möglichkeit einer bronchialen Beteiligung, die auch eine Routinelungenfunktion erforderlich machen kann.

Die klinische Praxis zeigt, dass 95% der Fälle von atopischer Dermatitis in die Kategorie „leicht" einzuordnen sind und mit den genannten Therapieverfahren gut kontrolliert bzw. zur Abheilung gebracht werden können. Lediglich etwa 5% zeigen eine massive Ausdehnung, die speziell bei längerer Dauer und Lichenifikation (Verdickung der Haut) eine intensivere Therapie im Krankenhaus mit nachfolgender spezieller dermatologischer Betreuung brauchen.

Aggressive therapeutische Verfahren, wie z.B. die Behandlung mit Interferon Gamma, zeigen laut Literaturberichten abgesehen von Nebenwirkungen wenig klinischen Erfolg, sodass sie nicht mehr zur Diskussion stehen. Bezüglich der Gabe von Cyclosporin gibt es positive Ergebnisse. Es sollte jedoch nur in schweren Fällen unter stationärer Aufsicht verabreicht werden. Die neuen Calcineurininhibitoren wie Tacrolimus 0,03% als Salbe und Pimecrolimus 1% als Creme eignen sich gut bei Ekzemverschlechterung, besonders im Gesicht, Hals und Intertrigobereichen. Sie helfen, Steroide einzusparen, und reduzieren die Zahl der Exazerbationen.

Abschließend kann man den Eltern noch eine gute Nachricht mit nach Hause geben. Es ist belegt, dass atopische Kinder überdurchschnittlich intelligent sind, was die Eltern oft schon leidvoll in Erfahrung gebracht haben, da die Kinder meistens in der Lage sind, sämtliche technische Geräte des Haushalts zu bedienen, sodass die Mutter mit dem Abschalten der eingeschalteten Geräte oft nicht nachkommt.

In der Summe gesehen ist die Diagnose der Neurodermitis für den Fachmann leicht, obwohl es in den verschiedenen Altersstufen sehr unterschiedliche klinische Bilder geben kann. Die allergologische Diagnostik gehört in die Hand eines erfahrenen Allergologen, die Therapie sollte mit gesundem Menschenverstand durchgeführt werden. Wenn man all diese Punkte berücksichtigt, stellt sich die Neurodermitis nicht als eine schreckliche chronische Krankheit dar, sondern als eine Hauterkrankung, die, wenn richtig behandelt, problemlos zu steuern ist.

Literatur

[206] Borkowski TA, Eigenmann PA, Sicherer SH, Cohen BA, Samson HA. Prevalence of IgE-mediated food allergy among children with atopic dermatitis. J Allergy Clin Immunol 1998; 101: 241(abstr)

[207] Businco L, Magnolfi C, Falconieri P, and the Working Group of the Italian Society of Allergy and Clinical Immunology. Epidemiology of atopic dermatitis in Italian children: a national survey. J Allergy Clin Immunol 1998; 101: 196 (abstr)

[208] Isolauri E, Sütas Y, Salo MK, Isosomppi R, Kaila M. What is optimal nutrition for atopic infants with food allergy during elimination diets? J Allergy Clin Immunol 1997; 99: 149 (abstr)

[209] Maintz L, Benfadal S, Allam JP et al. Evidence for a reduced histamine degradation capacity in a subgroup of patients with atopic eczema. J Allergy Clin Immunol 2006; 117: 1106–12

[210] Worm M, Fiedler EM, Dölle S et al. Exogenous histamine aggravates eczema in a subgroup of patients with atopic dermatitis. Acta Derm Venerol 2009; 89: 52–6

8 Spezifische Immuntherapie

Reinhart Jarisch

Die Allergieimpfung (früher Desensibilisierung, Hyposensibilisierung oder spezifische Immuntherapie genannt) ist eine international und zuletzt auch von der WHO (Weltgesundheitsorganisation) anerkannte Standardtherapie allergischer Erkrankungen, die in der Lage ist, das Immunsystem von einer Fehlsteuerung auf einen Normalzustand zurückzuführen.

Allergien kann man grundsätzlich als Fehlalarm des Immunsystems bezeichnen. Sie haben keinen Sinn und machen nur Ärger. Das Problem der allergischen Reaktion ist die Entzündung, die bei Infektionen durchaus sinnvoll ist, bei allergischen Erkrankungen aber krankheitsauslösend ist. Wir müssen uns nun fragen, um welche „Feinde" es geht.

Es geht um Pollen von Bäumen, Gräsern und Unkräutern, es geht um Hausstaubmilben und Tierepithelien, die allesamt so klein sind, dass sie mit bloßem Auge praktisch nicht sichtbar sind. Sie stellen auch keine Bedrohung des Körpers und somit auch nicht des Immunsystems dar und dennoch werden sie vom Immunsystem als Feind empfunden. Mir kommt das so vor, als ob das Immunsystem eine Fliege unter einem Vergrößerungsglas betrachtet und rückmeldet, ein Elefant greift an. So scheinbar banal das bisher Gesagte sein mag, bietet es dennoch klare therapeutische Ansätze. Um noch einmal bei einem einfachen Beispiel zu bleiben. Wenn man auf einen Sessel steigt, von diesem dann herunterspringt und sich den Knöchel verrenkt, ohne dass dabei eine Dehnung, ein Riss der Bänder oder gar eine Knochenfraktur auftritt, entsteht eine Schwellung des Knöchels, also eine Entzündung. Jeder, der schon einmal eine Sportveranstaltung gesehen hat, weiß, dass sofort ein Kältespray oder Eiswürfel zur Anwendung kommt, mit dem einzigen Ziel, die unsinnige Entzündung zu unterdrücken.

So unsinnig die Entzündung bei Sportverletzungen ist, genauso unsinnig ist die entzündliche Reaktion bei allergischen Erkrankungen. In der Nase kommt es zu Schleimhautschwellungen und Sekretion einer wässrigen Flüssigkeit, in der Lunge kommt es zu Schwellungen der Bronchialschleimhaut und zu Verengungen der Muskulatur am Ausgang der Lungenbläschen. Das führt dazu, dass das Ausatmen erschwert wird und somit das nicht verwertbare Restvolumen der Lunge steigt. Dies führt wiederum dazu, dass nicht genügend Luft eingeatmet werden kann, weil die verbliebene Luft in der Lunge dies verhindert. Zurückkommend zur Therapie wird klar, dass die Medikamente, seien es Antihistaminika, aber auch Kortison, zwar eine sehr gute Wirksamkeit bezüglich Schleimhautabschwellung, Unterdrückung der Sekretion und Unterdrückung der Entzündung haben, dass diese Wirkung jedoch nur passager, also kurzfristig und nur für die Zeit wirksam ist, für die es gegeben wird.

Das therapeutische Prinzip der Allergieimpfung hingegen zielt dahin, die Fehlsteuerung des Immunsystems auf Normalisierung zurückzuführen, d. h. immunologisch gesehen, Toleranz zu induzieren.

Das Prinzip der Allergieimpfung besteht nun darin, dass sich durch kontinuierlich ansteigende Dosen des Allergens, gegen das der Patient allergisch ist, das Immunsystem daran gewöhnt, also tolerant wird und bei neuerlichem Kontakt mit dem Allergen nicht oder nur in geringem Ausmaß mit einer Entzündungsreaktion reagiert. Nun könnte man sich fragen, warum das auf natürlichem Weg nicht auch funktioniert, da wir ja während der Pollensaison mit einer steigenden Pollenbelastung zu rechnen haben. Das Problem besteht jedoch bei der natürlichen Pollenexposition darin, dass wir längere Zeit überhaupt keine Belastung haben und dann relativ schnell einer maximalen Pollenbelastung ausgesetzt sind. Das ist etwa so, wie wenn ein Sportler ein halbes Jahr lang nicht trainiert und dann plötzlich von ihm gefordert wird, 1,80 m oder sogar 2 m hoch zu springen. Würde er hingegen das ganze Jahr hindurch trainieren und würde die Messlatte kontinuierlich auf immer größere Höhen gesetzt werden, so würde der Sportler nach einem halben Jahr durchaus in der Lage sein, die geforderte Höhe von 1,80 m oder gar 2 m zu überspringen.

Bei der Allergieimpfung ist es genauso. Hier wird das Immunsystem langsam an die geforderte Dosis, die es zu vertragen gilt, herangeführt. Die Allergieimpfung ist, wie mehrere Studien belegen, bereits nach 4 Monaten wirksam. Um einen entsprechenden Therapieerfolg zu erhalten, der auch über Jahre hinaus manchmal sogar lebenslang andauern soll, ist jedoch eine Fortsetzung der Therapie mit der Erhaltungsdosis über unserer Meinung nach 2 Jahre erforderlich, die internationale Meinung geht bis 3 Jahre hinaus. Ein weiterer Vorteil der Allergieimpfung besteht darin, dass das Risiko, dass aus einem einfachen Heuschnupfen auch Asthma bronchiale wird, auf die Hälfte reduziert wird und dass gleichfalls das Risiko, dass weitere Allergien hinzukommen, halbiert wird (Des Roches et al. 1998).

Bei der Allergieimpfung wird dem Patienten ein Allergen zugeführt, das er nicht verträgt, sodass man grundsätzlich bei jeder Injektion eine Unverträglichkeitsreaktion erwarten müsste. Dass dem nicht so ist und dass Unverträglichkeitsreaktionen sehr selten vorkommen, hängt einerseits mit der Qualität der heute zur Verfügung stehenden Impfstoffe, andererseits mit einem moderaten Steigerungsschema zusammen. Um das Restrisiko einer systemischen Reaktion im Rahmen der Allergieimpfung weiter zu minimieren, sind jedoch unserer Meinung nach gewisse Maßnahmen erforderlich:

Die von uns im Jahre 1988 inaugurierte Antihistaminika-Prämedikation konnte in der Zwischenzeit von vielen ausländischen Kollegen durch placebokontrollierte Doppelblindstudien bestätigt werden (Jarisch et al. 1988). Es zeigt sich also, dass eine konsequente Antihistaminika-Prämedikation, d.h. die Gabe eines H1-Rezeptorenblockers eine halbe bis eine Stunde vor der Allergieimpfung, das Risiko der Nebenwirkungen etwa eine Zehnerpotenz oder mehr senkt.

Die Antihistaminika-Prämedikation wurde auf dem letzten jährlichen Treffen der AAAAI (AAAAI = American Academy of Allergy Asthma & Immunology) in Orlando 2012 ausdrücklich als eine der Maßnahmen zur Verhinderung eines anaphylaktischen Schocks aufgelistet.

Blutabnahmen vor und nach der Allergieimpfung bei insgesamt rund 500 Personen zeigten einen signifikant höheren Histaminspiegel nach der Impfung im Vergleich zu vorher (Abb. 8.1).

Darüber hinaus empfehlen wir aufgrund unserer heutigen Erfahrungen, 24 Stunden vor der Allergieimpfung auf die Einnahme histaminhaltiger Speisen zu verzichten, da diese eine zusätzliche Belastung des Immunsys-

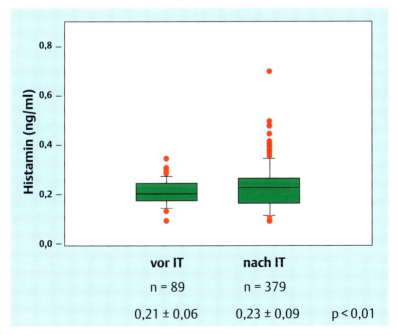

Abb. 8.1 Histaminspiegel bei 468 Allergikern unter laufender spezifischer Immuntherapie bei Blutabnahme vor (n = 89) bzw. nach (n = 379) der Immuntherapieinjektion.

tems darstellt. Zudem gibt es Medikamente, die Hemmer der Diaminoxidase (DAO), die in der Lage sind, die DAO, also das histaminabbauende Enzym, über Wochen zu blockieren. Zur Illustration folgen 2 Fallberichte.

> **Fallbericht 1**
> In Dänemark erhielt ein insektengiftallergischer Patient eine sog. Schnellimmuntherapie, bei der 3–4 Injektionen in steigender Dosis pro Tag verabreicht werden. Es handelte sich bei diesem Patienten um einen Matrosen, der sich die Zeitintervalle zwischen den Injektionen mit Biertrinken vertrieb. Nun enthält Bier unter anderem Histamin, darüber hinaus ist aber auch Alkohol enthalten, dessen Abbauprodukt Acetaldehyd ein Hemmer der DAO darstellt. Prompt trat bei dem Patienten nach der letzten Injektion ein anaphylaktischer Schock auf. Die Autoren dieser Publikation wussten nicht, worin die Ursache zu finden ist. Wir denken, dass der Bierkonsum dafür verantwortlich war.

Nebenbei bemerkt, steht im Beipackzettel für die Allergieimpfung geschrieben, dass Alkoholkonsum vor der Allergieimpfung verboten ist.

Ein eigener Fall einer milden systemischen Reaktion soll untermauern, dass die Gabe von Medikamenten, die Hemmer der DAO sein können, ursächlich an Nebenwirkungen beteiligt sein können.

Tabelle 8.1 Fallbeispiel für die potenzielle Bedeutung von DAO-Inhibitoren (hier Acetylcystein) als Ursache von systemischen Nebenwirkungen bei der spezifischen Immuntherapie (SIT). Der Patient (siehe Fallbeispiel 2 im Text) erhielt seit 24 Monaten eine spezifische Immuntherapie gegen Gräser bzw. Roggen. Anamnese. Aeromuc (Acetylcystein) über 1 Woche, zuletzt 4½ Tage vor SIT-Injektion.

	Histamin (ng/ml)	Tryptase (µg/l)	DAO (nKat/l)	Vitamin B6 (nmol/l)
nach 15 min	1,2	18	0,21	180
nach 1 Woche	0,2	6	0,04	141
nach 5 Wochen	0,2		0,04	70
nach 9 Wochen	0,1		0,06	52

> **Fallbericht 2 (Tab 8.1)**
>
> Ein etwa 20-jähriger männlicher Patient war auf Gräser- und Roggenpollen allergisch: RAST Gräser 4,9, RAST Birke 2,0 (RAST = Radio-Allergen-Sorbent-Test). Er erhielt eine Allergieimpfung über 2 Jahre. Die Behandlung wurde mit einer konsequenten Antihistaminika-Prämedikation durchgeführt. Die Immuntherapie wurde immer reaktionslos vertragen. Lediglich bei der letzten geplanten Injektion (21. Erhaltungsdosis) entwickelte sich eine milde systemische Reaktion, also Hustenreiz, Druck auf der Brust, Lippenschwellung, ein generalisiertes Erythem (Rötung der Haut) sowie ein niedriger Blutdruck (110/70), Puls 76 Schläge/min. Darüber hinaus zeigte der Patient eine starke lokale Schwellung am Injektionsort. Nach intravenöser Behandlung mit Solu Decortin® und Fenistil® klang die Symptomatik rasch ab.
>
> Die Blutuntersuchungen, durchgeführt nach 15 Minuten, zeigten, dass der Histaminspiegel im Plasma aus das 6-fache und die DAO das 3-Fache des Normalwerts angestiegen war. Der Histaminspiegel war nach einer Woche normalisiert und blieb dies auch im weiteren Verlauf. Die DAO normalisierte sich erst nach 9 Wochen. Zum Zeitpunkt des anaphylaktischen Schocks war auch die Tryptase (ein Indikator für die Anaphylaxie) erhöht, normalisierte sich aber rasch wieder. Im Verlauf der 9 Wochen kam es zu einem kontinuierlichen Abfall des Vitamin-B6-Spiegels.
>
> Der Patient wurde genau befragt und es ergab sich anamnestisch die Einnahme von Aeromuc (Acetylcystein) über eine Woche, zuletzt 4½ Tage vor der Injektion. Wir denken, dass dieses Medikament die Anaphylaxie ausgelöst hat. Nun könnte man fragen, wieso die Anaphylaxie möglich war, wo doch die DAO den 3-fachen Normalwert aufwies. In der Literatur ist bereits beschrieben, dass während eines anaphylaktischen Schocks der Körper die letzten Reserven an DAO herauspresst, um den Schock doch noch abzufangen. Dass dennoch ein anaphylaktischer Schock ausgelöst wurde, ergibt sich aus der Tatsache, dass der Histaminspiegel deutlich höher anstieg als die DAO (Mondovi et al. 1975).

Aus dem Gesagten folgt, dass einerseits das Meiden histaminhaltiger Speisen 24 Stunden vor der Injektion, andererseits das Meiden von Medikamenten, die Blocker der DAO sein können, im Rahmen der Allergieimpfung wichtig ist.

Die Allergieimpfung zeigt bezüglich der klinischen Erfolge ein gutes Ansprechen. Bei 850 von uns behandelten Patienten gaben 88% eine Reduktion der Symptome zwischen 100 und 50% an. Eine Besserung zwischen 10 und 50% wurde von 8% angegeben, keine Besserung zeigten 4% (Tab. 8.2). Grundsätzlich gibt es keine Impfung, die bei allen Menschen wirkt. Impfversager sind nach wie vor ein ungelöstes Problem und Gegenstand immunologischer Forschung.

Es war nun naheliegend zu spekulieren, dass bei der Versagergruppe möglicherweise eine zum damaligen Zeitpunkt noch nicht diagnostizierte Histaminintoleranz vorgelegen haben könnte. Wir untersuchten daher Patienten, die keinen Erfolg der Immuntherapie aufwiesen, und verglichen sie mit jenen mit klinischer Besserung über 90% (Tab. 8.3).

Tabelle 8.2 Subjektive Beurteilung des Impferfolgs bei 850 Pollen-, Hausstaubmilben- und Insektengiftallergikern.

Subjektive Besserung durch die spezifische Immuntherapie (SIT)	
keine Besserung (<10%)	4%
Besserung 10–49%	8%
Besserung 50–90%	76%
Besserung >90%	12%

Tabelle 8.3 Zusammenhang zwischen anamnestischer Histaminintoleranz (HIT) und Effektivität der spezifischen Immuntherapie (SIT) bei 34 Immuntherapieversagern und 104 Patienten mit sehr gutem Impferfolg.

Subjektive Besserung durch SIT	mit HIT	keine HIT	
<10% (n=34)	10	24	$p<0{,}001$
>90% (n=104)	10	94	$p<0{,}001$

Es zeigte sich ein hoch signifikanter Unterschied zwischen den Gruppen, sodass angenommen werden muss, dass histaminintolerante Patienten keinen Erfolg der Allergieimpfung erwarten dürfen. Darüber hinaus ist naturgemäß das Risiko einer Nebenwirkung erhöht, sodass wir denken, dass solange eine Histaminintoleranz besteht, die Immuntherapie nicht begonnen werden sollte.

Um bei unserem Patienten mit Gräserpollenallergie ganz sicher zu sein, dass das Medikament als Auslöser verantwortlich war, haben wir sicherheitshalber noch eine Untersuchung bezüglich des spontanen basophilen Histamin-Release (Freisetzung) durchgeführt. Bei Histaminintoleranten zeigt sich erfahrungsgemäß ein erhöhter Wert, bei unserem Patienten ergaben sich jedoch normale Werte. Außerdem wurde dem Patienten nach einigen Wochen erneut Acetylcystein verabreicht und die Auswirkung auf den DAO-Spiegel untersucht. Nach Einnahme des Medikaments über eine Woche kam es zu einem Abfall des DAO-Spiegels um 35%, während eine Kontrollperson einen Anstieg um 24% zeigte. Es ist also mit an Sicherheit grenzender Wahrscheinlichkeit anzunehmen, dass die Nebenwirkung durch das verabreichte Medikament ACC® ausgelöst wurde.

In der Summe muss daher angenommen werden, dass bei der heutigen Standardisierung der Impfstoffe, die eine sehr hohe Qualität erreicht haben, das Problem der Allergieimpfung nicht bei dem Impfstoff, der standardisiert ist, sondern bei den Patienten liegt, die immunologisch unterschiedlich reagieren. Es ist daher die Aufgabe des allergologisch tätigen Arztes, Patienten herauszufiltern, die keinen Erfolg durch eine Allergieimpfung erwarten lassen, sodass die für eine Allergieimpfung geeigneten Patienten insgesamt noch bessere Erfolge aufweisen werden als dies bisher der Fall war.

Literatur

[211] Des Roches A, Paradis L, Menardo JL, Bouges S, Daures JP, Bougeard YH, Bousquet J. Does specific immunotherapy to Dermatophagoides pteronyssinus prevent the onset of new sensitizations in monosensitized children? J Allergy Clin Immunol 1998; 99: 130 (abstr)

[212] Jarisch R, Götz M, Aberer W, Sidl R, Stabel A, Zajc J, Fordos A. Reduction of side effects of specific immunotherapy by premedication with antihistaminics and reduction of maximal dosage to 50000 SQ-U/ml. Arb Paul Ehrlich Inst Bundesamt Sera Impfstoffe Frankf a M 1988 (82): 163–75

[213] Jarisch R. Die Nebenwirkungen der spezifischen Immuntherapie allergischer Erkrankungen mit Antihistaminikaprämedikation. Österreichische Ärztezeitung 1993; 3: 32–4

[214] Malling MB, Weeke B, Bousquet J, Dreborg S, Alvarez-Cuesta E, Ewan PW, Jarisch R, Pastorello EA. Immunotherapy, Position Paper. Allergy 1993; Suppl 48: 9–35

[215] Mondovi B, Scioscia Santoro A, Rotilio G, Costa MT, Finazzi Agro A. In vivo anti-histaminic activity of histaminase. Agents and Actions 1975; 5: 460 (abstr)

[216] Müller U, Mosbech H, Aberer W, Bonifazi F, Bousquet J, Dreborg S, Ewan P, Gallesio MT, Jäger L, Jarisch R, Jeep S, Lassen AR, Malling MJ, Przybilla B, Van der Zwan K, Vervloet D, Wikl JA, Wüthrich B. Immunotherapy with Hymenoptera venoms, Position Paper. Allergy 1993; Suppl 48: 37–46

[217] Wantke F, Demmer CM, Götz M, Jarisch R. Inhibition of diamine oxidase represents a risk in specific immunotherapy. Allergy 1993; 48 (7): 552

[218] Wantke F, Demmer CM, Götz M, Jarisch R. Reduction of side effects in specific immunotherapy. J Allergy Clin Immunol 1993; 92: 497–8

[219] Wekkeli M, Rosenkranz A, Hippmann G, Jarisch R, Götz M. Systemische Nebenwirkungen bei der Immuntherapie allergischer Erkrankungen: eine vergleichende Studie. Wien Klin Wochenschr 1989; 101: 639–52

9 Vitamin B6 und Histamin

Reinhart Jarisch

Vitamin B6 ist ein Sammelbegriff für alle als Vitamin wirksamen 3-Hydroxy-2-Methylpyridine. Pyridoxin, Pyridoxal, Pyridoxamin sowie deren phosphorylierte Metaboliten sind als Vitamin B6 gleich wirksam. Co-Enzym-Funktion erfüllen im Organismus Pyridoxal-5-Phosphat und Pyridoxamin-5-Phosphat.

Vitamin B6 ist unter anderem zum Abbau von Glutamat erforderlich. Glutamat ist neben Histamin und für Personen mit Vitamin-B6-Mangel ein möglicher Auslöser des sog. China-Restaurant-Syndroms. Glutamat (E621 bis 625) hat aber keine in der EU-Verordnung festgesetzte Tageshöchstdosis. Vitamin B6 wird als Therapie des China-Restaurant-Syndroms ebenso empfohlen wie für das prämenstruelle Syndrom, wobei die Wirksamkeit bei beiden Indikationen wissenschaftlich nicht endgültig bewiesen ist (Biesalski et al. 1997).

Wir fanden bei Kindern mit atopischer Dermatitis erniedrigte Vitamin-B6-Werte, die sich nach Vitamin-B6-Gabe normalisierten, wobei es zu einer gleichzeitigen Besserung der atopischen Dermatitis kam. Zudem wurden die Kinder ruhiger.

In diesem Zusammenhang sind die Ergebnisse, publiziert im österreichischen Ernährungsbericht 1998, interessant. In der Altersgruppe der 6- bis 18-Jährigen zeigten 65 % einen leicht, 8 % einen deutlich erniedrigten Vitamin-B6-Wert. Bei den weiblichen Erwachsenen im Alter von 36 bis 55 Jahren liegt der Durchschnittswert aller Untersuchten nur bei 80 % der empfohlenen Werte, bei Schwangeren in der 22. bzw. 35. Schwangerschaftswoche liegen die Mittelwerte nur bei etwa 65 % der Empfehlung (Elmadfa 1998).

Und nun im Originalzitat (Elmadfa 1998):

> *„Eine wesentlich kritischere Situation wurde bezüglich des Vitamin-B6-Status festgestellt, da hinsichtlich der Aktivierbarkeit der EGOT (erythrozytäre Glutamat-Oxalacetal-Transaminase, ein Vitamin-B6-abhängiges Enzym) nur 8 bis 18 % der Befunde im Normbereich lagen. Etwa ein Drittel der Befunde war in dem deutlich erniedrigten Bereich einzustufen. Auch hinsichtlich der Aufnahme an Vitamin B6 ergab sich eine eindeutig verbesserungswürdige Situation. In Studie B erreichen beispielsweise nur 1,8 % der Frauen den von der Deutschen Gesellschaft für Ernährung (DGE) empfohlenen Wert von 0,25 mg Vitamin B6/MJ. Trotz häufiger Verwendung von Multivitaminpräparaten ist*

die Prävalenz einer suboptimalen Versorgungslage an Vitamin B6 sehr hoch. Auch andere Studien weisen darauf hin, dass die Versorgung mit Vitamin B6 in der Schwangerschaft häufig grenzwertig ist und somit auch der Vitamin-B6-Status des Säuglings negativ beeinflusst werden kann. Folglich ist bezüglich dieses Nährstoffs unbedingt eine vermehrte Zufuhr über die Ernährung anzustreben. Gute Vitamin-B6-Quellen sind neben Fleisch und Fisch auch Lebensmittel pflanzlicher Herkunft wie Kartoffeln, Bananen, Vollkornprodukte und einige Gemüsearten."

Die Daten, die eine teilweise Minderversorgung der österreichischen Bevölkerung bezüglich Vitamin B6 zeigen, und die Tatsache, dass wir sowohl bei Kindern mit atopischer Dermatitis als auch bei Kindern mit starken Schwellungen nach Gelsen-(Mücken-)stichen erniedrigte Vitamin-B6-Spiegel fanden, nach deren Behebung sich die klinische Symptomatik besserte, lassen die Vermutung zu, dass hier möglicherweise ein Zusammenhang zwischen Vitaminmangel und Erkrankung vorliegen könnte (Koller et al. 1992).

Dazu könnte auch passen, dass Soldaten der brasilianischen Armee, wenn sie im Dschungel tätig und dort massiven Moskitostichen ausgesetzt sind, vorbeugend Vitamin-B6-Tabletten bekommen. Andererseits wissen wir von Kindern mit nachgewiesenem Vitamin-B6-Mangel, die über starke lokale Schwellungen nach Gelsen-(Mücken-)stichen berichten, dass sie die Stiche besser vertragen und die Schwellungen kleiner ausfallen, wenn sie Vitamin B6 erhalten. Vitamin B6 inhibiert (behindert) die Degranulation von Mastzellen, die zur Histaminfreisetzung führt (Gonzales Alvarez u. Garcia Mesa 1981). Die Wichtigkeit des Vitamin B6 wird auch deutlich, wenn man sich die Liste der Enzyme ansieht, die Vitamin-B6-abhängig sind. In einem Lehrbuch über Vitamine sind hier 13 Enzyme aufgelistet.

Literatur

[220] Gonzales Alvarez R, Garcia Mesa M. Ascorbic acid and pyridoxine in experimental anaphylaxis. Agents Actions 1981; 11: 89–93

[221] Biesalski HK, Schrezenmeir J, Weber P, Weiß H. Vitamine: Physiologie, Pathophysiologie, Therapie. Stuttgart, New York: Thieme; 1997, 467 Seiten

[222] Elmadfa I. Österreichischer Ernährungsbericht 1998. Institut für Ernährungswissenschaften der Universität Wien; 1998, 365 Seiten

[223] Koller DY, Pirker C, Götz M, Jarisch R. Pyridoxine increases IL-1 and ACTH in atopic dermatitis: evidence of a dysregulated interrelation between neuroendocrine and immune systems. J Allergy Clin Immunol. 1992; 89: 721 (abstr)

10 Histamin und die Seekrankheit

Reinhart Jarisch

10.1 Einleitung

Die Seekrankheit – auch Bewegungskrankheit, Kinetose und englisch Motion Sickness genannt – findet sich zu Lande, auf See und in der Raumfahrt. Auslöser sind üblicherweise Fortbewegungsmittel wie Karussell, Auto, Autobus, Eisenbahn (Neigezug), Schiff, Flugzeug und die Raumfahrt. Allgemein bekannt ist das leichtere Auftreten von Reisekrankheit auf den hinteren Sitzen eines Pkw bzw. eines Autobusses. Weniger bekannt ist die Tatsache, dass viele Astronauten raumkrank geworden sind, so z.B. der erste russische Astronaut Gagarin, und eine amerikanische Raumfahrtmission aufgrund von Raumkrankheit fast mit einer Bruchlandung endete.

Interessanterweise wird auch eine sog. „Ski Sickness" beschrieben, der als Ursache eine vestibuläre Überstimulation durch Wedeln auf unebenem Grund sowie unzureichende visuelle Kontrolle (speziell bei Nebel) und weiterhin kleinere ophthalmologische Probleme (Myopie und Astigmatismus, also Refraktionsfehler) zugrunde gelegt werden. Darüber hinaus scheinen auch ein veränderter somatosensorischer Input durch Skischuhe und Ski sowie Höhenangst, Angst vor Bergen, hohe Geschwindigkeit und atmosphärische Druckänderungen im Ohr eine Rolle zu spielen (Hausler 1995).

Die Bedeutung dieser Krankheit wird in der medizinischen Forschung durch bis heute über 2800 publizierte wissenschaftliche Arbeiten zum Thema unterstrichen. Trotzdem gibt es bislang kein Lehrbuch über dieses Krankheitsbild, weder auf Deutsch noch auf Englisch, was eigentlich verwunderlich ist. Deshalb werden hier in kurzen Zügen die wichtigsten wissenschaftlichen Erkenntnisse aufgezeigt, insbesondere auch eigene Forschungsergebnisse, die dazu beitragen sollen, dass die Seekrankheit in Zukunft gut bewältigt werden kann.

10.2 Geschichte der Seefahrt

Meist wird die Bewegungskrankheit einer Unverträglichkeit auf Schiffen zugeordnet (Seekrankheit). Die Geschichte der Seekrankheit ist so alt wie die Geschichte der Seefahrt. Die Seeleute hatten in früheren Jahrhunderten unter 2 Dingen zu leiden, erstens dem Skorbut (Vitamin-C-Mangel) und zweitens der Seekrankheit. Die Probleme auf Kriegsschiffen der früheren Zeit verursachten daher weniger die Kanonen des Gegners als der Skorbut und die Seekrankheit auf dem eigenen Schiff.

So wird berichtet, dass 1497 Kapitän Vasco da Gama, ein Portugiese, bei der Umsegelung von Kap Hoorn 100 Seeleute seiner 160 Mann starken Besatzung durch Skorbut verlor. Es dauerte einige Jahrhunderte, bis die Bedeutung frischen Obstes, insbesondere von Zitronen und Orangen, zur Behandlung des Skorbuts erkannt wurde.

Die Ursache für den Skorbut hat James Lind, Schotte aus Edinburgh, 1731–1794, entdeckt (1748) und 1754 publiziert. 1775 hat Kapitän Cook (England) als erster bewiesen, dass nicht allein die langen Seereisen für Skorbut verantwortlich waren. Ein Bericht der österreichischen k.u.k. Kriegsmarine aus dem Jahr 1864, das Linienschiff Kaiser betreffend, zeigt, dass von 900 Matrosen 800 seekrank wurden, darunter auch viele Maschinisten und Heizer.

Obwohl schon 1535 (Kapitän Jaques Cartier, Frankreich) die Einnahme von Zitrusfrüchten zur Bekämpfung des Skorbuts bekannt war, findet sich in der k.u.k. Marine Normalverordnung aus dem Jahre 1872 dieser Hinweis nicht. Hingegen wird eine Erhöhung der Essigration pro Mann empfohlen. Darüber hinaus wurde geraten, lebende Tiere einzuschiffen, beides nicht zielführende Maßnahmen. Interessant in dem Zusammenhang ist, dass schon damals bemerkt wurde, dass Schweine nicht seekrank werden. Schweine scheinen schon seit Noahs Zeiten geborene „Seeleute" zu sein.

Man muss sich nun fragen, warum dies so ist. Für Laborversuche wird Diaminoxidase (histaminabbauendes Enzym) aus Schweinen gewonnen. Da Schweine Allesfresser sind, haben sie wie Löwen und Tiger einen erhöhten Blutspiegel an Diaminoxidase (DAO), weil sie sonst beim Essen von verdorbenem Fleisch (enthält viel Histamin) sterben würden. Da nun Histamin der Auslöser der Seekrankheit ist, ist es nicht überraschend, dass Tiere, die einen erhöhten DAO-Gehalt haben, offensichtlich nicht seekrank werden.

10.3 Symptome der Seekrankheit

An erster Stelle, und oft als erstes auftretend und als Frühwarnzeichen zu verstehen, steht Gähnen. Darüber hinaus finden sich Gesichtsblässe, Gesichtsschweiß, Schwindel, Übelkeit, Erbrechen bis hin zu Selbstmordgedanken. Der Speichelfluss ist negativ korreliert mit der Heftigkeit der Seekrankheit. Dies ist insofern bemerkenswert, als die Mundtrockenheit oft nur den gleichzeitig eingenommenen Mitteln gegen Seekrankheit zugeordnet wird.

Fest steht, dass praktisch jeder Mensch seekrank werden kann, auch sog. Segelprofis. Lediglich ein einziger des siegreichen Volvo-Ocean-Race-

Bootes Illbruck gab an, bisher noch nie seekrank geworden zu sein. Der frühere Kapitän der Deutschen Bark Gorch Fock berichtete mir kürzlich, dass 80–90 % (!) der Kadetten bei der ersten Ausfahrt seekrank werden. Die Seekrankheit ist jetzt bei der Deutschen Marine ein Thema und kein Tabuthema mehr. Darüber freue ich mich besonders.

Folgende Auszüge aus der Literatur geben die Häufigkeit der Seekrankheit und ihren Bezug zu Alter und Geschlecht wieder:

- Bei 114 Seereisen auf 9 Schiffen mit 20 029 Passagieren klagten 7 % über Erbrechen, 4 % fühlten sich absolut elend, 4 % ziemlich krank und 21 % gaben leichtes Unwohlsein an. Insgesamt fühlten sich somit 36 % der Patienten nicht wohl.
- Bei 3256 Reisebuspassagieren finden sich ähnliche Zahlen. 1,7 % gaben Erbrechen an, 12,8 % Übelkeit, 28,4 % fühlten sich schlecht, also insgesamt 42,9 %. Dabei hatten ¾ der Passagiere keine Sicht nach vorn!
- Bei einer Studie mit 141 Piloten, die am Black-Hawk-Flugsimulator (Black Hawk ist ein Hubschrauber) trainierten, berichteten 36 % über Symptome einer Motion Sickness. Die Motion Sickness bei Simulatorpanzerfahrten kommt bei Personen mit einer Seekrankheit in der Anamnese doppelt so häufig vor wie bei Personen ohne anamnestische Seekrankheit.
- Allgemein bekannt ist, dass Kleinkinder unter 2 Jahren weniger häufig von Seekrankheit betroffen sind. Kinder, die an Migräne leiden, werden leichter seekrank.
- Im Erwachsenenalter sind Frauen häufiger von Seekrankheit betroffen als Männer. Eine Untersuchung auf einem Segelschiff, auf dem nur Frauen an Bord waren, zeigte einen Zusammenhang zwischen Kopfweh bzw. Migräne sowie dem Auftreten der Seekrankheit in Relation zum Zyklus. Die genannten Symptome traten zum Zeitpunkt der Ovulation weniger oft und zum Zeitpunkt der Menses am häufigsten auf (Grunfeld et al. 1998).
- Mit zunehmendem Alter nimmt die Seekrankheit bei beiden Geschlechtern ab.

10.4 Ursachen der Seekrankheit

Die Ursache der Seekrankheit wird als optokinetischer Reiz gesehen, wobei einerseits das Auge, andererseits der Vestibularapparat sowie das Gehirn eine tragende Rolle spielen. Dem Magen, der letztlich Effektororgan ist, kommt als Auslöser der Seekrankheit keine oder kaum eine Funktion zu.

Im Folgenden soll nun die Bedeutung des Auges und des Gleichgewichtsorgans für die Seekrankheit besprochen werden. Außerdem soll die Relation zwischen Histaminanstieg mit gleichzeitigem Abfall des Vitamin-C-Spiegels und der Seekrankheit dargestellt werden.

10.4.1 Bedeutung des Auges

Es ist eine Tatsache, dass Übelkeit in gewissen Großkinos auftreten kann, in denen Bewegungen vorgetäuscht werden, die lediglich durch das Auge wahrgenommen werden können, wobei der Körper nicht oder kaum irgendwelchen räumlichen Veränderungen ausgesetzt ist. Nun gibt es für das Auftreten der Seekrankheit 2 Theorien. Die eine nennt sich „Classical sensory Mismatch Theory" und die andere „Subjective vertical Conflict Model". Beiden ist im Wesentlichen zu eigen, dass Übelkeit auftritt, wenn das zu erwartende Ereignis mit dem tatsächlich eintretenden Ereignis nicht übereinstimmt, und es somit zu einer falschen Information im Kleinhirn kommt (Bles et al. 2001).

Befunde, die für die Auslösung der Übelkeit durch das Auge sprechen:
- In Kinofilmen kann es zu Übelkeit kommen. Seekrankheit tritt bei artifiziellem Horizont oder bei Fenstersicht des Passagiers weniger häufig auf.
- Durch Prismengläser kann die Seekrankheit verbessert werden (Vente et al. 1998).
- Unter Versuchsbedingungen am Drehstuhl korreliert stärkeres Augenzittern (Nystagmus) mit größerer Empfindlichkeit für Seekrankheit. Die Nystagmusreaktionen nach „kosmonautenvestibulärem Training" liegen um 20–30 % unter dem Wert von Kontrollpersonen (Clement et al. 2001). Rein optokinetisch gierende Rotationen (Drehstuhl) machen Menschen nicht seekrank, sofern sie den Kopf nicht bewegen (Nystagmus: Maß für das Auftreten der Seekrankheit [Ebenholtz et al. 1994]. Gieren: ungewollt wiederkehrendes Ausscheren eines Bootes aus dem gesteuerten Kurs im Sinne einer Drehbewegung [Durchschwingung] um die senkrechte Achse [Schult 1998]).
- Auf Rettungsbooten von Bohrinseln, aber auch in Rettungsinseln nach Schiffbruch, bei denen die Sicht nach außen weitgehend fehlt, wird über eine hohe Inzidenz von Seekrankheit berichtet.
- Dem Fahrer eines Autos oder dem Rudergänger auf See (Steuermann) wird selten schlecht. Wahrscheinlicher Grund: Der Steuermann ist der Einzige, der genau abschätzen kann, wohin das Schiff fährt, sodass es zu keiner Diskrepanz zwischen der erwarteten und der eintretenden Bewegung kommt. (Interessanterweise dürfen Autofahrer nach einer Fahrt auf der Autofähre ihr Auto lenken, während Piloten viele Stunden nach einem Simulatortraining Flugverbot haben.)

Aus diesen auszugsweise dargestellten Untersuchungsergebnissen könnte man somit dem Auge eine tragende Funktion zuordnen. Da auch Blinde seekrank werden können, relativiert sich jedoch das Auge als Auslöser der Seekrankheit. Auch Fische können seekrank werden und Goldfische zeigen im Experiment eine Dominanz des vestibulären Systems bei der Auslösung der Motion Sickness (Lathers et al. 2001).

Das visuelle System ist sekundär.

10.4.2 Bedeutung des Vestibularapparats

Menschen mit funktionsunfähigem Innenohr werden nicht seekrank. Wenn man Ratten einer doppelten Erdbeschleunigung aussetzt, werden sie seekrank. Dies zeigt sich durch Kaolinaufnahme (= Pica = Aufnahme von Substanzen ohne Nährwert). Ratten würden unter normalen Umständen nie eine Nahrung ohne Nährwert aufnehmen. Wiederholt man diesen Versuch mit Ratten, denen man das Labyrinth des Innenohrs zerstört hat, so kommt es zu keinem Histaminanstieg und keinem Zeichen von Übelkeit (= keine Kaolinaufnahme) (Takeda et al. 1986).

Man kann aber auch die Histaminproduktion im Gehirn enzymatisch hemmen. Histidin wird durch ein Enzym (Histidindecarboxylase) in Histamin umgewandelt. Wenn man nun dieses Enzym durch α-Fluoromethylhistidin (α-FMH) hemmt, kann folgerichtig kein Histamin im Gehirn gebildet werden (Yamatodani et al. 1990, Watanabe et al. 1990). Bei Katzen konnte z.B. durch Behandlung mit αFMH eine Unterdrückung des bewegungsindizierten Erbrechens gezeigt werden (Lucot u. Takeda 1992). Auch reduziert αFMH die Histaminfreisetzung im Hypothalamus (Gehirn) und unterdrückt die Kaolinaufnahme von Ratten (Brechreizäquivalent).

Die dritte Möglichkeit besteht darin, das im Gehirn freigesetzte Histamin durch Blockierung des Histaminrezeptors unwirksam zu machen. So kann durch die Gabe eines Histamin-H3-Rezeptor-Agonisten (z.B. Thioperamid) eine signifikante Abnahme des okulovestibulären Reflexes erreicht werden.

Die dargestellten Untersuchungen zeigen, dass sowohl die Zerstörung des Labyrinths als auch die Unterdrückung der Histaminfreisetzung im Gehirn als auch die Aktivierung des H3-Rezeptors im Gehirn in der Lage sind, Seekrankheitssymptome zu unterdrücken.

Werden Ratten der doppelten Erdbeschleunigung ausgesetzt, dann adaptieren sie sich bereits nach 4 Stunden, nicht aber nach 2 Stunden. Dies lässt darauf schließen, dass die Ratten einen Mechanismus zur Unterdrückung der Seekrankheit haben (Uno et al. 1997). Ratten setzen unter Stressbedingung Histamin frei und sind als Einzige fähig, Vitamin C zu synthetisieren. Dieses synthetisierte Vitamin C ist offensichtlich in der Lage, Histamin abzubauen. Stress erhöht bei Ratten sowohl die Histaminkonzentration als auch die Aktivität der Histidindecarboxylase im Hypothalamus (Gehirn). Histidindecarboxylase ist das Enzym, das aus Histidin Histamin erzeugt. Darüber hinaus kommt es auch zu einer Erhöhung des Kortikosteroidspiegels im Plasma.

Befehle werden im Gehirn durch verschiedene Neuronensysteme (chemische Leitungen) vermittelt. Neurophysiologische Untersuchungen lassen folgende Zuordnung zu (Takeda et al. 1989, Takeda et al. 2001):

- Das histaminerge Neuronensystem ist in die Systeme der Motion Sickness, Emesis (Erbrechen) inkludiert bzw. involviert.
- Das acetylcholinerge Neuronensystem ist in den Prozess der Gewöhnung einbezogen.
- Das katecholaminerge Neuronensystem im Hirnstamm ist nicht an der Entwicklung der Motion Sickness beteiligt.

Aus der Literatur und den Ergebnissen der Tierversuche geht somit hervor, dass **die primäre Ursache der Seekrankheit Histamin ist**.

10.4.3 Histamin

Histamin ist ein biologisch hochpotentes biogenes Amin, das im Körper aus Mastzellen freigesetzt wird und enzymatisch durch Decarboxylierung der Aminosäure Histidin entsteht. Die physiologische (normale) Funktion besteht in der Stimulation der Magensaftsekretion und Gefäßerweiterung. Histamin ist auch als Neurotransmitter für den Schlaf-Wach-Rhythmus, aber auch für die Appetitkontrolle und Lernfähigkeit sowie das Gedächtnis verantwortlich. An pathologischen (krankhaften) Funktionen sind insbesondere die Allergie wie Konjunktivitis und Rhinitis allergica sowie Asthma bronchiale und die Histaminintoleranz zu nennen. Der Histaminspiegel ist erhöht bei der Mastozytose (vermehrte Mastzellen in der Haut) sowie Polycytaemia vera (Vermehrung der roten Blutkörperchen im Alter) sowie Urtikaria (Nesselsucht). Besonders hoch ist der Histaminspiegel im allergischen Schock, aber auch bei der Histaminfreisetzung im Rahmen von Röntgenkontrastmitteluntersuchungen. Auch Suchtgifte sind in der Lage, Histamin freizusetzen.

Histamin ist also die primäre Ursache der Seekrankheit. Wenn man nun bedenkt, dass bei Stress, der ja bei kleinen Schiffen und hohem Seegang leicht aufkommt, Histamin frei wird und dieses zum Abbau Vitamin C verbraucht, fällt es nicht schwer, einen Zusammenhang zwischen Vitamin-C-

Mangel, erhöhtem Histamingehalt und dadurch leichter auftretender Seekrankheit herzustellen.

Der Auslöser der Seekrankheit ist Histamin, verantwortlich für die begrenzte zeitliche Dauer der Seekrankheit, wenn auch möglicherweise über Tage, ist hingegen Acetylcholin. Menschen, die ständigen Schaukelbewegungen ausgesetzt sind, gewöhnen sich also nach einer gewissen Zeit an die veränderte Umwelt. Stress bzw. unphysiologische Körperbewegungen (wie z. B. auf Schiffen) führen zu Histaminausschüttung und somit vermutlich zu Vitamin-C-Verbrauch.

Die Ergebnisse lassen den Schluss zu, dass Seekrankheit unterdrückt werden kann, wenn es gelingt, Histamin im Gehirn abzubauen oder dessen Freisetzung bzw. Produktion zu verhindern.

10.5 Medikamente und Therapieoptionen

10.5.1 Medikamente gegen Seekrankheit

Angesichts der obigen Ausführungen nimmt es nicht Wunder, dass die meisten Medikamente gegen Seekrankheit Antihistaminika sind (Tab. 10.1).

Tabelle 10.1 Medikamente gegen Seekrankheit.

Wirkstoff	Handelspräparate
Scopolamin	Scopolamin TTS Pflaster
Cinnarizin	Stutgeron 75 mg Kps.
Dimenhydrinate	Travelgum 20 mg
Doxepin	Sinequan 10 mg Kps.
Doxylamin	Wick Hustensaftkonzentrat
Phenytoin	Epilan S Gerot Tbl.
Meclozin	Contravert B_6 (Meclozin 25 mg) Diligan Tbl. (Meclozin 25 mg, Hydroxyzin 10 mg)
Dexamethason	
Flunarizin (Ca-Antagonist)	Sibelium 10 mg
α-Fluoromethylhistidin (Inhibitor der Histaminsynthese)	(noch) nicht im Handel

- Es ist auffallend (die Reihung in Tab. 10.**1** wurde nach Wirksamkeit und Bedeutung zusammengestellt), dass Scopolamin an erster Stelle steht. **Scopolamin** ist ein Suchtgift, das keine antihistaminische Wirkung hat. In Studien zeigte sich sogar, dass Scopolamin den Histaminanstieg bei Motion Sickness nicht unterdrückt. Scopolamin wird eine Einflussnahme auf die Übertragung der Reize auf das Gehirn zugesprochen. Seine gute Wirksamkeit ist insbesondere Profis bekannt. Allerdings hat es Nachteile, da das Nahsehen erschwert und die üblicherweise auftretende Gewöhnung an die Seebewegungen verhindert wird.
- Bemerkenswert ist, dass auch ein Kortisonpräparat, nämlich **Dexamethason**, Wirksamkeit zeigt. So konnten mit 0,5 mg Dexamethason (alle 6 Stunden für 2 Tage) um 80% mehr „Stressfull Motions" ausgehalten werden.
- Insgesamt ist festzuhalten, dass **Cinnarizin** die beste Wirkung zu haben scheint. Bei 95 Versuchspersonen besserte sich die Seekrankheit bei rauer See in 69% durch 50 mg Cinnarizin. Wenn man nun bedenkt, dass Cinnarizin schon mit einer Kapsel Stutgeron (75 mg Cinnarizin) wesentlich höher dosiert ist, wird klar, dass dem Cinnarizin eine sehr gute antiemetische Wirkung zukommt. Kinder, die an Übelkeit bei Autofahrten leiden, konnten mit Cinnarizin gut behandelt werden. Von 79 Kindern, denen 15 mg Cinnarizin 2 Stunden vor Fahrtantritt gegeben wurden, berichteten 81% über einen guten bis exzellenten Erfolg.
- **Blutdrucksenkende Mittel** wie Kalzium- und Vasopressinantagonisten sind bei der Seekrankheit ebenfalls wirksam. Sie könnten bei Hypertonikern in Rücksprache mit den Internisten eine durchaus vernünftige Alternative darstellen.
- **Doxylamin** und **Pyridoxin** (Vitamin B6) werden bei Schwangerschaftserbrechen eingesetzt. Doxylamin ist z. B. im „Wick® Hustensaft konzentriert" enthalten.
- Die vorher beschriebene Substanz **αFMH** ist im Handel nicht erhältlich.

Die Placeborate bei Medikamenten liegt bei 30%!

10.5.2 Seekrankheit verstärkende Medikamente

Während endogene Opiate die Seekrankheit kontrollieren, verstärken Morphinantagonisten wie Naloxon die Seekrankheit. Die Seekrankheit wird auch durch ein Antibiotikum, nämlich Erythromycin, verstärkt. Im Beipacktext steht an erster Stelle Übelkeit und an zweiter Stelle Erbrechen als mögliche Nebenwirkung!

10.5.3 Alternative Behandlungsmaßnahmen

Immer wieder werden alternative Maßnahmen empfohlen. In Studien zeigte sich jedoch die Wirkungslosigkeit von Ingwer, der „selbst erfüllenden Prophezeiung", der P6-Akupressur und Angst als Auslöser. Bei der angeblichen Wirkung von alternativen Maßnahmen ist immer zu bedenken, dass auch hier die Placeborate bei 30 % liegt.

10.5.4 Schlaf

Histamin ist für die Wachphase des Körpers verantwortlich. Es ist daher nicht verwunderlich, dass der Histaminspiegel im Schlaf gegen null sinkt. Dies kann man sich zunutze machen, indem man Personen, bei denen die Übelkeit beginnt, bittet, sich hinzulegen und zu schlafen. Durch den gesenkten Histaminspiegel können diese Personen dann, wenn sie wieder wach werden, durchaus wieder am Leben an Bord teilnehmen. Der Histaminspiegel sinkt im Schlaf gegen null. Bei Beschwerden sollte man daher versuchen, möglichst mittschiffs zu schlafen.

Wenn man nun das Schiff nach einer stürmischen Fahrt verlässt und denkt, man hat die Sache ausgestanden, muss man leider oftmals feststellen, dass es auch eine „Seekrankheit am Land" gibt, die „Mal de Debarquement" genannt wird, im Deutschen oft als „Seemannsgang" bespottet. Diese findet sich in 66 % der Fälle nach der ersten Seereise. Eine signifikant positive Korrelation zwischen dem Auftreten der Seekrankheit und dem anschließenden „Mal de Debarquement" ist beschrieben.

10.6 Therapeutisches Vorgehen

Wann immer es für eine Krankheit, und als solche muss die Seekrankheit bezeichnet werden, eine Reihe von verschiedenen Medikamenten gibt, muss man davon ausgehen, dass kein einziges in der Lage ist, die Krankheit völlig zu beherrschen. Denn wenn dies so wäre, würden ja alle anderen Medikamente vom Markt genommen werden und nur ein einziges bliebe übrig. Tatsache ist somit, dass die angesprochenen Medikamente die Seekrankheit lindern, in manchen Fällen sogar verhindern können, aber nach wie vor nicht das Gelbe vom Ei sind. Wir haben uns daher die Frage gestellt, wie man diese Situation verbessern kann.

10.6.1 Optische Reize

Optische Reize haben einen gewissen Einfluss. Es ist daher zu empfehlen, nach Möglichkeit in Fahrtrichtung und mittschiffs zu sitzen. Am besten ist es, zu stehen und im Stehen mit den Beinen die schlingernden und stampfenden Bewegungen des Schiffes auszugleichen.

10.6.2 Nahrungsmittelauswahl

Die Nahrung, die Segler üblicherweise zu sich nehmen, besteht aus haltbar Gemachtem, also oft aus Salami, Hartkäse, Thunfisch aus der Dose, Tomaten und Schokolade. Getrunken werden Rot- und Weißwein, Bier und am Abend der „Sundowner". Alle diese Speisen bzw. Getränke enthalten Histamin und andere biogene Amine, die somit die Seekrankheit fördern.

Was isst der Segler auf See?
- Salami
- Hartkäse
- Thunfisch (Dose)
- Tomaten

Obwohl Histamin im Blut nicht unmittelbar in das Gehirn geht, sondern nur langsam dem Gehirn über die Blut-Liquor-Schranke zugeführt wird, ist doch klar, dass bei ständigem Essen von histaminhaltigen Speisen es zu einer Anhäufung von Histamin im Gehirn kommen muss und somit die Seekrankheit leichter auslösbar wird. Es ist daher anzustreben auf See Speisen zu essen, die histaminfrei sind, d. h. im Klartext alle Speisen, die frisch sind mit Ausnahme von Spinat und Tomaten (= Ketchup, Pizza!), die auch in frischen Zustand nicht verwendet werden dürfen.

10.6.3 Vitamin C

Kommen wir zurück zu der Eingangsgeschichte, in der das Hauptproblem der Seekrankheit, der Vitamin-C-Mangel, nämlich der Skorbut war. Es ist nicht von ungefähr, dass Skorbut auf See und selten am Land aufgetreten ist. Wenn man nun den Rattenversuch hernimmt, bei dem es sich gezeigt hat, dass Ratten unter Stress Histamin freisetzen und um dieses abzubauen, Vitamin C synthetisieren, dann wird klar, dass bei einer stürmischen Überfahrt, die Stress bei den Seeleuten verursacht, Histamin frei wird und das körpereigene Vitamin C zum Abbau des Histamins sich sehr schnell verbraucht (Johnston et al. 1992). Dies wäre eine zusätzliche Erklärung für das

Auftreten von Skorbut abseits von der mangelnden Aufnahme von Speisen, die kein oder wenig Vitamin C enthalten.

> **2 Beispiele aus dem Alltag**
>
> Ein Patient erzählte mir einmal, dass griechische Fischer, wenn sie Touristen von einer Insel zur anderen mit dem Fischerboot führen, bei stürmischem Seegang Zitronenscheiben zum Kauen verteilen.
>
> Ein burgenländischer Arzt, der wiederholt auf den Samoa-Inseln wissenschaftlich tätig war, erzählte mir, dass die dortigen Bewohner Mangos essen, bevor sie auf See fahren. Mangos enthalten gewichtsbezogen fast so viel Vitamin C wie eine Zitrone. Da eine Mango aber etwa so schwer ist wie 3 Zitronen, kann man so seinen Vitamin-C-Bedarf auf angenehme Weise decken.

Wenn man nun diesem Gedanken logisch folgt, so müsste Vitamin C bei der Behandlung der Seekrankheit wirksam sein. Liest man die vorhandenen Publikationen, so finden sich eine Reihe von Arbeiten, die eine inverse Relation zwischen Histamin und Vitamin C zeigen (d. h., bei hohem Histaminspiegel ist der Vitamin-C-Spiegel niedrig), aber sehr wohl auch Publikationen, die keinen Zusammenhang zwischen Histamin und Vitamin C nachgewiesen haben.

Um nun auch selbst die Wechselwirkung von Histamin und Vitamin C zu untersuchen, haben wir in vitro, dass heißt in der Eprouvette, den Einfluss

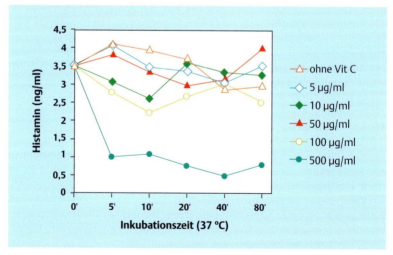

Abb. 10.1 Histamingehalt einer Histaminlösung (Ausgangswert 3,5 ng/ml) nach Zusatz unterschiedlicher Vitamin-C-Mengen (Co-Inkubation bei 37 °C in Anwesenheit von Kupfer).

von Vitamin C auf Histamin untersucht. In niedriger Dosis fanden wir keine Beeinflussung des Histaminspiegels durch Vitamin C. Erst bei sehr hoher Dosis kam es zu einem rapiden Absinken des Histaminspiegels (Abb. 10.**1**).

Da aber Laborversuche nicht unbedingt auf den Menschen übertragen werden können, suchten wir nach einem Humanmodell. Untersuchungen an Menschen bei rauer See sind aus verschiedenen Gründen schwierig. Wir haben daher nach einem Modell im Menschen gesucht, bei dem ständig hohe Histaminspiegel vorkommen, und haben dies in dem Krankheitsbild der Mastozytose gefunden. Dieses Krankheitsbild (sieht ähnlich aus wie Muttermale auf der Haut) ist durch eine Vermehrung von Mastzellen gekennzeichnet. Diese enthalten große Mengen an Histamin und können bei entsprechendem Impuls Histamin spontan freisetzen. Diese Menschen leiden neben Hauterscheinungen, wie Rötung der Haut, Juckreiz und Quaddelbildung, auch an anderen histaminbedingten Veränderungen, wie Durchfällen, aber auch Kopfschmerzen. Außerdem wird von diesen Personen Übelkeit angegeben, die so weit gehen kann, dass Patientinnen berichten, sie fühlten sich, als ob sie ständig schwanger wären. Außerdem verloren sie teilweise die Freude am Leben und hegten Selbstmordgedanken.

Fallbericht

Eine 24-jährige Patientin mit Mastozytose zeigte folgende klinische Symptomatik und Blutbefunde (Tab. 10.**2**):

- starke Schwellungen nach Insektenstichen
- chinesisches Essen wird nicht vertragen
- oft Kopfschmerzen, selten Durchfälle
- Hypotonie, fallweise Herzrhythmusstörungen
- Dysmenorrhö
- selten Übelkeit
- leicht seekrank („musste Ihren Job bei einer Fluggesellschaft aufgeben")
- erhöhter Histaminspiegel
- erniedrigter Diaminoxidasespiegel
- erniedrigter Vitamin-C-Spiegel

Wir stellten nun folgende Hypothese auf:

Wenn es wirklich so ist, dass es in der Humanmedizin zu einer inversen Relation zwischen hohem Histamingehalt und Vitamin C kommt, dann muss es so sein, dass Patienten mit Mastozytose einen niedrigen Vitamin-C-Spiegel haben!

Daraufhin untersuchten wir die Seren von eigenen Patienten und von Patienten des Allgemeinen Krankenhauses der Stadt Wien (AKH), die uns Peter

Tabelle 10.2 Blutbefunde der Mastozytosepatientin mit anamnestischer Neigung zur Seekrankheit.

	Befund der Patientin	**Normalwert**
Plasmahistamin	0,5 ng/ml	≤ 0,4 ng/ml
Serum-DAO	4 U/ml	> 10 U/ml
Serum-Vitamin-C	3,8 µg/ml	5,2–12,8 µg/ml
DAO = Diaminoxidase		

Valent, Wien, freundlicherweise zur Verfügung stellte, auf ihren Vitamin-C-Gehalt. Wir fanden einen signifikant erniedrigten Vitamin-C-Wert ($p < 0{,}02$) (Abb. 10.2).

Auch dieses Ergebnis ist noch kein wirklicher Beweis für unsere Hypothese, denn ein solcher liegt nur dann vor, wenn wir durch Vitamin-C-Gabe

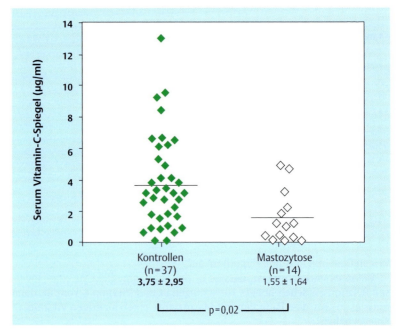

Abb. 10.2 Vitamin-C-Spiegel bei Patienten mit Mastozytose und gesunden Kontrollpersonen.

einerseits den Vitamin-C-Spiegel normalisieren, andererseits den Histaminspiegel senken und vor allen Dingen die Übelkeit, die von diesen Patienten als quälend empfunden wird, beseitigen können. Tatsächlich fanden wir, dass Vitamin C in Dosierungen zwischen 1 und 3 g/d die Übelkeit der Patienten mit Mastozytose beseitigt. Eine unserer Patientinnen (selbst Ärztin) ist nunmehr wieder in der Lage, ein Flugzeug zu besteigen, ohne „luftkrank" zu werden.

Abb. 10.3 zeigt den Histaminabfall durch Vitamin-C-Gabe bei einer Mastozytosepatientin und deutet an, dass Vitamin C offenbar umso wirksamer ist, je höher der Histaminspiegel ist. Dies würde umgesetzt auf die Seekrankheit bedeuten, das Vitamin C umso wirksamer ist, je schlechter es einem Patienten geht. Es lässt sich folgern, dass hoch dosiertes Vitamin C durchaus in der Lage sein kann, die Seekrankheit positiv zu beeinflussen. Das Problem der Vitamin-C-Gabe besteht nun aber darin, dass die Aufnahme von Vitamin C im Darm einem Transportmechanismus unterworfen ist, der relativ langsam ist, sodass auch bei Einnahme großer Mengen von Vitamin C die Resorption nur in einer bestimmten Geschwindigkeit vor sich geht. Am schnellsten ist immer die intravenöse Gabe eines Medikaments. Intravenöse Gaben von Vitamin C können aber höchstens auf den Kranken-

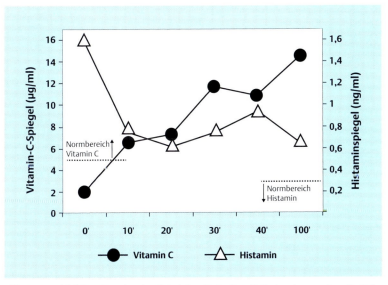

Abb. 10.3 Abfall des Histaminspiegels bei einer Patientin mit Mastozytose nach oraler Gabe von Vitamin C.

stationen großer Schiffe verabreicht werden und bieten sich für „normale" Segler nicht an.

Wir haben deshalb nach einem Ausweg gesucht. Die beste Alternative, Vitamin C rasch dem Körper zuzuführen, erfolgt zweifellos über die Mundschleimhaut in Form von Vitamin-C-Kautabletten.

In einer eigenen Untersuchung zeigte sich bereits innerhalb von 10 Minuten ein Anstieg des Vitamin-C-Spiegels um 40 % bei Einnahme von Kautabletten (500 mg), im Vergleich zu 13 % bei Einnahme von Vitamin-C-Brausetabletten (1000 mg).

Abb. 10.**4** zeigt den Anstieg des Vitamin-C-Spiegels nach Einnahme von 4 Vitamin-C-Kautabletten à 500 mg und den gleichzeitigen Abfall des Histaminspiegels bei 20 Patienten. Allerdings spiegelt dieses Ergebnis nur die

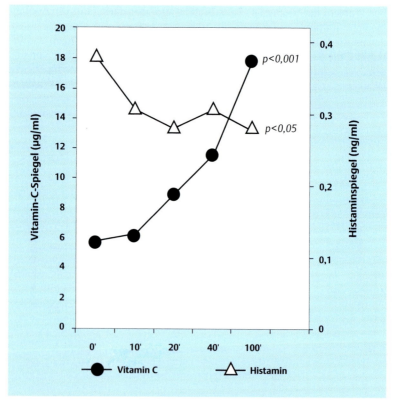

Abb. 10.**4** Inverse Beziehung zwischen Histamin- und Vitamin-C-Spiegel bei 20 Patienten nach oraler Gabe von Vitamin C.

Veränderungen im Blut wieder, nicht jedoch im Gehirn, wo allerdings aus verständlichen Gründen keine Messungen durchgeführt werden können. Es ist jedoch sehr wahrscheinlich, dass die Wirkung im Gehirn stärker ist, da über die Mundschleimhaut resorbiertes Vitamin C sehr schnell ins Gehirn eintritt.

10.6.4 Studie mit der Deutschen Marine

Nach Vorstudien auf Charterschiffen von Egger Yachting und auf der Bark Alexander von Humboldt, die eine bessere, wenngleich statistisch nicht signifikante Wirkung von Vitamin C zeigten, starteten wir zusammen mit der Deutschen Marine eine placebokontrollierte Doppelblindstudie mit Vitamin-C-Kautabletten (Cevitol®Kautabletten, Lannacher Heilmittelwerke, Österreich) (Jarisch 2009).

70 Freiwillige, fast ausschließlich Marineangehörige (50 Männer und 20 Frauen von 19 bis 60 Jahren, Durchschnitt 27 Jahre), mussten in 8er-Gruppen 20 Minuten in einer Rettungsinsel in einem Schwimmbecken mit Wellenanlage (1 m hohe Wellen) verbringen. Sie bekamen je 4 Tabletten Vitamin C zu 500 mg oder Placebo. Vor und nach dem Versuch wurde Blut zur Bestimmung von Histamin, DAO, Tryptase und Vitamin C abgenommen. Um Erbrechen in der Rettungsinsel zu vermeiden, konnte jeder durch Handbewegung (durch einen Schlitz in der Rettungsinsel) signalisieren, dass er aussteigen will. Die Wellenanlage wurde dann abgestellt und die Versuchsperson an Land gebracht. Dann wurde die Wellenanlage wieder bis zur vorgeschriebenen Zeit von 20 Minuten in Betrieb genommen.

Die 70 Personen absolvierten an 2 aufeinanderfolgenden Tagen insgesamt 140 Fahrten in der Rettungsinsel. 7 Personen zeigten auf beiden Fahrten keine Symptome. Von den restlichen 63 erhielten 41 Vitamin C. Sie fühlten sich besser als die 22 Personen, die Placebo erhielten ($p < 0,01$). Beim Vergleich der visuellen analogen Skala (Bewertung der Symptome von 1 bis 10) war Vitamin C numerisch besser, aber nicht signifikant. Die 27 Männer (von 45 insgesamt), die Vitamin C bekamen, fühlten sich besser als die restlichen 18 mit Placebo (nicht signifikant). Der gleiche Effekt konnte bei den Frauen beobachtet werden: Den 14/18 mit Vitamin C ging es besser als den 4/14 mit Placebo ($p < 0,05$). Männer und Frauen unter 28 Jahren (21/30) fühlten sich mit Vitamin C besser als die restlichen 9/30 mit Placebo ($p < 0,02$). Auch in der Altersgruppe der über 28-jährigen Männer und Frauen fühlten sich die 20/33 mit Vitamin C besser als die 13/33 Personen mit Placebo (nicht signifikant). 23 Personen stiegen vorzeitig aus, davon 17 unter Placebo und 6 unter Vitamin C ($p < 0,03$). Grundsätzlich wurde der zweite Tag unabhängig von der Medikation besser vertragen als der erste. 23/63 Personen gaben am ersten Tag an, dass es ihnen besser ginge und 40/63 am zweiten Tag. Dennoch war auch am zweiten Tag Vitamin C besser.

Der Histaminspiegel (5 der 140 Blutproben konnten zur Histaminbestimmung wegen Hämolyse nicht verwertet werden) war bei 79/135 nach der Exposition gestiegen, blieb bei 20/135 gleich und sank bei 36/135 ab. Aus 5 Seren konnte kein zuverlässiger Histaminwert bestimmt werden, weil sie hämolytisch waren. Insgesamt ergab sich ein signifikanter Anstieg von Histamin ($p < 0,001$). Der DAO-Spiegel stieg unter Vitamin C von 16 U/ml auf 20 U/ml, unter Placebo von 16 U/ml auf 18 U/ml ($p < 0,002$). 2 Probanden litten unter besonders starken Symptomen. Sie hatten nicht nur nach der Exposition erhöhte Tryptasewerte, sondern auch schon vorher.

In Summe profitierten alle Frauen und die Männer unter 28 Jahren von Vitamin C. Dass ältere Menschen weniger empfindlich sind, ist schon länger bekannt. Es zeigte sich auch ganz deutlich, dass der zweite Tag als besser empfunden wurde als der erste. Dies untermauert das Faktum der Gewöhnung. Als Konsequenz daraus sollte zur besseren Verträglichkeit für die Crew ein Segeltörn am ersten Tag nur wenige Seemeilen umfassen. Den Anstieg von Histamin würde ich als Stressreaktion sehen, die Wirkung von Antihistaminika bei Seekrankheit ist schon länger bekannt.

Keines der bisher bekannten Medikamente gegen Seekrankheit hilft in allen Fällen, das ist auch bei Vitamin C so. Vitamin C hat aber den Vorteil, nicht müde zu machen und auch noch bei aufkommenden Symptomen der Seekrankheit zu wirken.

10.6.5 Zusammenfassung

Das Wesentliche auf See ist, dass man den Genuss von Speisen vermeidet, die histaminhaltig sind oder andere biogene Amine enthalten.

Extreme Schiffsbewegungen sollten durch den Aufenthalt mittschiffs vermieden werden. Bewegungen des Kopfes müssen vermieden werden (Ganzkörperdrehung statt Drehung des Kopfes).

Außerdem ist die Einnahme eines wirksamen Seekrankheitsmittels, vorzugsweise Cinnarizin (Stutgeron 75-mg-Kapseln) viele Stunden vor Fahrtantritt (!) zu empfehlen (1–2 × täglich). Idealerweise sollte man eine Woche vor der Reise damit beginnen. Manche Patienten bemerken allerdings nach der Einnahme eine leichte Müdigkeit, die jedoch nach einigen Tagen Gewöhnung vergeht (Cinnarizin wird von HNO-Ärzten in der wochenlangen Therapie des Tinnitus [Ohrensausen] verwendet).

Last but not least sollten mindestens 2 g Vitamin C und bei klinischen Symptomen zusätzlich Vitamin C in Form von Kautabletten zu 500 mg durch die Mundschleimhaut aufgenommen werden, um die Symptome der Seekrankheit zu unterdrücken.

Da der Histaminspiegel im Schlaf gegen null sinkt, ist auch Schlafen eine Therapieform.

Literatur

[224] Bles W, Bos J, Kruit H. Motion sickness. Curr Opin Neurol 2000; 13: 19–25
[225] Clement G, Deguine O, Parant M et al. Effects of cosmonaut vestibular training on vestibular function prior to spaceflight. Eur J Appl Physiol 2001; 85: 539–45
[226] Ebenholtz S, Cohen M, Linder B. The possible role of nystagmus in motion sickness: a hypothesis. Aviat Space Environ Med 1994; 65: 1032–5
[227] Grunfeld EA, Price C, Goadsby PJ, Gresty MA. Motion sickness, migraine, and menstruation in mariners. Lancet 1998; 351: 1106
[228] Hausler R, Ski sickness, Acta Otolaryngol 1995; 115: 1–2
[229] Jarisch R. Seekrankheit, Histamin und Vitamin C. Österr. Ärztezeitung 2009; 5: 32–41
[230] Johnston C, Martin L, Cai X. Antihistamine effect of supplemental ascorbic acid and neutrophil chemotaxis. J Am Coll Nutr 1992; 11: 172–6
[231] Johnston C. The antihistamine action of ascorbic acid. Subcell Bichem 1996; 25: 189–213
[232] Lathers C, Mukai C, Smith C, Schraeder P. A new goldfish model to evaluate pharmacokinetic and pharmacodynamic effects of drugs used for motion sickness in different gravity loads. Acta Astronaut 2001; 49: 419–40
[233] Lucot J, Takeda N. Alpha-Fluoromethylhistidine but not diphenhydramine prevents motion-induced emesis in the cat. Am J Otolaryngol 1992; 13: 176–80
[234] Schult J. Segler Lexikon. 10. Aufl. Bielefeld: Delius Klasing; 1998
[235] Takeda N, Morita M, Kubo T et al. Histaminergic mechanism of motion sickness. Neurochemical and neuropharmacological studies in rats. Acta Otolaryngol 1986, 101: 416–21
[236] Takeda N, Morita M, Hasegawa S et al. Neurochemical mechanisms of motion sickness. Am J Otolaryngol 1989; 10: 351–59
[237] Takeda N, Morita M, Horii A et al. Neural mechanisms of motion sickness. J Med Invest 2001; 48: 44–59
[238] Uno A, Takeda N, Horii A et al. Histamine release from the hypothalamus induced by gravity change in rats and space motion sickness. Physio Behav 1997; 61: 883–7
[239] Vente P, Bos J, de Wit G. Motion sickness amelioration induced by prism spectacles. Brain Res Bull 1998; 47: 503–5

[240] Yamatodani A, Maeyama K, Wada H. Pharmacology of alpha-fluoromethylhistidine, a specific inhibitor of histidine decarboxylase. Trends Pharmacol Sci 1990; 11: 363–7

[241] Watanabe T, Yamatodani A, Maeyama K et al. Pharmacology of alpha-fluoromethylhistidine, a specific inhibitor of histidine carboxylase. Trends Pharmacol Sci 1990; 11: 363–7

11 Histamin und Osteoporose

Reinhart Jarisch

Allergische Frauen in der Postmenopause haben 3-mal häufiger Knochenfrakturen als nicht allergische Frauen (Ferencz et al. 2006).

Auch die Osteoporose steht in Relation zum Histamin: Patienten mit Mastozytose haben ein erhöhtes Osteoporoserisiko. Es fällt nicht schwer, hier Histamin als Ursache zu vermuten.

Im Tierversuch bei ovarektomierten Knock-out-Mäusen, bei denen die Umwandlung von Histidin zu Histamin durch Ausschaltung der Histidindecarboxylase blockiert wurde und die eine histaminfreie Diät erhielten, wurde die Aktivität der Osteoklasten (bauen Knochen ab) zurückgedrängt und die Aktivität der Osteoblasten (bilden Knochen) stimuliert (Fitzpatrick et al. 2003). Bei Menschen, die placebokontrolliert Antihistaminika erhielten, war der Befund der Osteoporose signifikant besser [p<0,037] Kinjo et al. 2008).

Somit sollte zusätzlich zur bisher eingeschlagenen Therapie auch an Antihistaminika gedacht und eine histaminfreie Diät verordnet werden.

Literatur

[242] Ferencz V, Meszaros S, Csupor E et al. Increased bone fracture prevalence in postmenopausal women suffering from pollen-allergy. Osteoporos Int 2006; 17: 484–91

[243] Fitzpatrick LA, Buzas E, Gagne TJ et al. Targeted deletion of histidine decarboxylase gene in mice increases bone formation and protects against ovariectomy-induced bone loss. Proc Natl Acad Sci USA 2003; 100: 6027–32

[244] Kinjo M, Setoguchi S, Solomon DH. Antihistamine therapy and bone mineral density: analysis in a population-based US sample. Am J Med 2008; 121: 1085–91

Stichwortverzeichnis

A

Acetaldehyd
- Diaminoxidase 6f
- Fallbeispiel 150
- Histaminfreisetzung 39f

Acetylcystein
- Allergieimpfung 150, 152
- Diaminoxidasehemmer 120
- Fallbeispiel 151

ACTH, Neurodermitis 142
Adenoide 62f
Adipositas, Histamin 138
Aldehyddehydrogenase, Alkoholwirkung 39

Alkohol
- Allergieimpfung 150
- Diaminoxidase 6f
- Gastrinproduktion 40
- Histamin 4
- Histamingehalt 32ff

Alkoholintoleranz
- Aldehyddehydrogenase 39f
- andere Ursachen 38ff
- Histamin 32ff

Allergen
- Allergieimpfung 148
- Asthma bronchiale 65f
- Histaminintoleranz 47
- Nahrungsmittelallergie 53

Allergie
- Alkoholwirkung 41
- gastrointestinal vermittelte 86ff
- – Immunpathogenese 114
- Histamin 18
- – Mediator 3
- Impfung 147ff
- – Antihistaminika 149
- – Diaminoxidasehemmer 150
- – Histaminintoleranz 151
- Medikamente 119ff
- Nahrungsmittel 52ff
- Schwangerschaft 134ff
- – Histaminintoleranz 47

- – Nahrungsmittel 52
- – Typen 87

Amine, biogene
- Asthma bronchiale 68
- Diaminoxidase 6
- Nahrungsmittel 31

Angst, Histaminfreisetzung 128f

Antihistaminika
- Allergieimpfung 149
- allergische Magen-Darm-Erkrankung 95ff
- Asthma bronchiale 69
- chirurgische Operationen 130
- Herzrhythmusstörung 70
- Osteoporose 175
- Schwangerschaftserbrechen 137
- Seekrankheit 162f
- Übergewicht 138

Antirheumatika, Histaminfreisetzung 121

Asthma bronchiale
- Genetik 64
- Häufigkeit 64
- Histamin 1, 3, 68
- Histaminintoleranz 9, 63ff
- Nahrungsmittel 67ff
- Neurodermitis 140

Atopie
- Asthma bronchiale 64
- chronische entzündliche Darmerkrankung 115
- Histaminintoleranz 83

Auberginen, Histamingehalt 30
Avocado, Histamingehalt 30

B

Bakterien, Histamin 3, 19ff, 129
Beifußpollen
- Nahrungsmittelallergie 54f
- Neurodermitis 144

Bier
- Histamingehalt 35

– verlegte Nase 61
Birkenpollen
– Nahrungsmittelallergie 54f
– Neurodermitis 144
Brennnessel, Histamin 18

C

Cadaverin
– Asthma bronchiale 68
– Histaminintoleranz 10
– Nahrungsmittel 31
– Wein 23
Calcineurininhibitoren, Neurodermitis 145
Champagner, Histamingehalt 35f
Ciclosporin, Neurodermitis 145
Cinnarizin, Seekrankheit 163
Colitis ulcerosa, Histamin-intoleranz 113ff
Cromoglycinsäure, allergische Magen-Darm-Erkrankung 95f

D

Darmerkrankung, chronisch entzündliche
– Diaminoxidase 6
– Histaminintoleranz 84, 113ff
– Immunpathogenese 114
Dexamethason, Seekrankheit 163
Diaminoxidase 5, 7
– alkoholische Getränke 37f
– Bestimmung 8
– – Schwangerschaft 135f
– chronische entzündliche Darmerkrankung 115
– Drogen 126f
– Histamin 4, 6
– histaminfreie Diät 14
– Histaminintoleranz 85
– Kupfer 5
– Magenbeschwerden 76
– Medikamente 1
– Medikamentenallergie 119
– Molekulargewicht 5
– Normalwert 8
– Östradioleinfluss 133
– Schwangerschaft 135f
– Vitamin C 171f

Diaminoxidasehemmer
– Allergieimpfung 150f
– Medikamentenallergie 119f
Diät, histaminfreie
– Diagnostik Histaminintoleranz 13
– Histaminintoleranz 48
– Informationsblatt 46
Dinatriumcromoglycat, allergische Magen-Darm-Erkrankung 94f
Diphenhydramin, Diaminoxidase 7
Disulfiram, Alkoholwirkung 40
Doxylamin, Seekrankheit 163
Drogen, Histamin 126f
Durchfall
– Histamin 1, 4
– Histaminintoleranz 9, 80ff
Dysmenorrhö, Histaminintoleranz 9, 132ff

E

Eicosanoide, Mastozytose 111
Eier
– Asthma bronchiale 67f
– Nahrungsmittelallergie 53
– Vitamin-B6-Bilanz 144
Ekzem, atopisches 140ff
Endoskopie, Allergieerkennung 88
Epikutantest, Röntgenkontrastmittel-Überempfindlichkeit 124f
Erbrechen
– Schwangerschaft 137
– Seekrankheit 157f
Erdbeeren, Histaminintoleranz 10
Erdnüsse, Nahrungsmittelallergie 53
Ernährung
– histaminfreie
– – allergische Magen-Darm-Erkrankung 92f
– – Asthma bronchiale 69
– – Informationsblatt 46
– – Kopfschmerzen 58ff
– Vitamin-B6-reiche 143
Erythromycin, Seekrankheit 163
Essig, Histamingehalt 30
Extrasystolen
– Histamin 3
– Histaminintoleranz 9

F

Fisch
- Asthma bronchiale 67f
- Histamingehalt 21, 28ff
- Nahrungsmittelallergie 53

Fleisch, Histamingehalt 28f
Flush, Alkoholintoleranz 32
Frauen
- Histaminintoleranz 132ff
- Osteoporose 175

Fruktoseintoleranz, Reizdarm 102

G

Gähnen, Seekrankheit 157
Gastrin, Alkoholwirkung 40
Gemüse, Histamingehalt 30
Getränke, alkoholhaltige, Histamingehalt 32ff
Glutamat
- Asthma bronchiale 67
- Vitamin B6 154

Granulozyten
- basophile
- - Histamin 4
- - Histaminintoleranz 9
- - Nahrungsmittelallergie 52
- eosinophile, Asthma bronchiale 65

H

Hausstaubmilbe
- Asthma bronchiale 65
- Nahrungsmittelallergie 54f
- Neurodermitis 144

Hautausschlag
- Mastozytose 108
- Medikamentenallergie 119
- Röntgenkontrastmittel 122f

Helicobacter pylori
- Histamin 1
- Magen-Darm-Beschwerden 74, 78

Heparin, Diaminoxidase 7
Herzrhythmusstörung
- Histamin 1
- Histaminintoleranz 9, 70ff
- infektgetriggerte 73
- Mastozytose 73

Heuschnupfen, Histamin 3
Histamin 3ff
- Allergieimpfung 149f
- Bestimmung
- - Blut 8
- - Schwangerschaft 135
- - Stuhl 16
- - Urin 14
- chronisch entzündliche Darmerkrankung 115
- Drogen 126f
- Entstehung 18ff
- Gewichtsreduktion 138
- Magensäureproduktion 75
- Mastozytose 106
- Molekulargewicht 3
- Normalwert, Blut 8
- Osteoporose 175
- Parodontose 129
- Röntgenkontrastmittel-Überempfindlichkeit 123
- Schwangerschaftserbrechen 137
- Seekrankheit 161f
- Urin 15, 88
- Vitamin B6 154f
- Vitamin C 166f
- Wert nach histaminfreier Diät 14
- Wirkungen 3

Histaminabbau
- Hautausschläge 119
- Histaminintoleranz 83ff
- Magenbeschwerden 77

Histaminfreisetzung
- Acetaldehyd 39
- Allergietypen 87
- Histaminintoleranz 10
- Mastozytose 110
- Medikamente 121

Histaminintoleranz 9ff
- Allergieimpfung 151f
- Asthma bronchiale 63ff
- chronische entzündliche Darmerkrankung 113ff
- Diagnostik 89
- Diaminoxidase 6
- Differenzialdiagnosen 11f
- Durchfall 80ff
- Entdeckungsgeschichte 44ff
- Frauen 132ff
- Herzrhythmusstörung 70ff
- Hypotonie 103
- Klassifizierung 82
- Kopfschmerzen 56ff
- Krankheitsbilder 2, 9f, 56ff
- Magen-Darm-Beschwerden 74ff

- Mastozytose 105ff
- Mechanismen 82ff
- Neurodermitis 140
- Reizdarm 102f
- Rhinitis allergica 61f
- Schulmedizin 47
- Schwangerschaft 137
- Therapie 90f
- Urtikaria 104
- verlegte Nase 60f
- zahnärztliche Behandlung 129

Histaminliberatoren
- Drogen 126
- Histaminintoleranz 10

Histamin-N-Methyltransferase
- chronisch entzündliche Darmerkrankung 115
- Histaminabbau 6f
- Histaminintoleranz 85

Histaminprovokation, Mastozytose 110
Histaminreduktion, Asthma bronchiale 69
Histaminrezeptoren, Uterus 132f
Histidin
- Entstehung von Histamin 19
- Histaminentstehung 19

H1-Rezeptoren, Herz 71
H2-Rezeptoren, Herz 71
H3-Rezeptoren, Herz 71

H1-Rezeptorenblocker
- Alkoholwirkung 39
- Allergieimpfung 149
- allergische Magen-Darm-Erkrankung 94
- chirurgische Operationen 130
- Dysmenorrhö 132
- Histamin 4
- Kopfschmerzen 57
- Mastozytose 111
- Rotweinverträglichkeit 49
- zahnärztliche Behandlung 129

H2-Rezeptorenblocker
- Alkoholwirkung 39
- allergische Magen-Darm-Erkrankung 94
- Herzrhythmusstörung 70
- Histamin 4
- Magen-Darm-Beschwerden 78
- Mastozytose 111

H3-Rezeptorenblocker
- Seekrankheit 160
- Übergewicht 138

Hypotonie
- Alkoholintoleranz 33
- Histamin 4
- Histaminintoleranz 2, 103

I

IgE-Antikörper, Nahrungsmittelallergie 52
Immunsystem
- chronische entzündliche Darmerkrankung 113
- spezifische Therapie 147ff

Immuntherapie 147ff
Inhalationsallergen, Asthma bronchiale 65f

J

Joghurt, Histamingehalt 26

K

Kaolin, Seekrankheit 160
Käse
- Histamin 4
- Histamingehalt 20, 25ff
- Seekrankheit 165
- Unverträglichkeit 12

Katzenallergie
- Asthma bronchiale 66
- Nahrungsmittelallergie 54f

Ketotifen, allergische Magen-Darm-Erkrankung 95, 97
Kinetose 156ff
Kopfschmerzen
- Alkoholintoleranz 33
- Histamin 1, 3f
- Histaminintoleranz 9, 56ff

Kortison
- Neurodermitis 142
- Seekrankheit 163

Kreuzreaktion
- Nahrungsmittelallergie 54
- Neurodermitis 144

L

Laktoseintoleranz, Reizdarm 102
Latex
– Asthma bronchiale 66
– Nahrungsmittelallergie 54f
Leukotriene
– Mastozytose 111
– Nahrungsmittelallergie 52
Lokalanästhetikum, Zahnarzt 128
Lymphozyten
– Allergietypen 87
– Asthma bronchiale 65

M

Magen-Darm-Beschwerden
– Histaminintoleranz 74ff
– Nahrungsmittelallergie 53
– Röntgenkontrastmittel 123
Magen-Darm-Erkrankung, allergische 80ff, 86ff
– Diagnostik 86ff
– Ernährung 92f
– Therapie 93f
Magen-Darm-Trakt
– Histaminintoleranz 82
– Histaminspiegel 77
Magensäureproduktion, Histamin 75
Makrele, Histamingehalt 21, 28, 30
Mastozytose
– Definition 105
– Diagnostik 107
– Einteilung 106
– Herzrhythmusstörung 73
– Histaminintoleranz 105ff
– Klassifikation 108
– Magenbeschwerden 76
– Osteoporose 175
– Symptomatik 107
– systemische 106, 109
– Therapie 109
– Vitamin C 167ff
Mastzellen
– Asthma bronchiale 65
– chronisch entzündliche Darmerkrankung 115
– Histamin 4
– Mastozytose 105f
– Vitamin B6 155
Mastzellstabilisatoren, allergische Magen-Darm-Erkrankung 95ff

Medikamente
– Allergie 119ff
– Diaminoxidasehemmung 120
– Histaminfreisetzung 121
– Seekrankheit 162f
Meeresfrüchte, Histamingehalt 21, 29
Metabisulfit, Asthma bronchiale 67
Methylhistamin, Urin 14f, 88
Migräne, Histaminintoleranz 56
Milch
– Asthma bronchiale 67f
– Histamingehalt 26
– Nahrungsmittelallergie 53
Morbus Crohn, Histaminintoleranz 113ff
Mukosaoxygenation, allergische Magen-Darm-Erkrankung 89

N

Nahrungsmittel
– Amine, biogene 31
– Asthma bronchiale 67ff
– histaminfreie 46
– histaminhaltige 18ff, 46
– – Unverträglichkeiten 12
– Seekrankheit 165
– Vitamin-B6-Bilanz 143
Nahrungsmittelallergie
– chronische entzündliche Darmerkrankung 115
– Differenzialdiagnose 52ff
– echte 53
– Neurodermitis 140f
– sekundäre 53f
– Therapie 90f
– Urtikaria 104
Naloxon, Seekrankheit 163
Nase
– Adenoide 62f
– anatomisch veränderte 62f
– verlegte
– – Alkoholintoleranz 32
– – Histamin 3
– – Histaminintoleranz 9, 60f
Nasennebenhöhlenentzündung 63
Nesselsucht, Histamin 3
Neurodermitis 140ff
– Superinfektion 144
– Übergewicht 138
– Vitamin B6 154
Nüsse, Asthma bronchiale 67f
Nystagmus, Seekrankheit 159

O

Operation
– chirurgische   130
– zahnärztliche   128f
Osteoporose
– Histamin   175
– Mastozytose   175

P

Parodontose, Histamin   129
Phenylethylamin
– Alkoholwirkung   40
– Nahrungsmittel   31
– Schokolade   28
– Wein   23, 34
Pimecrolimus, Neurodermitis   145
Pollen
– Allergieimpfung   148
– Asthma bronchiale   66
– Neurodermitis   144
Prick-Test
– chronische entzündliche Darmerkrankung   115
– Röntgenkontrastmittel-Überempfindlichkeit   124
Profilin, Neurodermitis   144
Prostaglandine
– Dysmenorrhö   132f
– Magensäuresekretion   75
– Mastozytose   111
– Nahrungsmittelallergie   52
Protonenpumpenblocker, Magen-Darm-Beschwerden   78
Putrescin
– allergische Magen-Darm-Erkrankung   93
– Asthma bronchiale   68
– Histaminintoleranz   10
– Nahrungsmittel   31
– Wein   23, 34

R

Regelbeschwerden, Histaminintoleranz   132ff
Reisekrankheit   156ff
Reizdarm
– Differenzialdiagnose   81
– Histaminintoleranz   80f, 102f

– Immunpathogenese   114
Rhinitis
– allergica
– – Histamin   3
– – Histaminintoleranz   61f
– – Neurodermitis   140
– vasomotorica   63
Röntgenkontrastmittel-Überempfindlichkeit   122ff
– Diagnostik   123
– Prophylaxe   125
Rotwein
– Fahrtauglichkeit   49f
– Histamin   3
– Histamingehalt   13, 22f, 33f
– Kopfschmerzen   57
– Provokationstest   49
– Unverträglichkeit   12
– verlegte Nase   60

S

Salami
– Histamingehalt   28
– Seekrankheit   165
– Unverträglichkeit   12
Salicylatintoleranz
– Fallbericht   99
– Mastozytose   111
Sauerkraut
– Histamingehalt   30
– Unverträglichkeit   12
Schaumwein, Histamingehalt   35f
Schinken, Histamingehalt   28f
Schlafen, Seekrankheit   164
Schlaf-Wach-Rhythmus, Histamin   18
Schmerzen
– Dysmenorrhö   132
– Histaminfreisetzung   128
Schokolade
– Asthma bronchiale   68
– Histamingehalt   28
Schönungsmittel, Alkoholwirkung   41
Schwangerschaft
– Allergie   134ff
– Diaminoxidase   5
Schwertfisch, Histamingehalt   21
Scopolamin, Seekrankheit   163
Seekrankheit
– Geschichte   156
– Histamin   156ff
– Medikamente   162f

- Symptome 156
- Therapie 164f
- Ursachen 158
Sekt, Histamingehalt 35f
Serotonin, Nahrungsmittel 31
Ski Sickness 156
Soforttypallergie, Nahrungsmittel 52
Soja, Nahrungsmittelallergie 53
Spermidin
- Histaminintoleranz 10
- Nahrungsmittel 31
Spermin
- Histaminintoleranz 10
- Nahrungsmittel 31
Spinat, Histamingehalt 30
Spirituosen, Histamingehalt 35f
Sporen (Pilze), Asthma bronchiale 66
Stuhl, Histaminwert 16
Sulfit
- Alkoholwirkung 41
- verlegte Nase 61

T

Tacrolimus, Neurodermitis 145
Tartrazin, Asthma bronchiale 67
Thunfisch
- Gewichtsreduktion 138
- Histamingehalt 21
- Seekrankheit 165
- Unverträglichkeit 12
Tomaten
- Histamin 18
- Histamingehalt 30
- Neurodermitis 140
- Seekrankheit 165
- Unverträglichkeit 12
Tryptamin, Histaminintoleranz 10
Tryptase
- Allergieimpfung 150
- Asthma bronchiale 65
- Bestimmung 8
- Drogen 126f
- Normalwert 8
- Röntgenkontrastmittel-Überempfindlichkeit 123
Tyramin
- Alkoholwirkung 40
- Asthma bronchiale 68
- Histaminintoleranz 10
- Nahrungsmittel 31

- Schokolade 28
- Wein 23, 34

U

Übelkeit
- Schwangerschaft 137
- Seekrankheit 157f
Überempfindlichkeit
- bronchiale 64f
- Röntgenkontrastmittel 122ff
Übergewicht, Histamin 138
Urin
- Histaminwert 14f
- Methylhistamin 14f
Urtikaria
- Histamin 3
- Histaminintoleranz 104

V

Vitamin B6
- ACTH 142
- Allergieimpfung 150
- Diaminoxidase 6
- Histamin 154f
- Nahrungsmittel 143
- Neurodermitis 142
- Seekrankheit 163
Vitamin C
- Histamin 166f
- Mastozytose 167ff
- Schwangerschaftserbrechen 137
- Seekrankheit 161f, 165f
Vitamin D, Neurodermitis 141
Vorhofflimmern, Histaminintoleranz 71f

W

Wein
- Histamingehalt 22
- Seekrankheit 165
- Unverträglichkeit 44
- verlegte Nase 60
Weißwein
- Fahrtauglichkeit 49f
- Histamingehalt 35
Weizen, Nahrungsmittelallergie 53